知りたい！サイエンス

薬は体に何をするか

「あの薬」が効くしくみ……………

矢沢サイエンスオフィス＝編著

現代人は**薬**なしでは生きられない。
市場に出回っている**薬**は1万種以上。
毎年世界中で何千もの新薬が
開発されている。そして、
病気を治すため、健康に過ごすため、
薬は処方され、服用される。
まさに**薬**は生命・健康と不可分だ。
そんな**薬**はどうやって
脳や心臓、血液、神経に作用するのか。
なぜ副作用が起こるのか。
身近にある**薬**が効くしくみを、
エピソードを交えて紐解こう…

技術評論社

はじめに

　私たち現代人が健康な生活を送り、また病気になったときにはなるべくすみやかに健康な状態を取り戻すために、薬は欠かすことができません。しかし現在では薬は世界各国で何万種類も使用されており、その成分や作用のしかたがそれぞれ大きく異なるため、私たちが薬の性質を理解することは容易ではありません。

　薬の成分はほとんどが化学物質であり、それらは体内に入ると細胞にはたらきかけて病気を治すように作用しますが、その作用が適切でない場合にはさまざまな副作用も引き起こします。そのため多くの人々が薬に対して漠然とした不安を抱き、必要なときにも薬の使用を避けて病気の回復を遅らせたり、症状の悪化を招くといったことが起こります。

　本書では、私たちの身近にある代表的な薬を十数種取り上げ、それらがどんな成分からなり、体にどのように作用して病気を治療するのかを、エピソードや副作用などにも触れながら読み物的に解説しています。この冊子は、私たちの生命や健康と不可分の関係にある最新の薬についての一般社会の理解が少しでも広がることを願ってつくられたものです。

編者

目次

薬は体に何をするか

本文イラスト・作図＝ぐみ沢朱里、十里木トラリ、明昌堂
本文レイアウト＝Crazy Arrows
ＤＴＰ制作＝株式会社明昌堂

第1章

抗うつ剤

気分を高揚させ前向きな精神を生み出す魔法の薬？

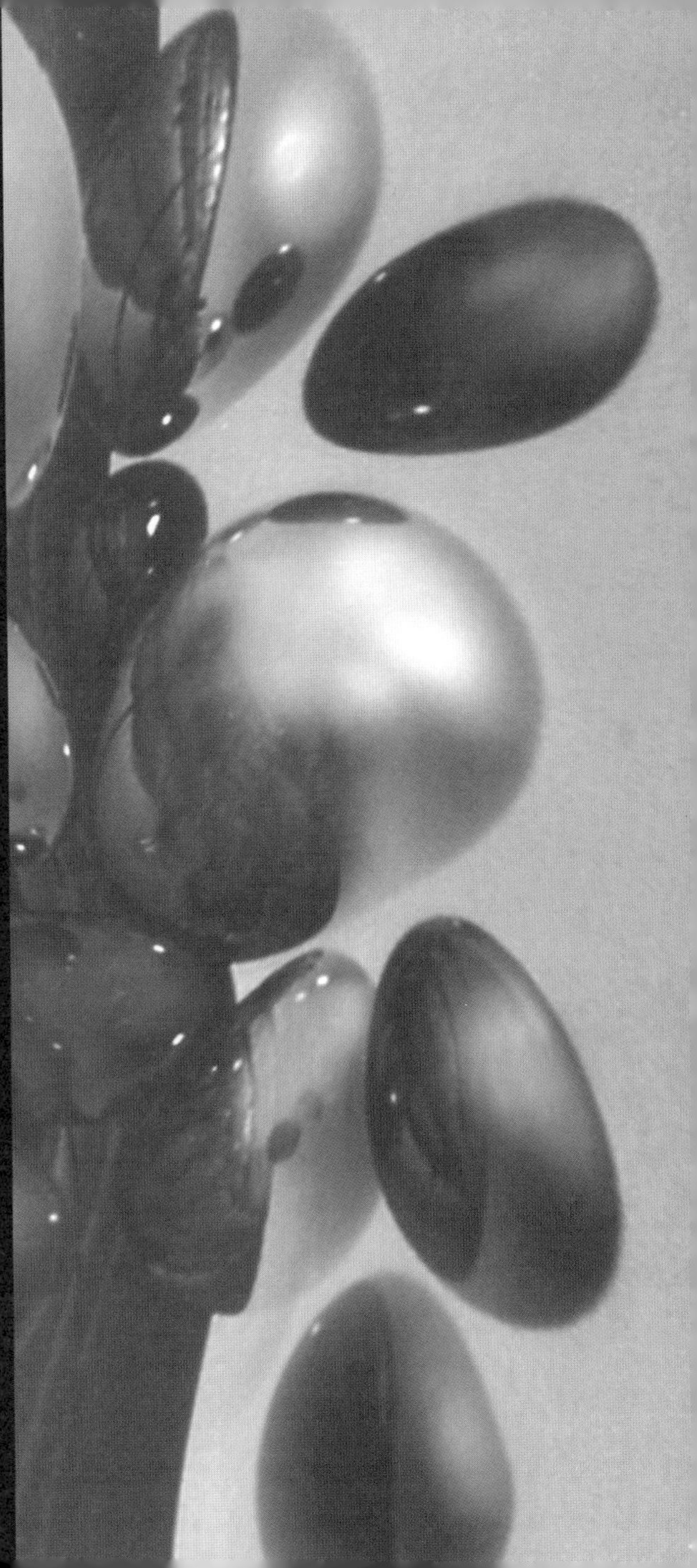

1-1

抗うつ剤

人の心の浮き沈みはセロトニン次第

うつ病は誰もがかかる可能性のある現代病

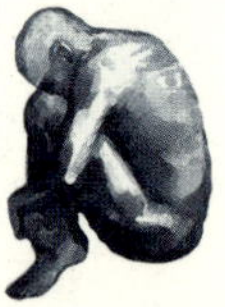

うつ病が進行したときの最終ゴール、それは自殺願望であり自殺です。精神の落ち込んだ状態を放置しておくと、肉体的な病気でなくても、自らの人生にピリオドを打つことになります。

うつ病は、誰もが発症する可能性のある現代のもっとも代表的な精神病です。自分はエネルギッシュな人間だとか、精神状態がいつも安定していると思っている人でも、いつうつ病という深刻な脳の病気を発症するかは、誰にも予測できません。

いまの自分を振り返ったときに、このところ感情の起伏が停滞し、気分が重苦しいとか黒いカーテンが頭上に覆いかぶさっているようだなどと感じたら、それはすでにうつ症状を示しています。さらに進んで、外の世界のできごとに対する関心が薄れ、人がみな愚かしく思え、見るもの聞くものに何の意味も価値もないように感じてきたら、すでに立派なうつ病患者の切符を手にしたことになります（左ページの20項目の

うつ病の自己診断

	ほとんどない	ときどきそうだ	かなりそうだ	たいていそうだ
①気分が沈んで憂うつだ	1	2	3	4
②朝方いちばん気分がよい	4	3	2	1
③泣く、泣きたくなる	1	2	3	4
④夜よく眠れない	1	2	3	4
⑤食欲はふつうにある	4	3	2	1
⑥異性に関心がある	4	3	2	1
⑦やせてきた	1	2	3	4
⑧便秘する	1	2	3	4
⑨心臓がどきどきする	1	2	3	4
⑩朝疲れやすい	1	2	3	4
⑪考えがよくまとまる	4	3	2	1
⑫何事も容易にできる	4	3	2	1
⑬落ち着かず、じっとしていられない	1	2	3	4
⑭将来に希望がある	4	3	2	1
⑮いつもより気分がいらいらする	1	2	3	4
⑯気楽に決心できる	4	3	2	1
⑰自分は役に立つ人間だと思う	4	3	2	1
⑱人生がかなり充実している	4	3	2	1
⑲自分が死ねば他の人にとってよいと思う	1	2	3	4
⑳日常生活に満足している	4	3	2	1

●上の診断テストは以下の計算方法で評価します。
合計点÷80(最大合計点)×100、または合計点×1.25
49点以下：問題なし
50〜59点：軽いうつ状態
60〜69点：中程度のうつ状態
70点以上：重いうつ状態（うつ病）
資料／William Zung, Arch Gen Psychiatry

簡単な質問に自分で答えると、うつ病の自己診断ができます）。

この精神疾患*は、いまではどんな性格や気質の人でも発症し得る、きわめて一般的な心の病と見られています。事実、うつ病を発症する人の数は、他のあらゆる精神疾患の患者数をはるかに上回っているのです。アメリカではうつ病患者についてのくわしい統計が公表されています。それによると、男性の12パーセント、女性の20パーセントが、一生のどこかで本格的なうつ病を発症し、また10パーセント以上は、生涯に2度以上発症するといいます。

日本でも近年うつ病になる人が激増しており、その数は15人に1人とも見られているので、単純な人口比でいえば８００万人以上がこの病気を発症していることになります。周囲を見回せば、何人かのうつ症状を示している人がいるということであり、それはもしかすると自分自身かもしれません。

うつ病の原因物質がわかるまで

かつてはうつ病は、他のある種の精神疾患と同じように、遺伝的要因によるものと考えられていました。血縁者にそのような傾向が見られる人は、うつ病を発症する確率が高いとされていたのです。

＊精神疾患
うつ病は精神疾患のひとつで、世界保健機関による「IDC分類」では、躁病や躁うつ病などと合わせて気分障害に分類されています。ほかの精神疾患には、統合失調症や認知症、薬物による精神・行動障害などがあります。

しかし1950年代はじめにアメリカで、これが遺伝すなわち生まれながらの体質や気質によるものではなく、また環境からのストレスが原因で発症するものでもないとする見方が生まれました。そして、うつ病の正体は、脳の神経生理学的な病気だとされるようになったのです。このような見方が生まれたきっかけは、多数の高血圧の人や結核患者が示したある顕著な症状でした。治療のために長い間血圧降下剤を使用している人が重いうつ病を発症する、あるいは結核の治療薬を使用した人のうつ症状が軽くなるという報告が、多くの医療機関などから報告されたのです。

そして、血圧降下剤や結核治療薬に含まれる成分が脳に作用して、うつ症状を引き起こしたり、逆に改善したりするのではないかとする見方が強まったのです。このとき、うつ病の原因物質として浮上したのが、「モノアミン類」でした。というのも、血圧降下剤が脳内のモノアミンを減少させ、他方、結核の治療薬はモノアミンの分解を防ぐように作用することがわかったからです。

そこで、うつ病は脳内のモノアミン類が減少すると発症するのではないかとする学説が出され、これは以後「モノアミン学説」と呼ばれ、うつ病のしくみを説明するものとして専門家たちの間にも定着することになります。

アミンは、アンモニアに似たアミノ基をもつ化合物で、さまざまな種類があります。

なかでも脳内の情報伝達物質である単一（モノ）のアミノ基をもつ化合物はモノアミンと呼ばれます。モノアミンにも多くの種類があるため、当時の研究者はどれがうつ病の犯人かを見つけようと動物実験による探索に没頭しました。そしてついに突き止めたのが、セロトニンとノルアドレナリン（ノルエピネフリン）でした。

これらの物質は、脳の神経細胞であるニューロンどうしが接続している部位（シナプス）の狭いすきまに、一方から放出されて他方が受け取ることによって脳が送り出す情報を伝達します。もしこれらの物質の放出が不足する、またはいちど放出された物質がもとの神経細胞に吸収されるためにやはり不足してうつ病が引き起こされるなら、単純な論理的帰結として、これらの物質を外部から十分に供給すれば、うつ病は治るはずである――

セロトニンが不足するとなぜうつ病になるか

こうして1950年代末には、最初のうつ病治療薬としての「三環（さんかん）系抗うつ剤」が次々に合成され、製品化されました。三環系とは、分子構造の中に3つの環状の構造が含まれるという意味です。実際これらの抗うつ剤は、脳内のセロトニンのはたらきを高めることが確認され、治療に用いられるようになりました。

セロトニンは、体内では合成されない必須アミノ酸のひとつトリプトファンが脳内で代謝されるときに生成される物質で、〝ワンダードラッグ（驚異の薬）〟と呼ばれるように、私たちの

トリプトファンの代謝過程

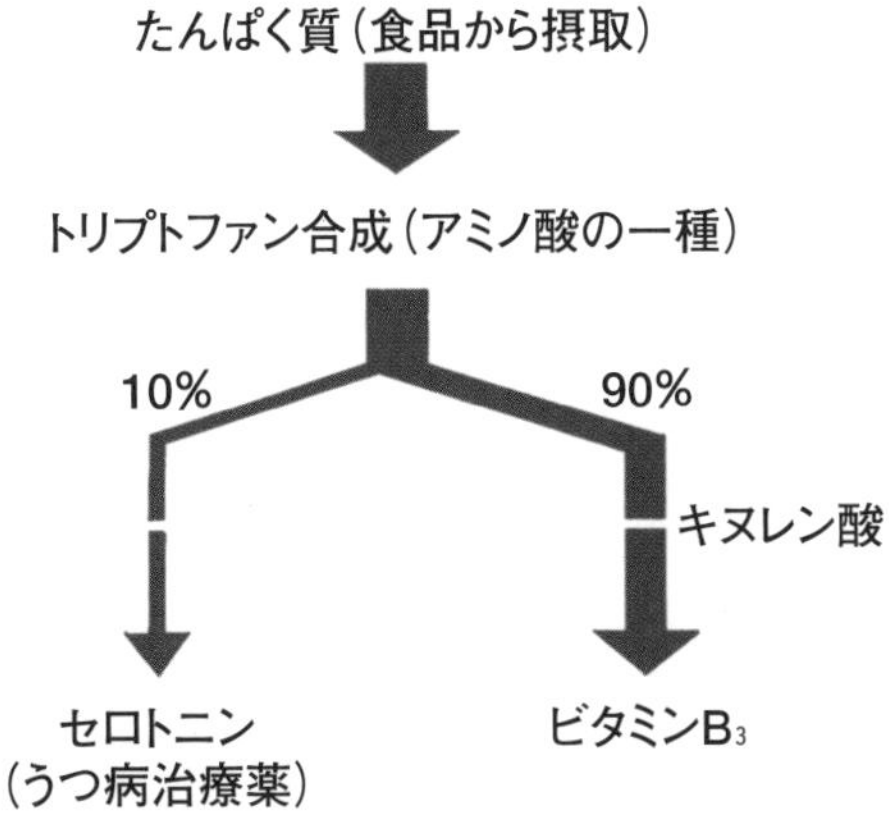
たんぱく質（食品から摂取）
トリプトファン合成（アミノ酸の一種）
10%
90%
キヌレン酸
セロトニン
（うつ病治療薬）
ビタミンB_3

うつ病を生じさせる薬（右は代表例）

血圧降下剤	レセルピン、アルファ・メチルドーパ
パーキンソン病治療薬	L-ドーパ、アマンタジン
てんかん治療薬	フェノバルビタール、セコバルビタール
ホルモン剤	プレドニゾロン
痛み緩和薬	モルヒネ、コデイン
免疫調整剤	インターフェロン
にきび治療薬	イソトレチノイン（国内未承認）

三環系の構造

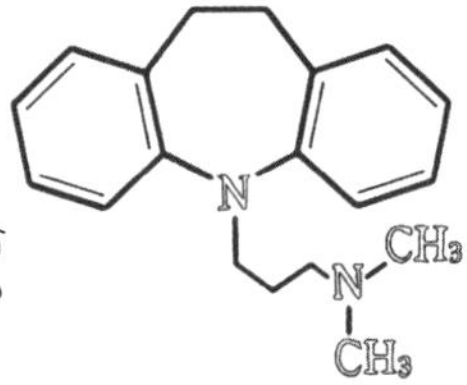
N
N
CH_3
CH_3

薬の分子構造に3つの環状構造が含まれています。この構造が4つのものを四環系といいます。

心や体に非常に広範な作用を及ぼします。いまでは、脳内のセロトニンが増えたり減ったりすると、食欲や睡眠、記憶、体温制御、気分、行動、心臓血管のはたらき、筋肉や血管の収縮、内分泌腺の活動などが影響を受け、さらにうつ病にも深く関わっていることが明らかになっています。

　またセロトニンは、脳の神経細胞（ニューロン）から放出されると、シナプスの間隙(かんげき)を渡って、隣の神経細胞のリセプター（受容体）に取り込まれます。これによって、情報がひとつの神経細胞から次の神経細胞へと伝わります。しかし放出されたすべてのセロトニンが隣の神経細胞のリセプターに取り込まれるのではなく、かなりの部分がもとの神経細胞のリセプターへと「再吸収」されてしまいます。このとき、もし再吸収が過剰に起これば、セロトニンは不足状態となり、それが心や体のはたらきにさまざまな影響を引き起こすことになります。

　話が横道にそれるものの、麻薬の一種であるＬＳＤは、その構造がセロトニンに非常によく似ているため、ＬＳＤが脳内に入ると、神経細胞のリセプターはＬＳＤをセロトニンと勘違いして受け取ってしまいます。こうなるとセロトニンの正常な情報が伝わらなくなるため、脳が情報の混乱を引き起こし、現実世界とはかけ離れたサイケデリックな色彩や強い幻覚を見るなどの症状が現れることになります。

1-2

抗うつ剤

抗うつ剤があれば幸福な人生を送れる？

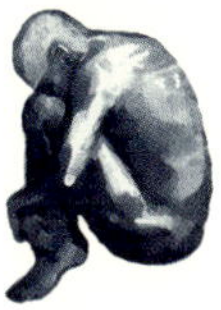

三環系抗うつ剤が効くしくみ

三環系抗うつ剤の原理は、セロトニンを再吸収するリセプターをふさいで、再吸収が起こらないようにするものです。こうすれば、放出されたセロトニンの大半が隣の神経細胞のリセプターに受け渡され、情報が滞りなく伝えられることになります。この種の抗うつ剤は、アナフラニール、トフラニール、イミドールなどの製品名で広く使用されてきました。

しかし問題もありました。服用を始めてもすぐには効果が現れず、毎日服用して2～3週間も待たなくてはならず、さらに、セロトニン以外の神経伝達物質の再吸収を妨げることもあって、さまざまな副作用*も現れました。また多量服用すると急性中毒を起こし、ときには死を招くこともあります。そのため自殺目的で使用されることも少なくなかったとされています。その後これらの欠点を改良した四環系抗うつ剤が開発されました。現在でもこの系統の抗うつ剤は広く使用されているものの、三環系抗

＊三環系の副作用
めまいや立ちくらみ、眠気、口の渇き、便秘など。ほかに注意力の低下、排尿障害や視力障害が現れることもあります。これらの副作用は服用開始直後にもっとも強く現れ、しだいに消滅していきます。三環系は薬の効果が現れるまでに時間がかかります。

うつ剤の問題点が完全に解決したわけではありません。

プロザックは家庭常備薬として大人気

そこで、1980年代末に新たに登場したのが、セロトニンの再吸収を妨害することのみを目的にした新世代の抗うつ剤です。これは、「選択的セロトニン再吸収阻害剤」、またはその英語名であるSelective Serotonin Reuptake Inhibitorsを略して「SSRI」といいます。SSRIは登場してまもなく、うつ病のすぐれた治療薬としてだけでなく、その精神作用に及ぼす劇的効果が、とりわけアメリカでは一種の社会現象を引き起こしました。

SSRIの中でももっとも有名になった薬は、1980年代末にイギリスのイーライリリー社が発売した「プロザック」です。同社は2005年、世界中でプロザックによるうつ症状の治療を受けた人は、その年までに5000万人にのぼると発表しています。

この薬が世界的に知られるようになった最大の理由はおそらく、うつ病患者の治療薬としてよりも、非常に多くの健康人によって使用されるようになったためと見られます。とにかくこの薬を飲むと、気分が高揚してエネルギッシュで快活になるとされ

神経細胞

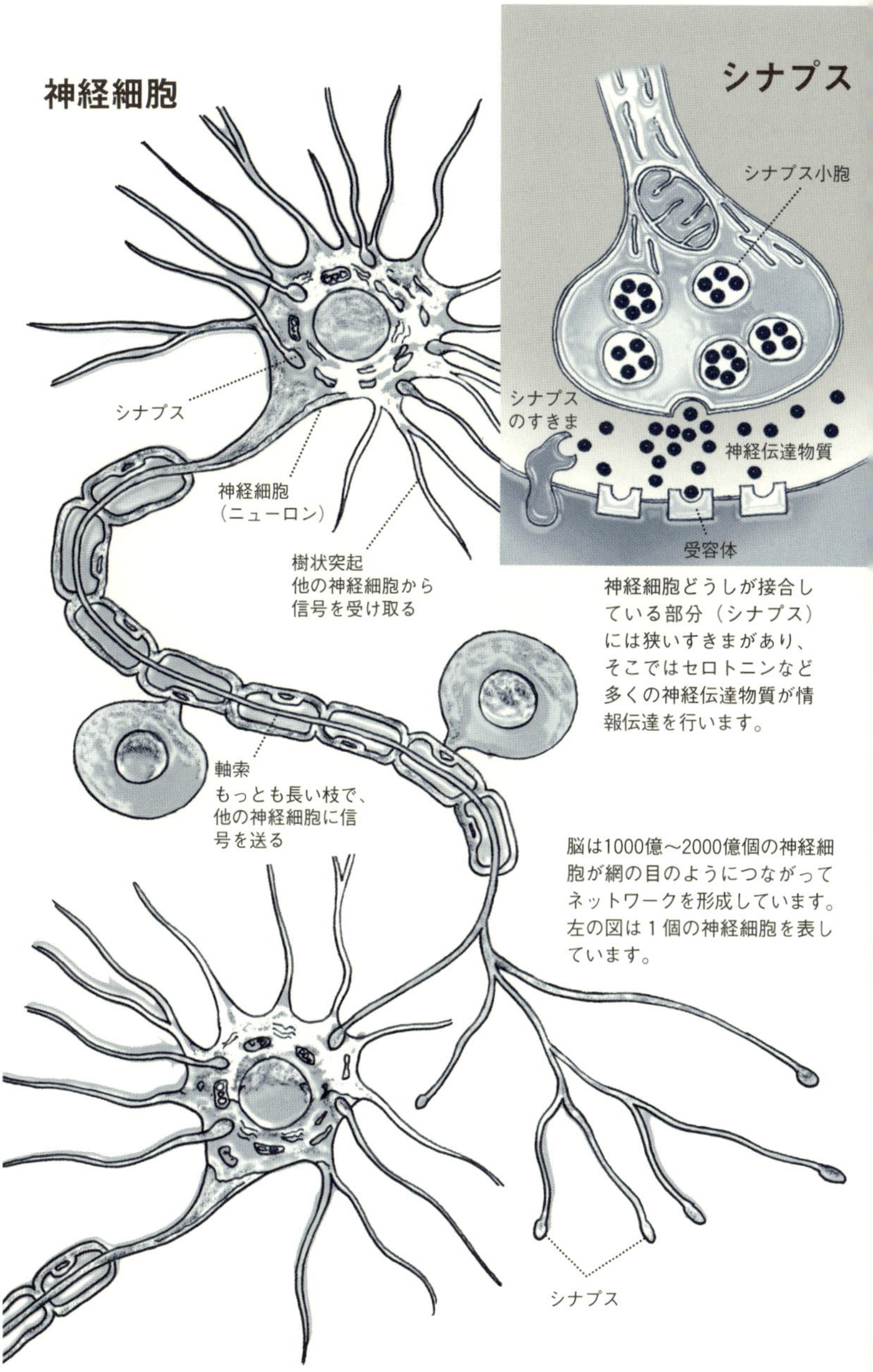
シナプス
シナプス小胞
シナプスのすきま
神経伝達物質
受容体
シナプス
神経細胞（ニューロン）
樹状突起
他の神経細胞から信号を受け取る
軸索
もっとも長い枝で、他の神経細胞に信号を送る
シナプス

神経細胞どうしが接合している部分（シナプス）には狭いすきまがあり、そこではセロトニンなど多くの神経伝達物質が情報伝達を行います。

脳は1000億～2000億個の神経細胞が網の目のようにつながってネットワークを形成しています。左の図は１個の神経細胞を表しています。

たのです。たとえば、これから重要な取り引きに向かうビジネスマンや、大勢の人々の前で講演などをするというときに緊張しやすい人、あるいは女性とのはじめてのデートに出かける気弱な男性などが、自宅を出る前にこの薬を服用します。すると明るく自信に満ちて振舞えるようになるというのです。こうしてプロザックは、病気の治療薬というより、積極的で元気な日常を送り人生で成功するための魔法の薬か家庭の常備薬のようになってしまったというわけです。

プロザックの副次的な効果と負の作用

プロザックの成分は塩酸フルオキセチンといいます。この物質は、古くからの抗うつ剤である三環系や四環系の薬物とは化学構造が大きく異なり、セロトニンあるいはノルアドレナリン（ノルエピネフリン）の再吸収のみを非常に強力に阻害することが確かめられているといいます。このような特徴によってうつ症状を緩和するほか、同じようにセロトニンやノルアドレナリンが原因となって起こると見られる強迫性障害（強迫神経症）や過食症、あるいはパニック障害に対しても、それらを抑制する効果があるとされています。

また従来の抗うつ剤のようにセロトニン以外の神経伝達物質に対して作用が及ぶこ

SSRI（抗うつ剤）の作用のしかた

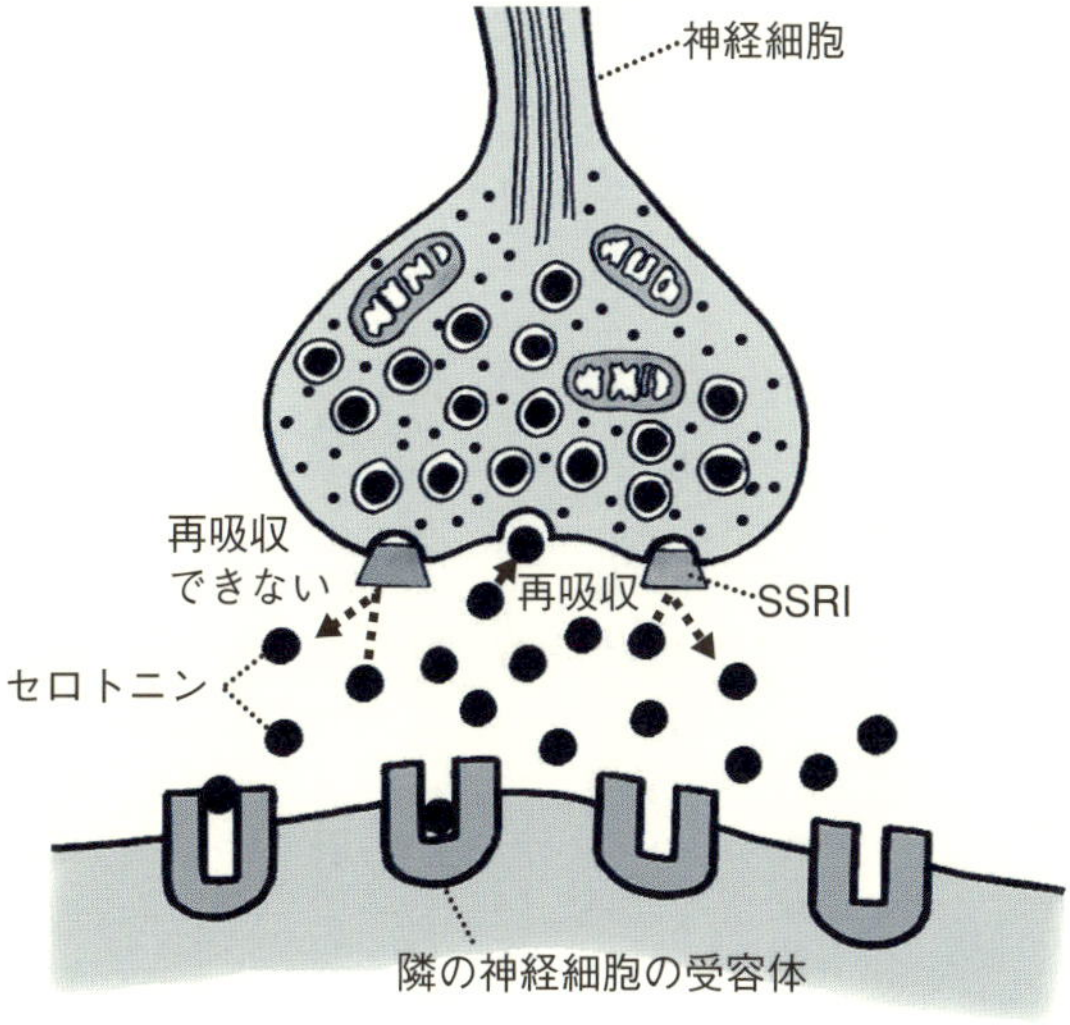
神経細胞
再吸収
できない
再吸収
SSRI
セロトニン
隣の神経細胞の受容体

SSRIはうつ病の原因であるセロトニン不足を解消する薬です。うつ病の一因はセロトニンが隣の神経細胞に取り込まれず、ふたたびもとの神経細胞に戻ってしまうこと（再吸収）ですが、SSRIはこれをじゃましてうつを改善します。

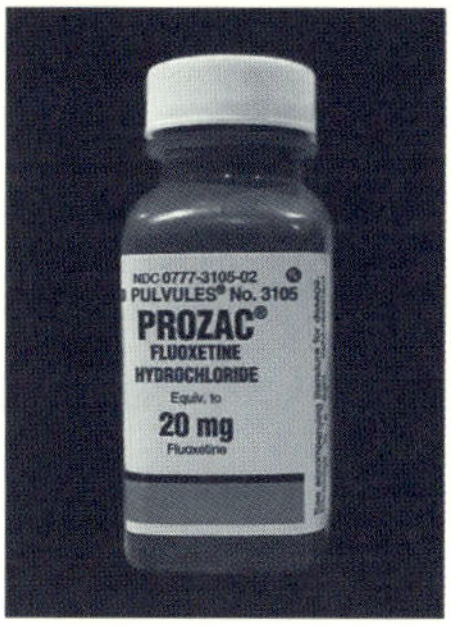
NDC 0777-3105-02
PULVULES® No. 3105
PROZAC®
FLUOXETINE
HYDROCHLORIDE
Equiv. to
20 mg
Fluoxetine

アメリカで広く使用されているプロザック。

とがなく、それだけ副作用が少ないとされていることも、爆発的な売行きを後押ししたようです。

とはいえ、副作用はやはりあります。一般的には頭痛や吐き気、性的不能、食欲不振、不安感、不眠、口の渇き、めまい、下痢などが起こる点は驚くにはあたりません。問題はこれら以外の、当初予測されていなかった副作用です。たとえば、この薬を健康人が常用すると、それまで内省的で物静かな性格だった人間が、不自然に積極的で活発な表情や振舞いを示して一種の興奮状態あるいは躁(そう)状態*となり、自分で自分をコントロールできなくなるというものです。

また、うつ症状を抑制せず、逆に強い自殺衝動を引き起こし、実際に自殺した人もいるとする報告もあります。そこでアメリカでは、〝人格の変貌〟を引き起こすこれらの薬物に反対する人々が、いくつもの訴訟を起こす事態となっています。

自殺衝動などの危険な副作用については、最近さらに新たな問題も提起されています。それは、アメリカのある医学雑誌が1988年につくられたプロザックの製薬企業の内部資料を入手して調べたところ、そこには、臨床試験の段階でこの薬の自殺衝動などの副作用がすでに明らかになっていたことが記されていたとするものです。しかしこの企業は、アメリカにおける薬の承認作業を行ったFDA（アメリカ食品医薬

＊**躁状態（躁病）**
うつ病とは逆に多幸感や気分の高揚などが特徴的です。情緒が不安定になる、自分を抑えられない、言動が自己中心的なども見られます。躁とうつを繰り返す人もいます。

品局）に、そのデータを提出しなかったといいます。当時この薬の承認作業にあたった評価委員のひとりは、ある取材に対して、「われわれはそのデータを提供されなかった。もしそれを知っていたなら、私は薬の安全性について異なった判断を下していただろう。実際の副作用は当時われわれが考えたレベルを上回っているからだ」と答えています。

しかし、このような問題があっても、人々の新しい抗うつ剤への関心は弱まることがないようです。

〝幸福な人生〟を送るためにより強力な薬を求めて

プロザックは、1993年にはアメリカの代表的週刊誌「ニューズウィーク」の表紙を飾り、科学雑誌はそのしくみを解説し、新聞や雑誌にはその広告が繰り返し掲載されました。少なくとも多くのアメリカ人にとってプロザックは、バイアグラなどと並んで〝幸福な人生〟に不可欠の薬になったように見えます。

そして、プロザックの登場から6年後の1993年には、SSRIを改良した薬も登場しています。これは、セロトニンと並んでやはりうつ病に関係すると見られる神経伝達物質ノルアドレナリンの再吸収をも同時に阻害するところから、「選択的セロトニン・ノルアドレナリン再吸収阻害剤（ＳＮＲＩ）」と呼ばれます。この薬はアメリカのワイス製薬社が最初に発売したもので、エフェキソール（薬品名塩酸ヴェンラファキシン）という名前がついています。

たしかにＳＳＲＩもＳＮＲＩも、三環系や四環系の抗うつ剤より効果はすぐれているようです。ただしどちらも自殺願望を生じさせる危険のあることが欧米で問題になっており、とりわけイギリスの医薬品規制当局（ＭＨＲＡ）が２００４年12月、ＳＮＲＩによる死亡率はＳＳＲＩの場合より高いとして警告を行ったことなどを見ても、これらの薬の使用には慎重さが必要であることがわかります。

うつ病の生理的、生物学的なメカニズムはまだ完全に解明されているとはいえません。この精神疾患の中にはやはり、かつて考えられていたように家族性（遺伝性）の症例があるとする研究者、あるいはうつ病はある種のホルモンの分泌と深く関係していると考える研究者もいます。

すぐれた薬を開発するには、その前に、治療対象の病気の原因やしくみが十分に解明されなければなりません。健康な精神生活を送っていた人間があるときうつ症状を発症し、しだいに自殺願望へと進んでいくという生理学的なプロセスを完全に理解できるまで、抗うつ剤には未知の側面がついてまわることになります。■

第2章

アルツハイマー病治療薬

脳細胞の不可逆的崩壊を防ぐ薬はできるか

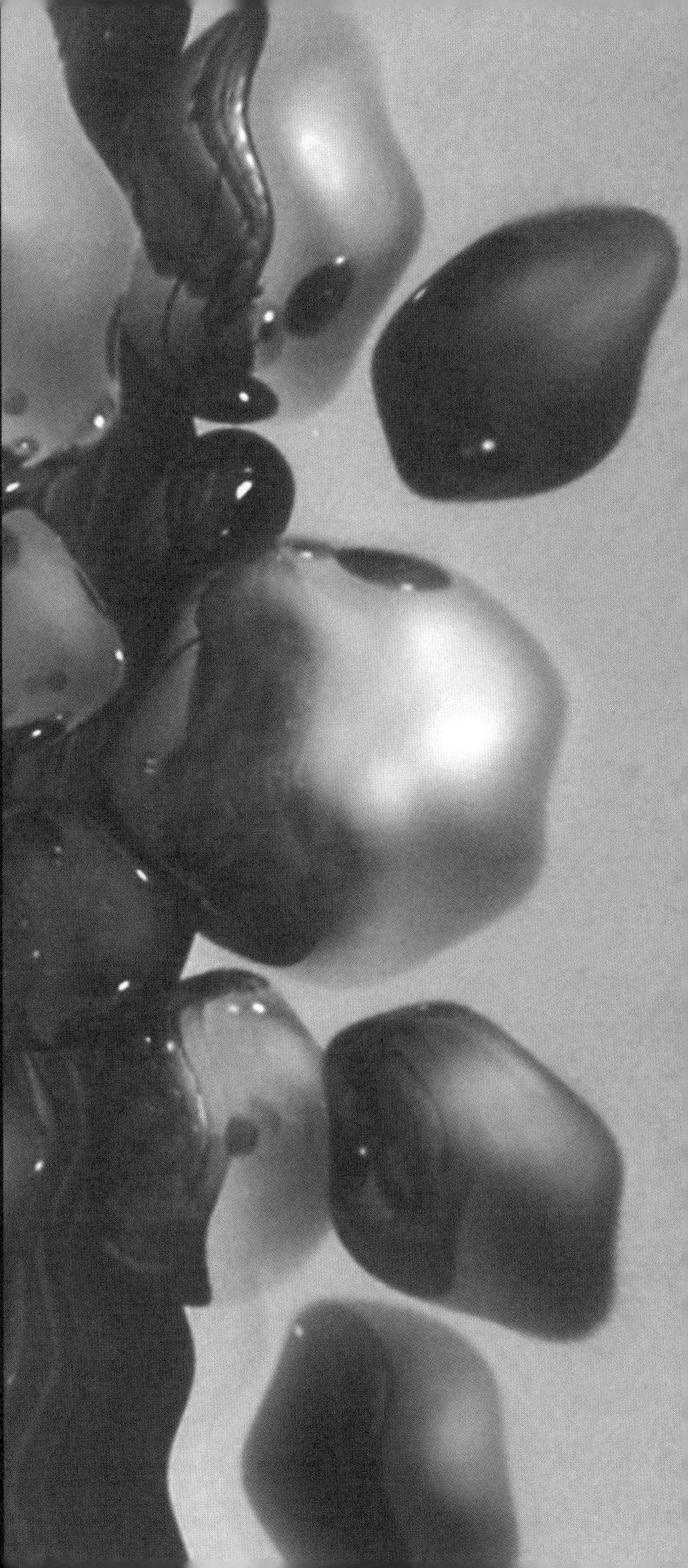

2-1
アルツハイマー病治療薬

ニューロンが次々に死んでいくアルツハイマー病のしくみ

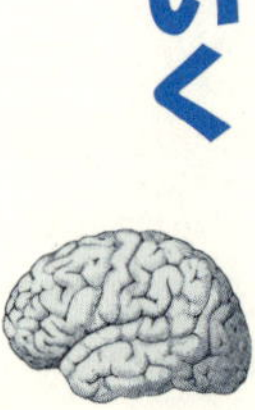

アルツハイマー病の進行過程

アルツハイマー病は、脳の神経細胞（ニューロン）が次々に死んでいき、精神活動が破壊される病気です。患者の脳は病気の進行とともに萎縮し、成人では１３００〜１５００グラムある脳重量が最終的には８００〜９００グラムに減ってしまい、二度と回復することはありません。

アルツハイマー病の症状は、日常の中の小さな異変から始まります。ある朝起き出して食卓についたら、目の前に見知らぬ人間が座っているといったことです。脳の神経細胞が破壊され始めたために記憶障害が起こり、夫や妻、あるいは自分の子どもの顔さえ忘れてしまうのです。これは認知障害（認知症）の初期症状であり、はじめのうちは健忘症と見分けがつきません。眼鏡などの身のまわりのものをどこに置いたかわからなくなって家中探しまわるとか、有名な俳優の名前をどうしても思い出せないなどという体験は、30歳代を過ぎれば誰にとってもめずらしいことではありません。

アルツハイマー病の進行

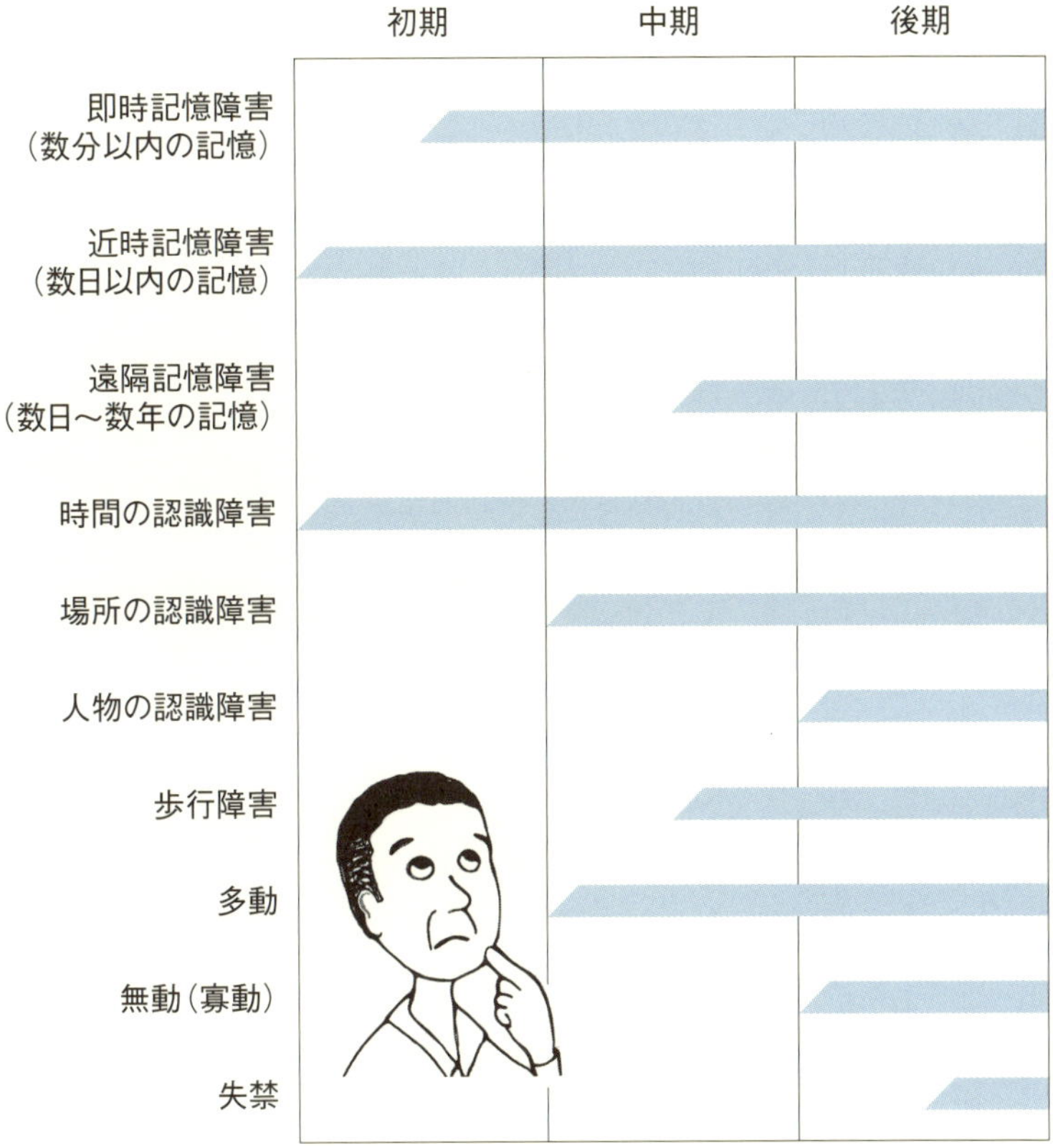
初期
中期
後期
即時記憶障害（数分以内の記憶）
近時記憶障害（数日以内の記憶）
遠隔記憶障害（数日～数年の記憶）
時間の認識障害
場所の認識障害
人物の認識障害
歩行障害
多動
無動（寡動）
失禁

しかし健忘症なら、周囲の人から思い出せない名前や場所を指摘されれば、すぐに「ああ、そうそう」などと言って思い出すことができます。ところがアルツハイマー病の場合は、指摘されても記憶がよみがえらないのです。この違いによって、自分が単なる健忘症ではないらしいと自覚することができます。

アルツハイマー病による認知障害は時間経過とともにエスカレートしていくため、早晩周囲の人間がその異常に気づきます。親戚の人間の写真を見て、「これは誰？」と家族に何度も尋ねる、街で誰かと待ち合わせても約束したこと自体を覚えていない、食事をしたばかりなのに食べたことを忘れてしまうなどが頻繁に起こります。

同時に身なりに無頓着になり、ボタンをかけ違えたりしてもそれを本人が自覚しない状態になります。家事もこなせません。仕事をしている人では計画性や管理能力が著しく低下し、新しい事業計画について打ち合わせができないとか、部下に適切な指示を出せないなどの変化に同僚が気づくことになります。

また妄想が現れ、財布や預金通帳のしまい場所を忘れて家族の誰かが盗んだとか、自分は毒をもられている、夫や妻が不倫しているなどと思い込むこともあります。性格も変わり、積極的で明るかった人がうつ症状を示す、他人への配慮がなくなって暴力的になる、記憶障害を隠そうとしてにこやかで礼儀正しくなる患者もいます。

時間や空間の認識も早い段階から失われ、自宅の近くで道に迷ったり、ときには自宅の浴室やトイレの場所がわからなくなります。昼夜の別がなくなり、夜中に起き出して朝の支度を始める、妻を母親と間違えるなどということにもなります。

発症から数年するともはや歩くことも難しく、家族の顔も自分の顔も見分けられず、ほとんど寝ているだけになります。食べ物を飲み込めなくなるために体が急激に衰弱し、唾液や食べ物が気管に入ると肺炎を起こしたり心臓に異常をきたして、死亡することになります。統計では、患者は発症から平均6年ほどで死亡します。

認知症の患者数は年々増加の一途

現在日本には、180万人の認知症の患者がいると推定されています。これは高齢者人口の約7パーセント、つまり65歳以上の日本人の14人に1人が認知症ということになります。認知症を引き起こす原因は大半が脳血管障害（脳出血や脳梗塞）とアルツハイマー病ですが、そのうちアルツハイマー病だけで、患者数は70万人と推定されています。社会の高齢化が進むとともに認知症患者の数は年々増加しており、2020年には300万人に達するという試算もあります。

このような脳の病気に冒された人は社会生活がきわめて困難になり、常識的判断が

65歳以上の認知症患者の数（推計）

1990年	101万人	2010年	226万人
2000年	126万人	2015年	262万人
2005年	156万人	2020年	292万人

資料／「我が国の精神保健福祉」（2000年）

できなくなるため、家庭や介護施設で虐待される、悪質な詐欺の対象となる、患者自身が暴力的になるなどさまざまな問題が頻発するようになります。また徘徊して転倒したり交通事故に遭う、側溝や川に転落する、車を運転して事故を起こす、夜間に徘徊して凍死するなどはめずらしくありません。２００４年には約９００人の認知症患者が徘徊による事故で死亡または行方不明になっています。

原因は脳にできる老人斑と神経原線維の変成

アルツハイマー病という病名は、ドイツの医師アロイス・アルツハイマーに由来しています。彼は１９０６年、ドイツのある精神病学会でアウグステという名前の51歳の女性の症状について発表しました。

この女性は医師にかかる5年ほど前から記憶障害を示し始め、方向感覚を失ったほか、読み書きもほとんどできなくなりました。医師が彼女をはじめて診察したときには、彼女自身や夫の名を尋ねても「アウグステ」とだけ繰り返し、他の質問にも的外れの答えしか返ってきませんでした。また彼女はしばしばうつ症状や幻覚に襲われ、奇矯な行動を示したといいます。

この女性が55歳で亡くなったとき、アルツハイマーは彼女の脳を解剖して調べ、そ

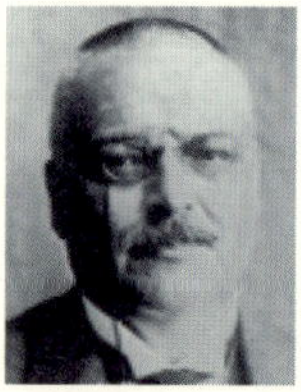

アルツハイマー病をはじめて報告したアロイス・アルツハイマー。

神経原線維変化ができるまで

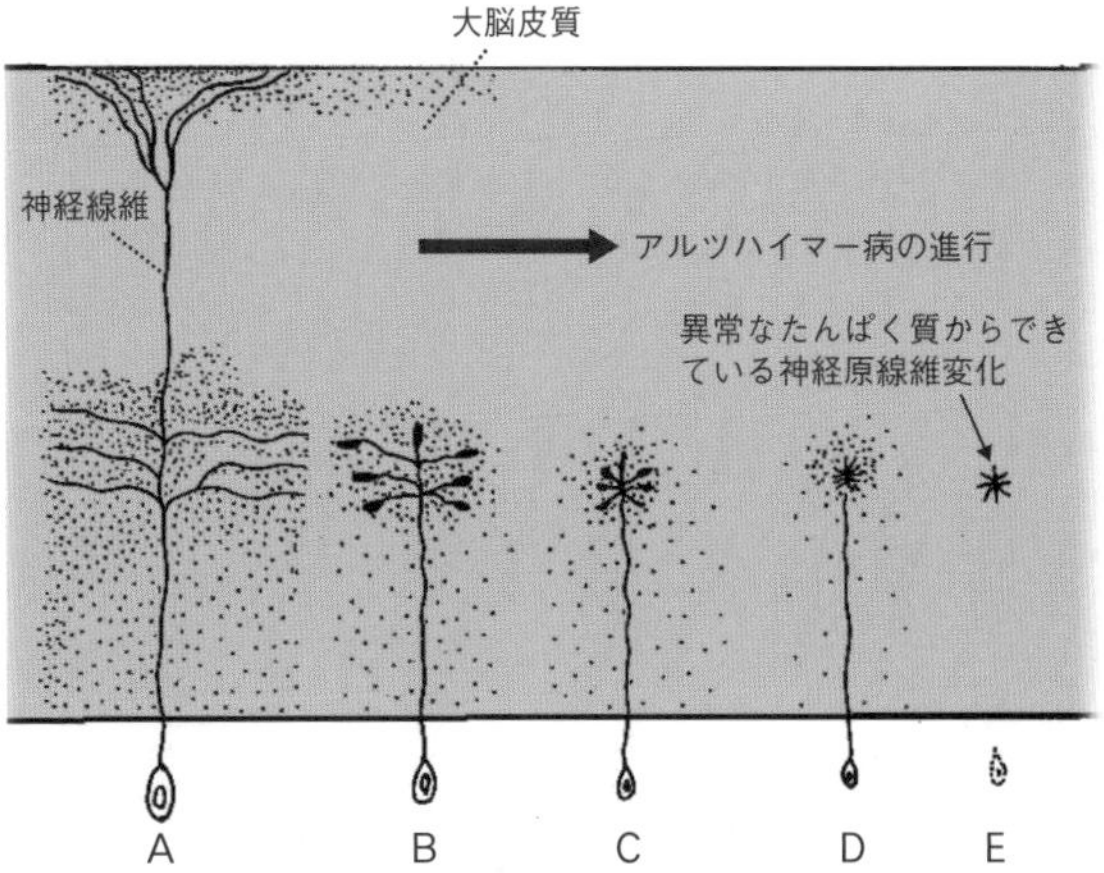
大脳皮質
神経線維
アルツハイマー病の進行
異常なたんぱく質からできている神経原線維変化
A
B
C
D
E

アルツハイマー病の脳では、神経細胞内に異常なたんぱく質がたまり、神経細胞が死んでいくと見られています（AからEへ進行）。

アルツハイマー病の脳

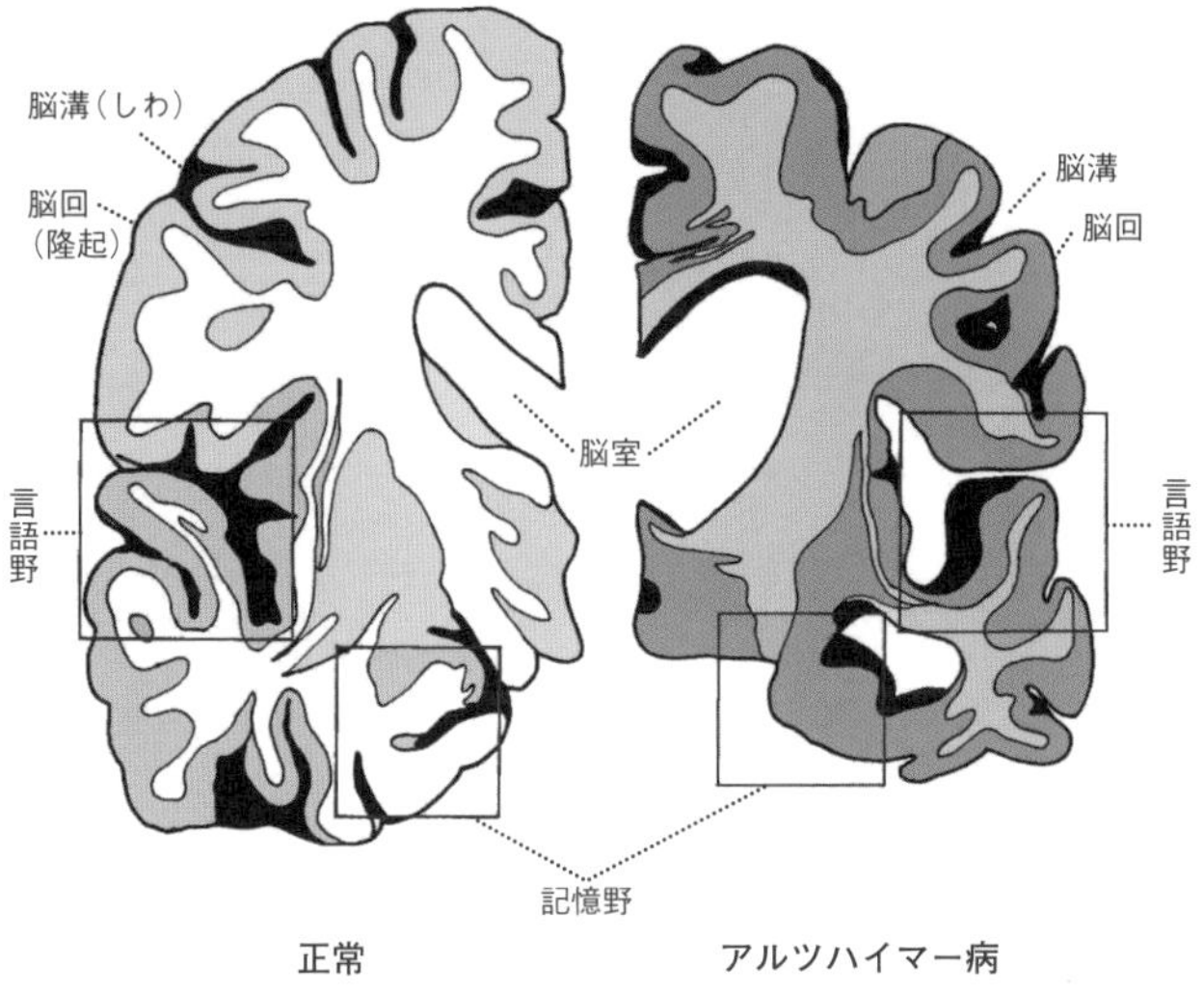
脳溝（しわ）
脳回
（隆起）
言語野
脳室
脳溝
脳回
言語野
記憶野
正常
アルツハイマー病

アルツハイマー病になると脳が広範にわたって著しく萎縮します。

こに著しい変性を見つけました。大脳全体が萎縮していただけでなく、とりわけ大脳皮質が目立って薄くなっていたのです。大脳皮質は、思考や記憶、言語、運動などを支配するきわめて重要な領域です。そこには小さな〝しみ〟も無数に現れていました。そのしみは老人の脳に現れる「老人斑（アミロイド斑）」と似ているものの、彼女のしみは異常に多く、さらに、からまった糸くずか繊維の束のようなものも多数見つかりました。これは後に「神経原線維変化」と名づけられることになります。

　アルツハイマー病についての最近の理解では、この病気が脳を破壊するのは、老人斑と神経原線維のどちらかまたは両方が神経細胞を損傷し、最終的に細胞が死んでしまうためと見られています。

　アルツハイマー病が進行すると、大脳皮質だけではなく、脳の深部の神経細胞も破壊されるようになります。とりわけ、記憶を支配している海馬や、やはり学習と記憶に重要な役割をもつマイネルト核と呼ばれる部分が激しく損傷されるようです。というのも、アルツハイマー病患者の脳を死後に解剖するとこれらの部分の神経細胞が著しく縮小しており、健康人の20～30パーセントしかなくなっているからです。マイネルト核の神経細胞はアセチルコリンという神経伝達物質を用いていますが、患者の脳ではこの物質が激減していることも明らかになっています。

2-2
アルツハイマー病治療薬

アルツハイマー病は薬で克服できるか？

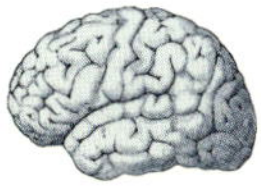

薬は神経伝達物質の減少を防ぐ間接的なもの

アルツハイマー病の最初の薬が日本で使用できるようになったのは1999年でした。それは日本で開発され、世界的に使用されるようになった「ドネペジル（商品名アリセプト）」です。この薬は、作用のしかたから「コリンエステラーゼ阻害剤」と呼ばれます。これは、アルツハイマー病患者の脳内で神経伝達物質アセチルコリンが減少していることに注目して開発されたものです。

アセチルコリンは、前記のようにひとつの神経細胞から別の神経細胞へと情報を伝える重要なはたらきを担っていますが、この物質は、その役割を終えると、コリンエステラーゼという酵素によって分解されます。そこでコリンエステラーゼ阻害剤は、この酵素のはたらきを妨げてアセチルコリンの減少を防ごうとするものです。

ドネペジルを服用すると、痴呆の進行が緩やかになるとされています。患者によってはいったんは記憶障害も改善し、物事に取り組む意欲が出てくることもあるといいます。しかしながら、徘徊などが増えて、家族にとってはかえって介護が大変になる例もあるようです。

コリンエステラーゼ阻害剤としてはほかにもガランタミン、リバスチグミンなどの薬があり、このうちガランタミンは、アセチルコリンの合成を促す作用ももっているとされています。この薬はまもなく日本でも承認される見込みです。海外では、コリンエステラーゼ阻害剤以外にも、メマンチン（商品名ナメンダ）などが用いられています。これは神経細胞を保護する作用をもつとされる薬です。

これらの薬はいずれもアルツハイマー病の症状を緩和することを目的としており、たとえばドネペジルの場合、薬の服用なしでは発症から3年程度で家庭での介護が困難になっていたものが、服用を続ければ5年以上も家庭で過ごすことができるとされます。もしこれらの薬に症状の進行を遅らせる効果があるなら、これはたしかに、患者が自分自身の感情や記憶力によって生きられる時間を延ばせるという意味で有意義かもしれません。家族にとっても、患者の自立性が高まれば介護のための負担が軽減されることになります。

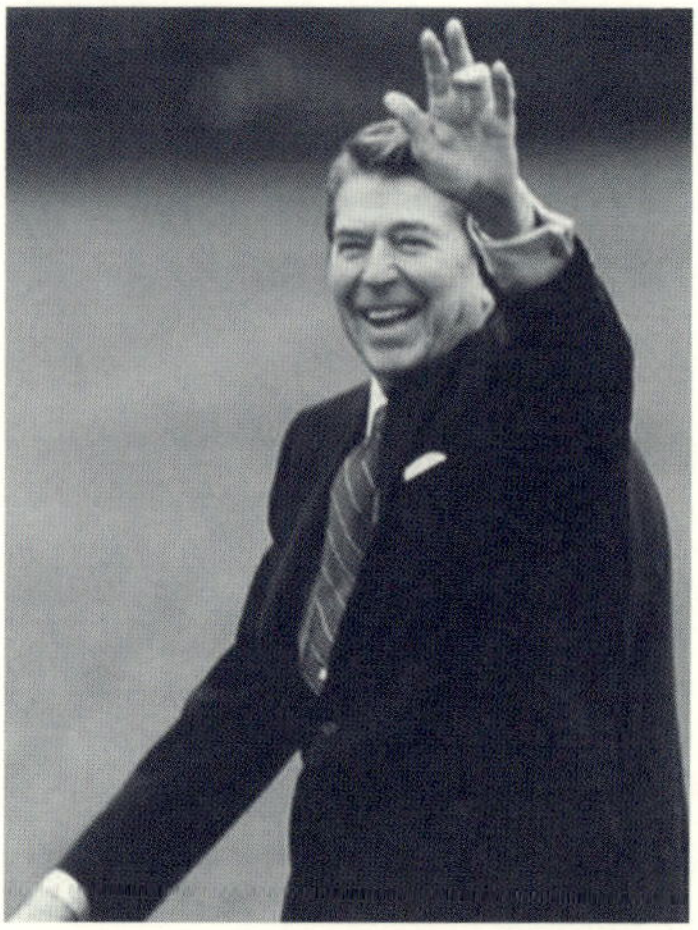

アメリカ大統領だったロナルド・レーガンはアルツハイマー病であることを自ら告白しました。
写真／Ronald Reagan Library

ただし、これらの薬によって症状が緩和されたように見えてもそれは見かけだけにすぎず、病気の進行すなわち脳細胞が死んでいく過程を遅らせたり停止させたりすることはできません。これらの薬を使用してもしなくても、薬に関係なく患者の脳は容赦なく死んでいくのです。

神経細胞の死滅はくい止められる？　根本的な治療薬を求めて

そこでいま、アルツハイマー病のより本質的な治療を目指して、さまざまな新薬の開発が進んでいます。

アメリカの国立衛生研究所によれば、アメリカ国内では２００５年末現在、アルツハイマー病に関する臨床試験が90計画以上も予定されているといいます。その大半は治療試験であり、いくつかの新薬の臨床試験も存在します。

アルツハイマー病の研究者がいまもっとも真剣に求めているのは、この病気そのものを治す薬です。すでに死んでしまった神経細胞をよみがえらせることはできないとしても、原因を取り除いて病気の進行を止める薬ならつくれると考えているのです。

実際、アルツハイマー病が脳細胞を傷つけるしくみがわかるにつれてある種の治療薬の可能性が見えてきました。新薬の多くは、脳に生じる黒っぽいしみである老人斑をターゲットとしています。老人斑は「ベータアミロイド」というたんぱく質でできていますが、神経細胞の外側にこびりつくこのたんぱく質は容易には溶解しません。そのため、20世紀はじめにすでに老人斑が見つかっていたにもかかわらず、なかなかそれを分離することができなかったのです。ベータアミロイドが死後のアルツハイマー病患者の脳から分離されたのは、ようやく1984年のことでした。皮肉にも、分離に成功したアメリカの研究者ジョージ・グレナーは、心臓にアミロイドが沈着する病気で死亡しています。

ベータアミロイドは健康な人の脳内にもわずかに存在するものの、脳の細胞に沈着することはほとんどありません。というのも、健康な人では不必要なベータアミロイドは酵素によって分解されてしまうからです。

なぜアルツハイマー病患者の脳ではアミロイドが凝集し、脳細胞に沈着するのでしょうか？　その理由はまだ十分に解明されてはいないものの、少なくともこの物質が神経細胞に沈着すると、それが神経細胞どうしの接続部（シナプス）のはたらきを妨害し、それによって神経細胞が死んでしまうことは明らかになっています。ちなみにこのたんぱく質の沈着は、ダウン症やパーキンソン病の患者の脳にも見られます。

そこで研究者たちは、アミロイドの脳細胞への沈着を防ぐ薬を、さまざまな方角から検討しました。患者の免疫系にベータアミロイドを攻撃させる一種のワクチン、あるいはベータアミロイドの生産を妨害する薬などです。ほかにも、脳内のアミロイドが集まって脳組織に沈着するのを防ぐ薬やアミロイドを分解する酵素、あるいはアミロイドを吸着して除去する薬などが研究されています。

これらのうち、ベータアミロイドの凝集(ぎょうしゅう)を防ぐ「3APS(商品名アルツヘムト)」、およびベータアミロイドの生産を妨げるフラービプロフェン(同フラーリザン)という薬は、現在アメリカおよびヨーロッパで最終の臨床試験が行われており、数年以内に一般に使用できるようになるかもしれません。

認知症治療には神経細胞の再生が必要

いま開発されているアルツハイマー病の新薬のほとんどは、神経細胞が徐々に死んでいく過程を阻止しようと

脳の神経幹細胞

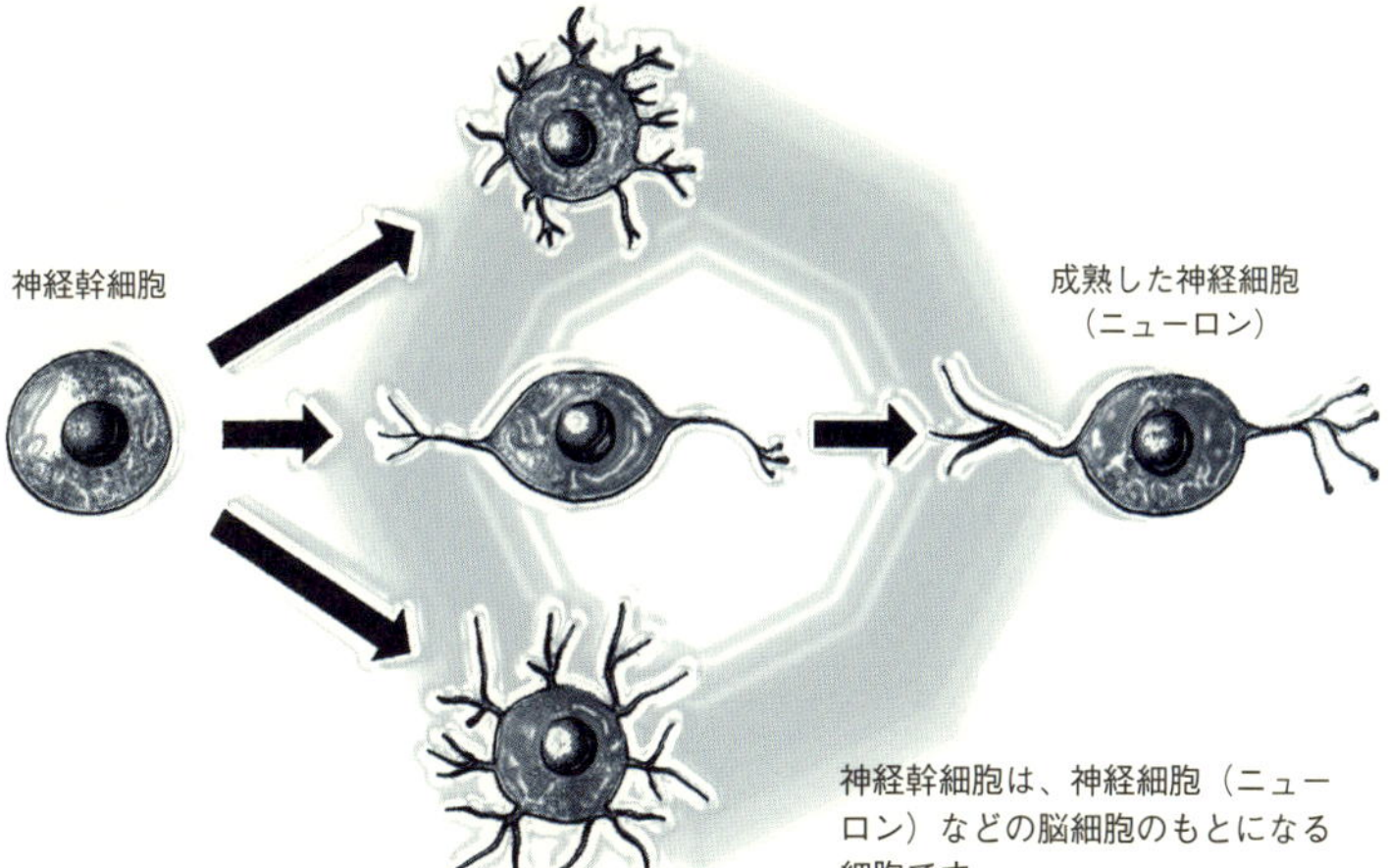
神経幹細胞
成熟した神経細胞
(ニューロン)

神経幹細胞は、神経細胞(ニューロン)などの脳細胞のもとになる細胞です。

するものです。少なくともアルツハイマー病の初期なら、認知障害の進行を止めるか進行を遅らせる薬がまもなく登場する可能性があるのです。ただしどの新薬も、重症の認知症患者を治療することは期待できそうもありません。認知症が重いということは患者の脳の神経細胞の多くがすでに死んでいるからであり、それらの細胞を再生させることは、現在の神経細胞生理学の知識から見て困難と思えるからです。

しかし近年、成人の脳にも神経細胞のもとになる細胞（神経幹細胞（かんさいぼう））がわずかながら含まれていることが確認されました。つまり、いちど死滅したら決して再生しないと考えられていた中枢神経細胞も、もしかすると再生すると考えられるようになったのです。

そこですでに、神経幹細胞を脳に移植する方法が試みられており、神経細胞がまだそれほど破壊されていない初期の患者では、ある程度の効果が見られたとされています。とはいえ、重度の患者でも回復させられるかどうかはわかりません。

脳は心臓や肝臓、腎臓などとは本質的に異なり、人間存在そのものでもあります。単に脳の組織の一部を再生させようとしてほかから細胞を移植しても、それは胎児の脳のように記憶も経験もない〝裸の細胞〟を埋め込む試みです。いちど死んでしまったアルツハイマー病の患者の脳がよみがえるということとはまったく異なります。■

●その他の薬

記憶力を増強する〝脳のバイアグラ〟

ひと粒飲めばたちまち記憶力が強化され、難しい本もすぐに理解してしまう――そんな薬があり得るでしょうか。ちょっと信じ難いことですが、近い将来、〝脳のバイアグラ〟とも呼ばれる記憶力増強薬が登場するかもしれません。

脳の記憶のしくみについては、長い間研究されてきたものの、まだほとんど解明されていません。しかし脳が情報を記憶として蓄えるときには、大脳辺縁系にある「海馬（かいば）」が重要な役割を果たしていることは確かと見られています。

このとき海馬では、特定のシナプス（神経細胞どうしの間で情報伝達を行う場所）のはたらきを増強する物質がはたらくと考えられています。

すでに1970年代には、脳の視床下部（ししょうかぶ）から放出されるバソプレシンと呼ばれるホルモンが、長期記憶に関係しているという報告がありました。しかしいまになって考えると、そのような1種類の化学物質だけで記憶力が大きく変化するとは考えにくいことです。

新しい報告は1996年に行われました。カリフォルニア大学の神経生理学者ギャリー・リンチらが、記憶物質の有力候補を発表したのです。その名は「アムパカイン」。この物質を投与すると、高齢者でも若者並みの学習能力を見せるようになるというのです。

その効果を確かめる実験がスウェーデンのカロリンスカ研究所で行われました。まず65～73歳の男性被験者を3グループに分けます。そして第1グループにはプラシーボ（偽薬）、第2グループには少量のアムパカイン、第3グループには多量のアムパカインを与えたのです。

そして彼らに関連性のない5つの単語を読ませ、5分後に同じ順序でそれらの単語を繰り返させました。このテストではふつう、65歳以上の人々は1語思い出すのがやっとです。ところが第2グループは第1グループの2倍、第3グループは3倍という目覚しい成績を残しました。第3グループの短期記憶は20～25歳の若者と同レベルでした。

同じテストを若者グループで行ったところ、これほど顕著な記憶力の改善は見られませんでした。記憶力の衰えが目立つ人ほど改善効果が高かったのです。

なぜアムパカインは記憶力をよみがえらせるのでしょうか。リンチらは、この物質は記憶に関係する神経伝達物質の受容体のはたらきを活性化させると推測しています。これによって神経細胞どうしの情報伝達が速まり、記憶力が向上するというのです。

この薬はアルツハイマー病、うつ病、それに児童の注意欠陥多動性障害の治療効果を期待され、アメリカ国立衛生試験所はすでに患者に対する第1相の臨床試験を終了し、現在第2相試験を進めています。この〝脳のバイアグラ〟が薬局に並ぶようになったら、いまこれを読んでいるあなたもさっそく駆けつけるのでは？　■

第3章

ステロイド剤

劇的な治療効果とやっかいな副作用が表裏をなす

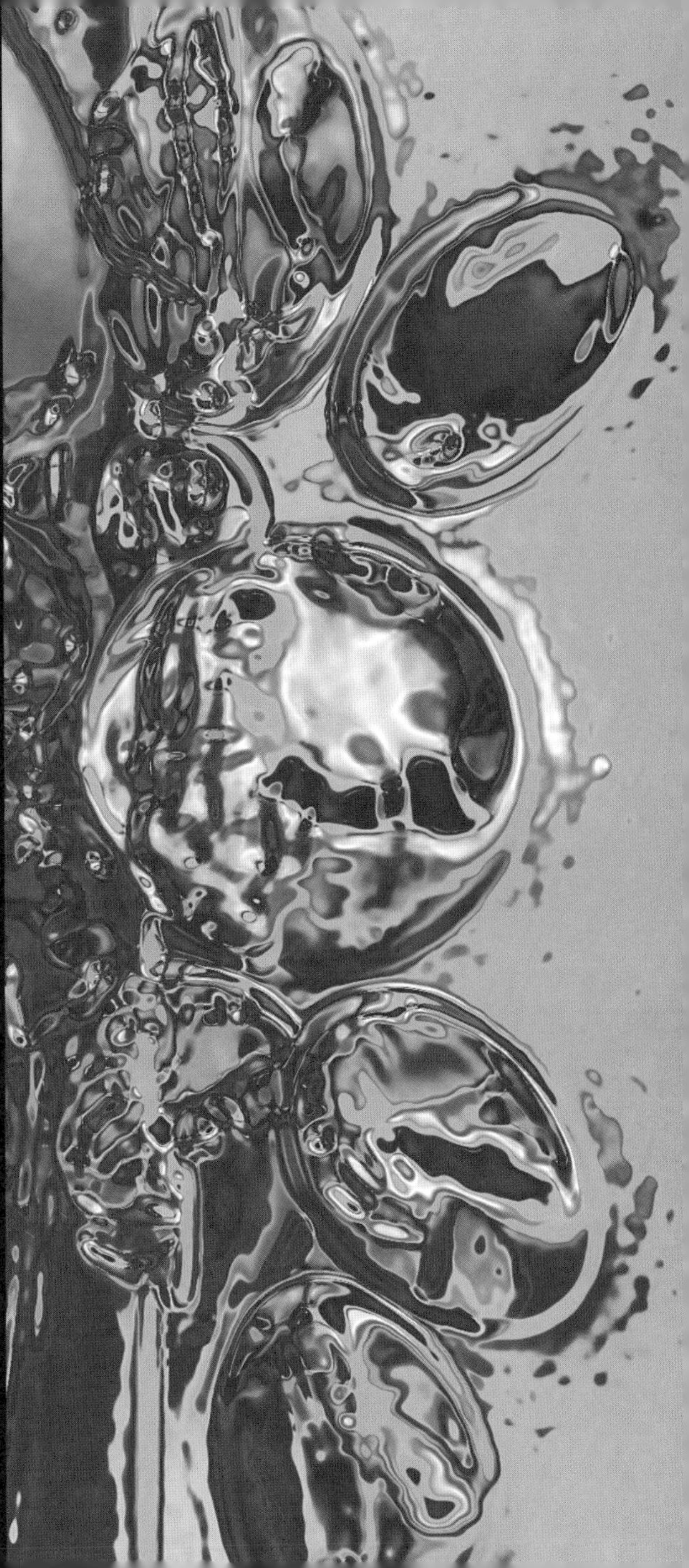

ステロイドというホルモンの性質

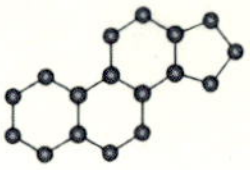

人はなぜステロイドを拒むのか

ある皮膚科専門医によると、最近、湿疹やかぶれなどで皮膚科を訪れる患者の中には、医師がまだ診察もしないうちに「こちらの病院ではステロイド剤を処方するんでしょうか」と質問し、医師がはっきりノーと言わないと見ると診察室から出て行ってしまう人がしばしばいるといいます。

この現象は2つのことを示しています。第1に、ステロイドという薬の名前が一般社会にかなりよく知られていること、第2に、ステロイドはどこかで評判を落としてしまい、多数のステロイド拒否症の人々を生み出してしまったということです。

現代人は誰でも大量の情報に接し、物事についてバランスのとれた知識や理解を得ようとすればそれが可能な時代に生きています。しかし他方で、マスコミなどがしばしば誇張して報じる情報や噂を鵜呑みにする人々も少なくありません。ステロイドは、そのような社会にタイミング悪く投げ込まれた典型的な薬物のひとつかもしれません。

アトピーなどの皮膚病患者のステロイド剤による副作用もテレビなどで繰り返し報じられ、その映像が人々の脳裏に焼きついていると思われます。

ステロイド剤は、強力な治療効果と同時に、使い方次第ではやはり強力な副作用をもたらす薬です。しかし、多くの疾患はステロイド剤なしには治療できないという医学的な事実を理解するには、まずこの物質がなぜ人体にそれほどの影響力をもつのか、そのしくみを知っておく必要があります。

ステロイドは、ほとんどすべての動物や植物が体内で自らつくり出し、ホルモンとしても利用している化合物（脂質）です。それらはおおむね5種類に分けられますが、少しずつ性質の異なるものを細かく分ければ何百種類にもなります。これらすべてに共通するのは、その分子構造にステロイド核と呼ばれる特殊な形をもっていることです。

ステロイドの分子構造

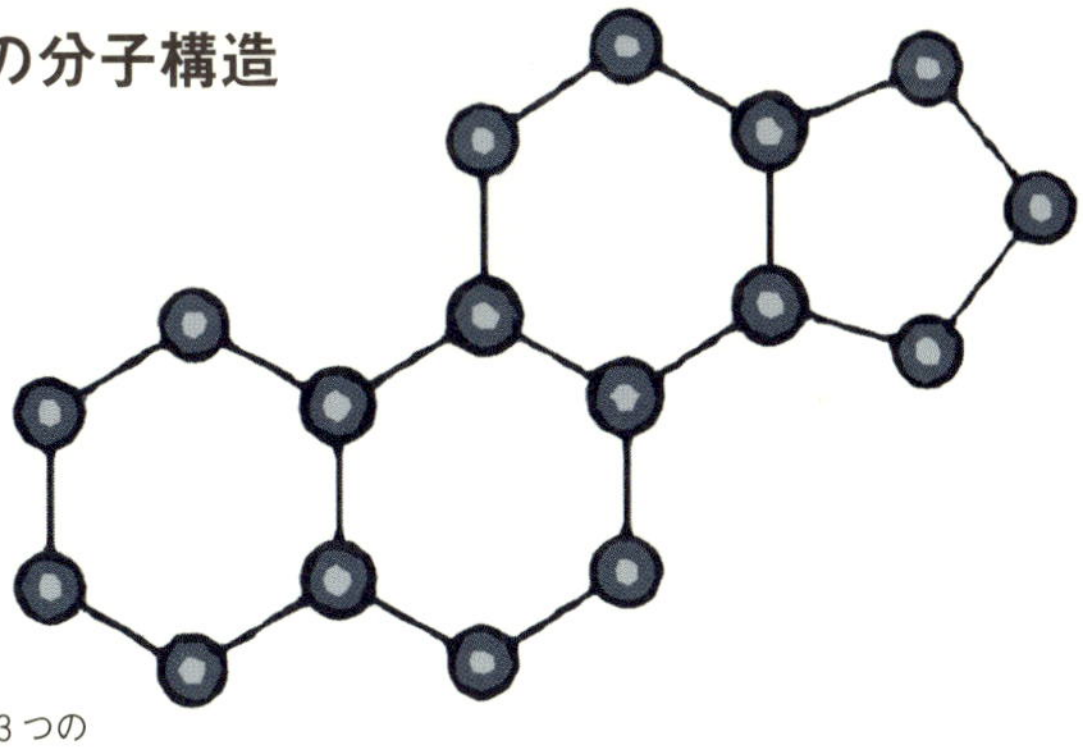

この図のように、３つの６角形の環と１つの５角形の環をもつステロイド核と呼ばれる共通の構造をもっています。

よく耳にする3種類のステロイドのはたらき

ステロイドと総称されるホルモンのうち私たちがよく耳にするものは次の3つです。

①副腎皮質（ふくじんひしつ）ステロイド（糖質コルチコイド）：医薬品として日常的に広く使用されているステロイドホルモンで、免疫反応を抑えたり炎症を鎮める強力な作用があります。医療の世界でステロイドといえば、この糖質コルチコイドを指します。副腎皮質ステロイドや副腎皮質ホルモン、*コルチコステロイド（コルチコイド）などとも呼ばれるのは、腎臓の上にある2個の副腎の皮質から分泌されるためです。

②アナボリックステロイド（たんぱく同化ホルモン）：運動選手がよりすぐれた運動能力を生み出したり筋肉を発達させようとして利用するホルモンで、実際には次の③の性ホルモンのひとつであるアンドロゲン（男性ホルモン）や、それによく似た構造の合成ホルモンです。近年アマチュアスポーツだけでなくプロスポーツの世界でも禁止薬物の代表格としてドーピング問題を引き起こしている物質です。

③性ホルモン：睾丸や卵巣、副腎皮質がつくり出すテストステロン、エストロゲン、プロゲステロンなどの性ホルモンで、生殖器のはたらきに大きな影響を及ぼします。前立腺がんや乳がん、子宮がんなどの生殖器がんの成長を促すこともあります。

＊副腎皮質のホルモン分泌
副腎皮質は、薬として使われる糖質コルチコイドのほかにも、鉱質コルチコイドと男性ホルモンという2種類のホルモンを分泌しています。

これらのホルモン物質はどれも、私たちの体内で重要なはたらきをしています。しかしここでは、薬つまりステロイド剤として使われている①の副腎皮質ステロイドに注目することにします。

おもなステロイドのはたらき

・免疫反応や炎症を抑える

ストレス時に副腎から分泌される糖質コルチコイド（副腎皮質ホルモンの一種）は、血糖値を上昇させ、免疫反応や炎症を抑えるはたらきをもちます。ステロイド剤の成分はこの糖質コルチコイドです。

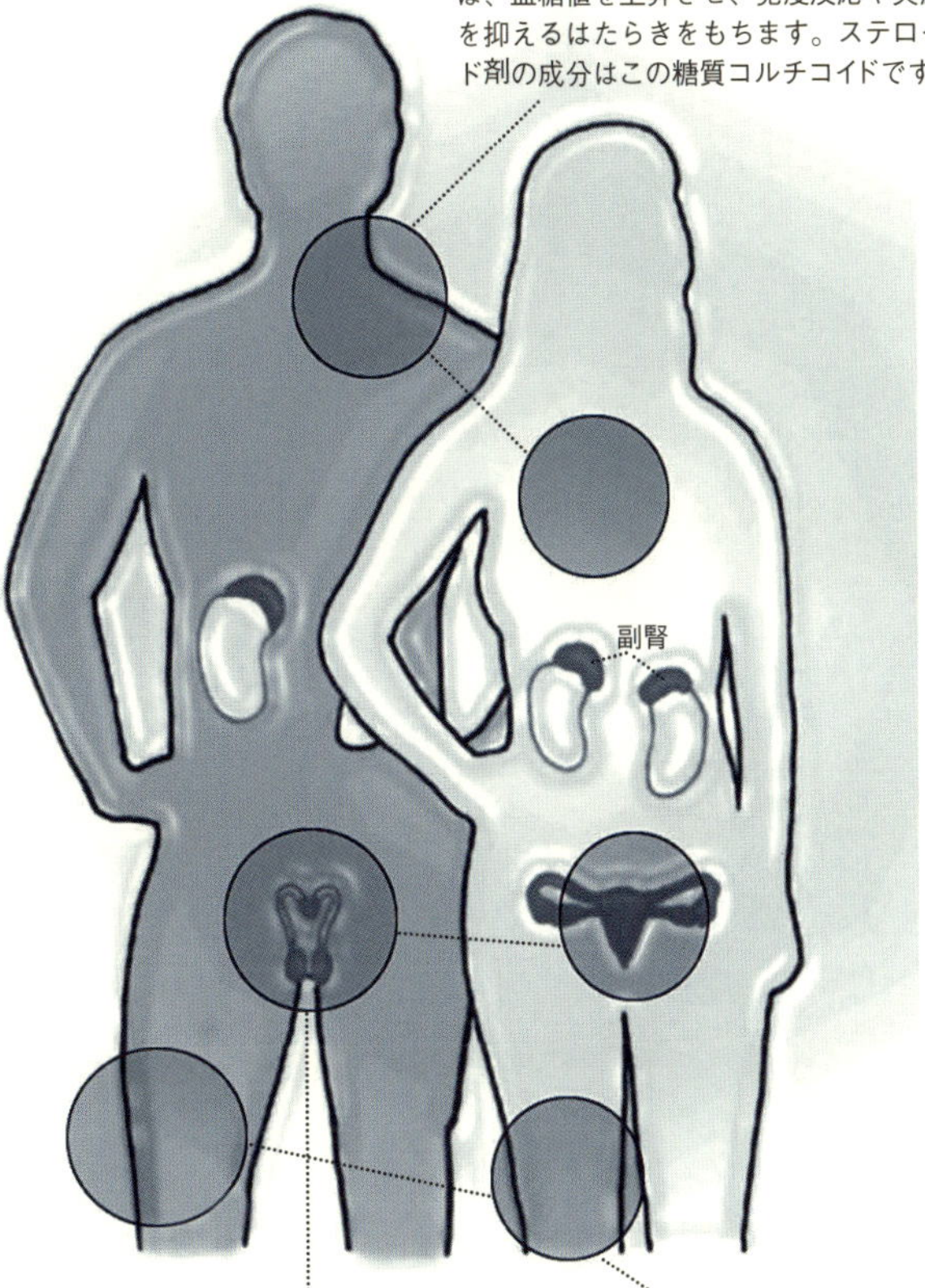
副腎

・生殖機能を維持する

精巣や卵巣が分泌する性ホルモンには生殖機能を維持するはたらきがあります。男性ホルモンにはテストステロンなどが、女性ホルモンにはエストロゲンやプロゲステロンがあります。

・筋肉を増強する

男性ホルモンには生殖機能を維持し、骨格筋を増やす作用もあります。人工的に合成したホルモン（アナボリックステロイド）は筋肉増強剤として利用されています。運動選手のドーピングで問題になるステロイドです。

3-2 ステロイド剤

副腎皮質ホルモンの発見とステロイド剤の開発

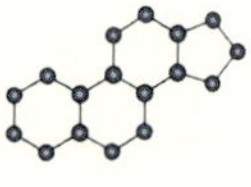

ステロイド剤ほど劇的効果を示す薬はない

「寝たきりのリウマチ患者にステロイドを飲ませると立ち上がって歩き出す――墓場に向かって」

ヨーロッパには、ステロイド剤を皮肉るこんないい草があります。ステロイド剤の一面を故意に強調して悪者に仕立てているものの、この薬の性質をうまくいい表してもいます。

実際、ステロイド剤ほど劇的な効果を示す薬はほかに見当たりません。たとえば皮膚の軽い傷や炎症なら、ステロイド剤を塗れば1日で炎症が軽くなり、3日もすれば新しい皮膚が再生します。ほかにもアトピー、ぜんそく、リウマチ、膠原病（こうげんびょう）*、多発性硬化症*、脳のむくみ、慢性の痛みや食欲不振、肺炎、白血病などのがん、突発性難聴、臓器移植後の免疫抑制など、医療の世界でステロイド剤を必要とする場面は枚挙にいとまがないのです。

＊膠原病
血管や筋肉、関節などの結合組織が炎症を起こしたり変性する病気の総称。それらのうち混合性結合組織病や全身性エリテマトーデス、悪性関節リウマチなどいくつかの疾患は難病（特定疾患）に指定されています。

＊多発性硬化症（MS）
中枢神経の病気で、目や手足に異常が現れ、軽快と悪化を繰り返します。治療費公費負担の難病に指定されています。

他方、さきほどの言葉が示唆するように、この薬ほど安易に使うと問題が生じる薬もまれです。これは、ステロイド剤が他の多くの薬とは性質を大きく異にしているためです。

ステロイド剤は、抗生物質や抗ウイルス剤のように病原体を殺す薬ではなく、また頭痛薬や抗うつ剤のように病気の原因に直接はたらきかける薬でもありません。前述のようにこの薬はホルモンであり、私たちの体にもともと備わるしくみを利用して病気の症状を抑える対症療法薬です。

体がつくり出した糖質コルチコイドは、それを体内から取り出して使用しても、ステロイド剤としての効果はあまり期待できません。体内ですぐに分解されてしまうからです。そこで薬としては、これらと同様の作用をもち、より長時間にわたって効果を示す合成ステロイドが用いられます。プレドニゾロン、デキサメタゾンなどのよく知られたステロイド剤はいずれも人工的に合成された薬です。

糖質コルチコイドの分泌とはたらき

糖質コルチコイドは、つねに脳の指令によって分泌量がコントロールされています。私たちが精神的、肉体的なストレスを受けると、脳から副腎に指令が送られ、通常の

2～3倍、ときには10倍もの量がいっきに分泌されます。疲労したり低温環境にさらされたり絶食したときなどにも、この物質は分泌量が増えます。

糖質コルチコイドが分泌されると体内の代謝が活発になり、体はストレスにすばやく対応できるようになります。糖質という言葉からもわかるように、このステロイドはまず血糖値を上昇させて脳や心臓に十分な糖を供給し、体の基本的なはたらきを守ろうとします。

また、炎症を起こす物質の生産を妨げたり免疫細胞*のはたらきを妨害して炎症を抑える（抗炎症作用）、血液を固まりやすくして傷の回復を早める、中枢神経を興奮させて気分を高揚させるなどの効果も生み出します。ステロイドのこうした作用があってはじめて、人間はストレス環境でも生き延びることができるのです。

副腎

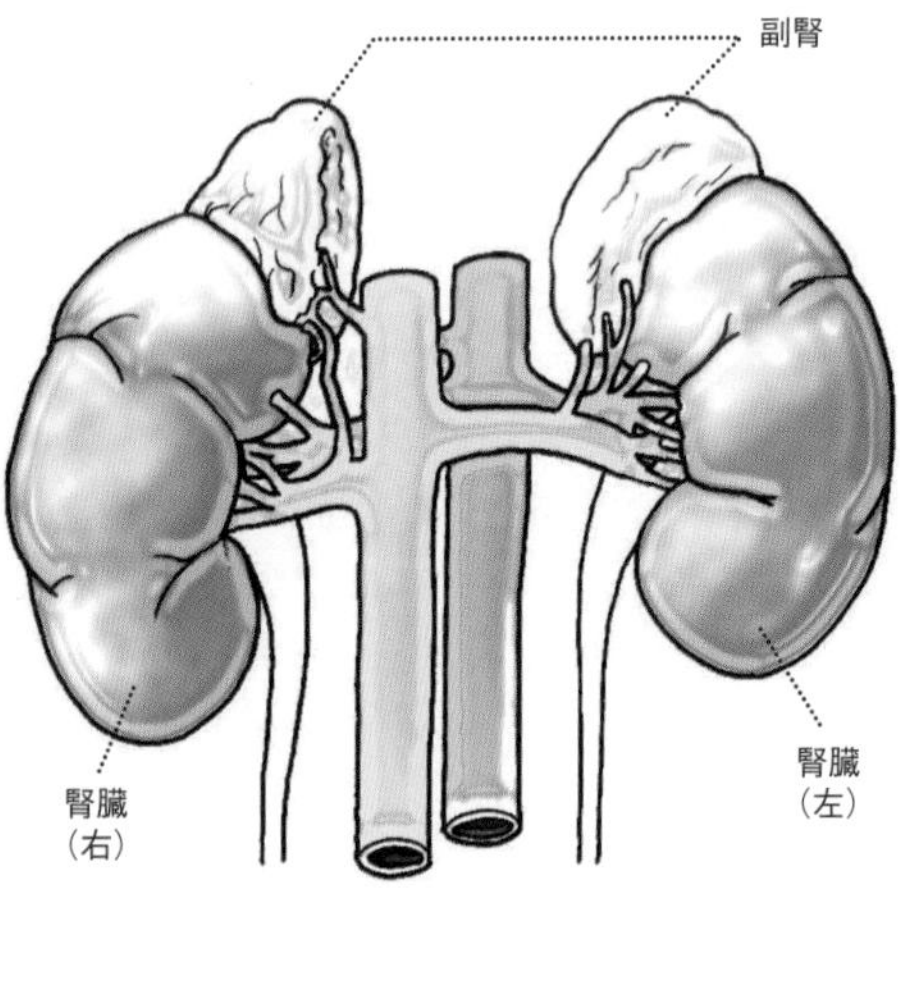

副腎
腎臓（右）
腎臓（左）

左右の腎臓の上に乗っている2つの小さな臓器で、外側の皮質は代謝調節をするホルモンや性ホルモンなどを放出し、内側の髄質はストレスに対応するホルモンをつくり出します。

副腎の内部

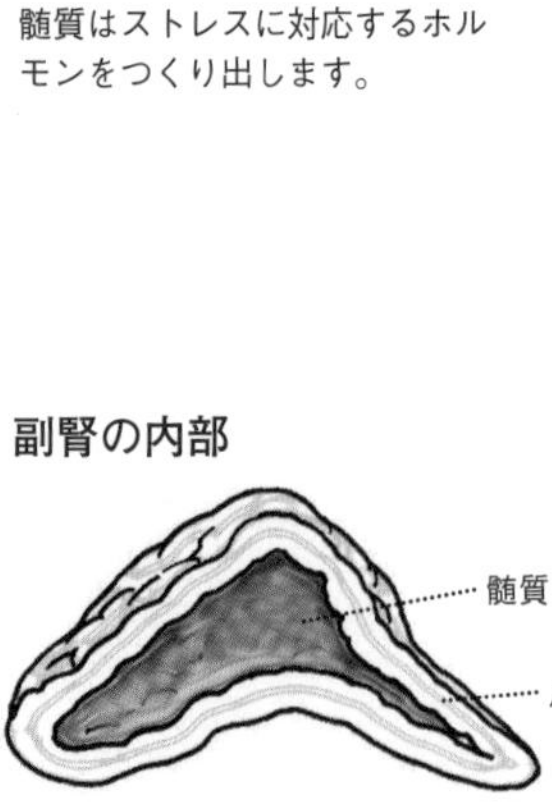

髄質
皮質

ステロイドの発見はリウマチ患者〝ミセスG〟の臨床から

ステロイドが謎めいた名前で登場したのは1920年代のことでした。当時、アメリカの著名な病院メイヨークリニックの医師フィリップ・ヘンチがある奇妙な現象に気づきました。リウマチ患者が妊娠したり手術を受けたりすると、リウマチの症状が突然改善するのです。彼は、人間の体内にあってストレス時に分泌される物質がリウマチを治療するようにはたらくに違いないと推測し、この物質を仮に〝サブスタンスX（物質X）〟と呼んだのでした。ヘンチはその後、同僚医師エドワード・ケンドールが副腎から数種類のホルモンを抽出したことを知り、そのひとつがサブスタンスXではないかと目星をつけました。

まもなく第二次世界大戦が勃発すると、「ドイツ空軍のパイロットは副腎から取り出した物質を投与されているから1万メートル以上の高度を飛行できるのだ」という噂が流れました。そこでケンドールは、アメリカ陸軍リウマチ治療センターの所長に就任して副腎ホルモンの研究を開始し、国防予算を使ってこの物質を合成することに成功したのです。

大戦終結後の1948年、ケンドールからこの物質を譲り受けたヘンチは、ある女

＊免疫細胞→160ページ

性のリウマチ患者にそれを投与してみました。〝ミセスG〟と呼ばれた29歳のこの女性は関節のこわばりと痛みのために寝たきりでしたが、副腎ホルモンの注射からわずか3日後にはベッドから起き上がり、リウマチの症状が激減して食欲も出てきました。1週間後には街に買い物に出かけたといいます。この副腎ホルモンこそがヘンチの求めていたサブスタンスXでした。そしてこの治療からわずか2年後、ステロイド剤を開発したケンドールとヘンチはノーベル医学生理学賞を手にすることになります。

では、ステロイド剤がミセスGに見られたような即効性を示すのはなぜでしょうか？

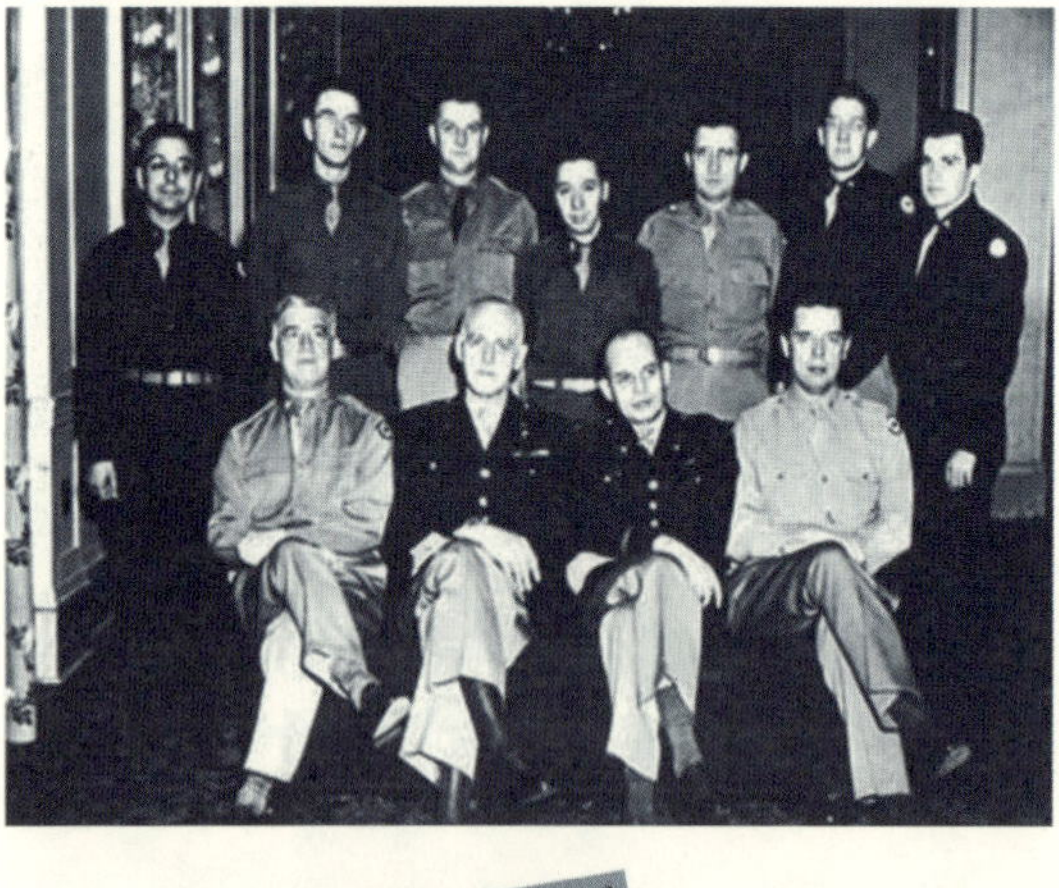

ステロイド剤の開発者のひとり、アメリカの医師フィリップ・ヘンチ（前列右端）。

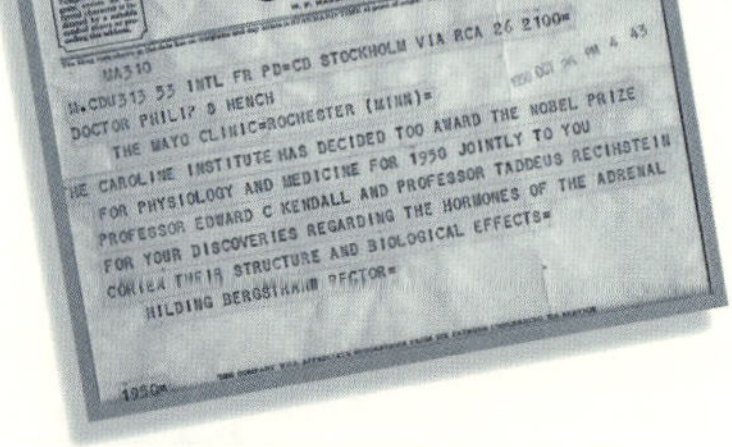

WESTERN UNION

W. P. MARSHALL, PRESIDENT

VIA RCA 26 2100=

MA310

N.CDU313 53 INTL FR PD=CD STOCKHOLM

1950 OCT 26 PM 4 43

DOCTOR PHILIP S HENCH

THE MAYO CLINIC=ROCHESTER (MINN)=

THE CAROLINE INSTITUTE HAS DECIDED TOO AWARD THE NOBEL PRIZE FOR PHYSIOLOGY AND MEDICINE FOR 1950 JOINTLY TO YOU PROFESSOR EDWARD C KENDALL AND PROFESSOR TADDEUS RECIHSTEIN FOR YOUR DISCOVERIES REGARDING THE HORMONES OF THE ADRENAL CORTEX THEIR STRUCTURE AND BIOLOGICAL EFFECTS=

HILDING BERGSTRAND RECTOR=

1950

ヘンチらは1950年、ノーベル賞受賞の知らせをこの電報で受け取りました。

3-3 ステロイド剤

劇的な治療効果とやっかいな副作用

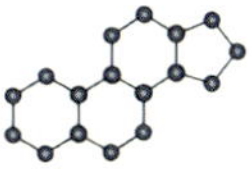

ステロイドはDNAに直接作用する?

ステロイドは、人体の設計図であるDNAに直接作用すると考えられています。このホルモン物質は細胞膜を容易に通り抜けて細胞内に入り、もっぱらこの物質を受け取るたんぱく質（受容体）に結びつきます。すると両者の合体物がDNA上の遺伝子を活性化させたり逆にはたらきを抑えたりして、体を環境にすばやく対応させるのです。ステロイド剤は人体の細胞内で活動中の遺伝子の約20パーセントに影響を与えると見られ、これが非常に幅広い効能をもつ理由となっています。

副腎皮質のはたらきが低下するまれな病気であるアジソン病の患者は、ステロイド剤をつねに補充しないと容易に低血圧や低血糖＊となり、そこに肉体的ストレスを受けると急激な低血糖を引き起こして意識を失い、死亡するおそれがあります。ステロイドは人体にとってそれほど重要な物質です。ではなぜ多くの人々がステロイド剤に不安を抱くようになったのでしょうか。

＊低血糖→176ページ

使い続けると生じる強い依存性

ステロイドは、体のはたらきを正常に保つうえで不可欠であるだけでなく、さまざまな病気を治療するうえで他の薬では代用できないホルモン物質ではあるものの、使用法を誤ると重い副作用と身体依存性を引き起こすおそれがあります。身体依存性というのは、外部からステロイドを供給されることに体が慣れてしまうことです。この薬を2～3週間以上連用すると、依存性が生じるようになります。

まず治療のためにステロイド剤を使うと、血液中に十分な量のステロイドホルモンが存在するようになります。すると脳は副腎がステロイドホルモンをつくる必要はないとみなし、副腎に分泌指令を出さなくなります。つまりステロイド剤を使っている間副腎はステロイドホルモンをつくらないので、本来のステロイド生産能力が低下してしまいます。使用期間が長くなると副腎はしだいに萎縮していきます。

こうなったときにステロイド剤を突然やめると何が起こるでしょうか? 体内でステロイド枯渇状態が起こるので、体はホメオスタシス（恒常性、安定状態）を保つことができなくなり、ストレスが与えられると低血糖を起こすおそれが出てきます。炎症があるときには、通常時より体内のステロイドの量が減っているので、炎症がかえって悪化することもあります。一般にリバウンドと呼ばれる現象です。

いったん低下した副腎の機能は、ステロイド剤の投与をやめてもすぐには回復しません。そこでステロイド剤を少しずつ減らしながら副腎の回復を待つことになります。非常に長期にわたってステロイド剤を使った場合、その量を減らし始めてから副腎が回復するまでに1年以上かかることもあります。

もうひとつの問題は副作用

過去にステロイドの副作用がしばしば声高に喧伝されたため、ステロイドがどんな薬かを理解せずにむやみに怖がる人が少なくないようです。198

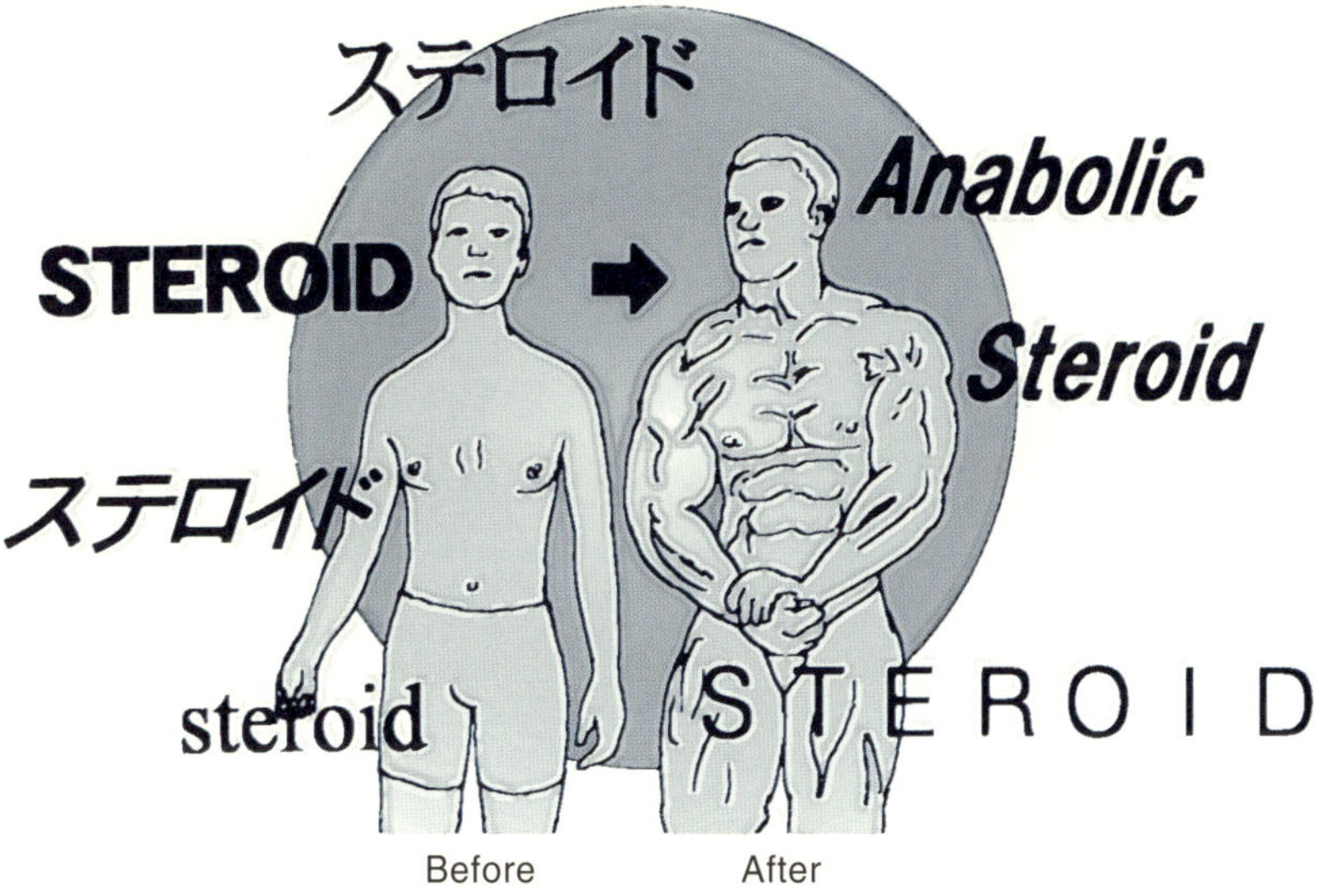
ステロイド
Anabolic
STEROID
Steroid
ステロイド
steroid
STEROID
Before
After

0年代には、長期間ステロイド剤を処方され、副作用で顔の皮膚がぼろぼろになったとする女性が、医師と病院に対して訴訟を起こしました。

現在でも多くのアトピー患者が、強力なステロイド剤を安易に処方したとして医師や病院を訴えています。

薬の副作用はしばしば効能と表裏一体ですが、ステロイド剤はとりわけその傾向が強いといえます。というのも、皮膚治療用の塗り薬を除けば、ステロイド剤は全身に作用するからです。この薬の成分を受け取る受容体は全身の細胞に存在するので、ステロイドを補充する必要のない臓器もその影響を受けることになります。

そこで、膠原病などのアレルギー性の病気のようにステロイド剤が大きな治療効果を示す病気の場合でも、強いステロイド剤の使用期間はなるべく短くして、重い症状がいったん治まったら、投与量を減らしたり代替薬を使うなどして副作用を抑えることが治療の鉄則となっています。

ステロイド剤に関してもっとも問題となりやすい副作用は、血糖値*の上昇に関するものです。ステロイド剤は体内での糖の生産を促すため、短期的には問題は生じないものの、長い間使用すると副作用が現れてきます。

まず、もともと血糖値の高い糖尿病患者では病状が悪化するおそれがあります。ス

＊血糖値
血液中のブドウ糖の濃度。健康な成人の血糖値は血液100ミリリットルあたり70～110ミリグラム。

コラム

ステロイド剤の副作用

　ステロイド（糖質コルチコイド）はあらゆる炎症を強力に抑える効果があるため、ある種の免疫疾患、筋肉や皮膚や骨の病気などにすぐれた治療効果を発揮します。しかし長期にわたって使用すると下に列挙するようなさまざまな副作用が生じるため、医師の指示を確実に守る必要があります。

●２～３カ月以上の長期使用によるステロイド剤の副作用

①体重が増加したり丸顔になる

②感染症にかかりやすくなる

③血圧が上昇する

④血糖値が上昇する

⑤皮膚にあざができやすい、皮膚のケガが治りにくい、皮膚が薄くなるなどが生じる

⑥筋力が低下する

⑦精神的に高揚する人がいるほか、逆にうつや精神不安になる人がいる

⑧胃潰瘍や十二指腸潰瘍のリスクがある

　ただしこれらの副作用が生じたときには、使用を急にやめず、医師に相談し、時間をかけて徐々に使用量を減らすことが大切です。短期間の使用でステロイド剤が副作用を引き起こすことはほとんどありません。

資料／Patient UK

テロイド剤によって糖が生産されるときには、その材料として体をつくっているたんぱく質や脂肪が利用されます。これらが分解されて糖に変わるのです。そのため、この薬を長期使用すると筋肉がやせ細るという現象も起こります。脂肪を代謝するために血液中に脂肪酸が増え、高脂血症になることもあります。

免疫系のはたらきが低下するおそれもあります。ステロイド剤は白血球*のはたらきを抑えたり免疫細胞どうしの間で情報伝達を行う物質の生産を抑えたりするので、一般的には炎症をすみやかに改善する作用があります。しかしその作用によって免疫が弱まると、病原体となるウイルスや細菌に感染したときに、それを撃退できなくなるおそれが出てきます。

ステロイド剤を塗り薬（外用薬）として皮膚病に用いるときも、使い方を誤ると皮膚が薄くなる、萎縮する、毛細血管が広がって顔面が赤らむなどといった副作用が生じることがあります。病院で処方されるものだけではなく市販薬の中にもやや強めのステロイド剤があるので、いずれにせよ長期連用は避けなくてはなりません。

非常にすぐれた治療効果とやっかいな副作用が表裏をなすステロイド剤。風説に惑わされてむやみに怖がるも愚かなら、その性質を知らずに無神経に使い続けてトラブルを引き起こすのも愚かしいということになります。■

＊白血球
体内に入った異物を排除する役割をもつ免疫細胞で、リンパ球や単球、好塩基球の総称です。

第4章

頭痛薬

痛みをごまかす薬から痛みを消し去る薬へ

4-1
頭痛薬

頭痛は脳のどこが痛いのか

脳は切り取られても痛くない？

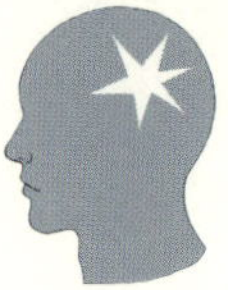

その映画では、イギリスの名優アンソニー・ホプキンスの演じる精神科医ハンニバル・レクター博士が野心に満ちた司法省の役人を拉致し、彼の頭蓋を切り開いて脳をむき出しにします。高度に知的かつ冷酷な連続殺人犯でもあるレクター博士が、ステーキナイフでその役人の脳を薄く切り取ってフライパンで調理し、本人の口元にもっていくと、薬物で意識朦朧（もうろう）となっているその男は、自分の脳をうまそうにむしゃむしゃと食べるのです。

2001年に公開されたハリウッド映画「ハンニバル」のこの場面は、脳を切り取られても本人は痛みを感じないという生理学的知識を原作者トーマス・ハリスが物語に挿入して、観客を戦慄させようとしたのでしょう。

司法省の役人の脳は別として、私たちが痛いとか熱いと感じるのは、進化が生み出した感覚神経系が全身に張り巡らされているためです。大脳の感覚野（かんかくや）からは無数の神経線維が体の各部に伸びており、その先端には自由神経終末と呼ばれる感覚神経の窓口があります。

自由神経終末は、痛いとか熱い、圧迫された、あるいは触られたといった刺激の種類を感じ分けることができます。というのも、神経終末の先端には、刺激の性質に合わせて4種類の感覚受容器（痛覚、温度覚、触覚、圧覚）が用意されているからです。これらの中で頭痛を引き起こすのは、いうまでもなく痛覚受容器です。

誰でも痛いと感じるのは好きではないものの、痛みの感覚は、それを放置しておくと体のその部分あるいは全体が破壊されるかもしれないと警告を発する生命体の防御機構です。そのため、この痛覚受容器は外部からの刺激を受けやすい場所にとくに発達しており、たとえば手の平のような敏感な部分には、1平方センチあたり数百～1千個も密集しています。

他方、体の深部組織や内臓には痛覚がほとんど存在しません。肝臓、肺、小腸、大腸などにがんなどが生じても本人がすぐに痛いと感じないのは、痛覚受容器がないからです。これらのがんが成長したときに、周辺の組織や臓器が圧迫されたり引っ張られたりしてはじめて間接的な鈍い痛みを感じることになります。

大脳の内部にも痛覚受容器はありません。レクター博士に自分の脳の前頭葉を切り

体性感覚野

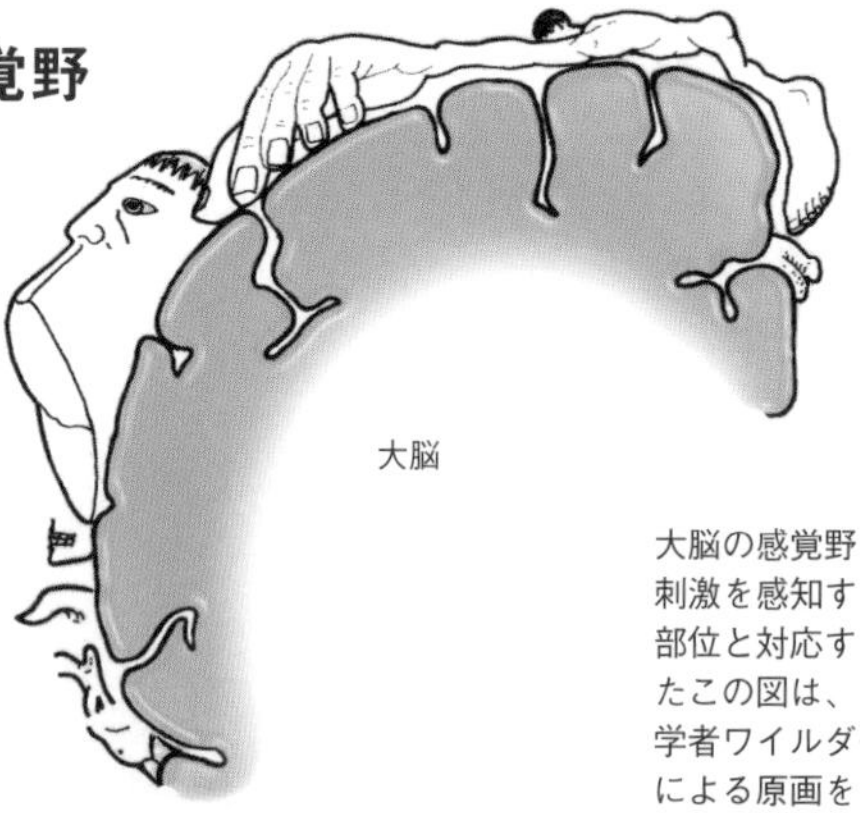
大脳

大脳の感覚野は体の各部が受けた刺激を感知する場所です。体の各部位と対応する大脳の部位を描いたこの図は、カナダの高名な神経学者ワイルダー・ペンフィールドによる原画をもとにしています。

脳の神経細胞

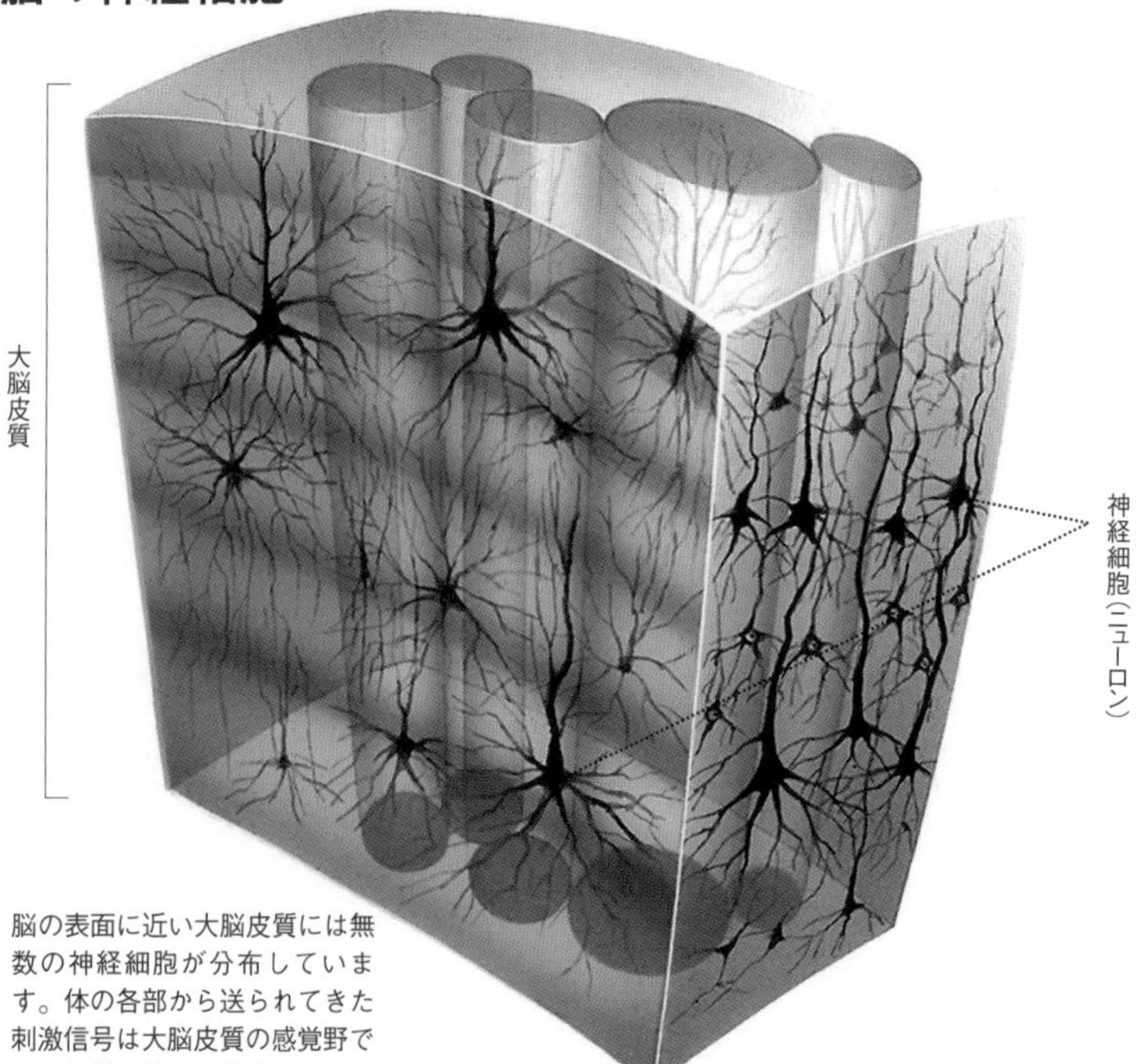
大脳皮質
神経細胞(ニューロン)

脳の表面に近い大脳皮質には無数の神経細胞が分布しています。体の各部から送られてきた刺激信号は大脳皮質の感覚野でその性質の違いが見分けられます（図は大脳皮質の断面）。

取られた男がそれをステーキとでも思い込んで食べたのも、そのような体のしくみを物語っているのです。しかし脳が痛みを感じないなら、なぜ無数の人々が頭痛に苦しむのでしょうか。一方で、痛みについての最新理論は、「痛みは脳の中にのみ存在する」と述べているのですから。

本当に痛い場所は脳を包む髄膜

自らは痛みを感じない脳は、実際には全身の自由神経終末から送られてくる痛みの信号を受け取る中枢です。

体の他の場所に加えられた刺激は、自由神経終末の電気信号（活動電位）として大脳皮質の感覚野に送られ、そこで大脳がそれを痛みだとか熱だとか識別する。これが、痛みは脳の中にのみ存在するという意味です。

痛みの電気信号が脳に伝わるには、途中で脳の神経細胞（ニューロン）どうしが接合しているシナプスという場所で、電気信号を化学物質の信号に変えなくてはなりません。シナプスには微小なすきまがあり、電気信号は相手側に伝わることができないからです。ここですきまを越えて信号を橋渡しするのが神経伝達物質です*。これまでに数十種の神経伝達物質が見つかっていますが、それらのうち痛みの信号を伝えるの

＊**神経伝達物質**
１つの神経細胞が別の神経細胞に情報として送る物質（脳内物質）で、多くはホルモンの仲間です。神経細胞を興奮させる物質とその興奮を抑える物質がともにはたらき、全体としてバランスを保ちます。最初に発見された神経伝達物質はアセチルコリンでした。

はおもにサブスタンスPと呼ばれるペプチド（アミノ酸の鎖）と、アミノ酸のひとつであるグルタミン酸とされています。このようなしくみから見ると、痛みを抑えるにはこれらの物質をじゃまするなどの方法をとればいいように思えます。しかし後述するように、頭痛薬にはこれとは作用のしかたがまったく異なるものもあります。

痛みの電気信号は、シナプスで神経伝達物質に変えられてすきまをこちらからあちらへと渡り、渡り終えたらまた電気信号に変わって、最終的に脳の感覚野に到達します。この信号を受け取った脳が、それがどこからやってきたどのくらいの強さの信号かを見分けたとき、私たちははじめて痛みを感じることになります。

では頭痛はどこが痛いのでしょうか。痛いのは、頭蓋の中で痛みを生じる場所、すなわち髄膜（ずいまく）です。脳の内部には痛みを感じる感覚受容器はないものの、脳を袋状に包んでいる髄膜の内部には、血管と痛みの神経が網の目のように分布しています。これらの血管が何らかの原因で拡張したり収縮したり、あるいは炎症を起こしたときに、周辺の感覚受容器がそれを感じ取って電気信号を大脳に送るのです。

最新の「片頭痛理論」による痛みの正体

頭痛にはいろいろなタイプがあり、国際頭痛学会という専門家の組織はそれらを14

頭痛が起こるしくみ

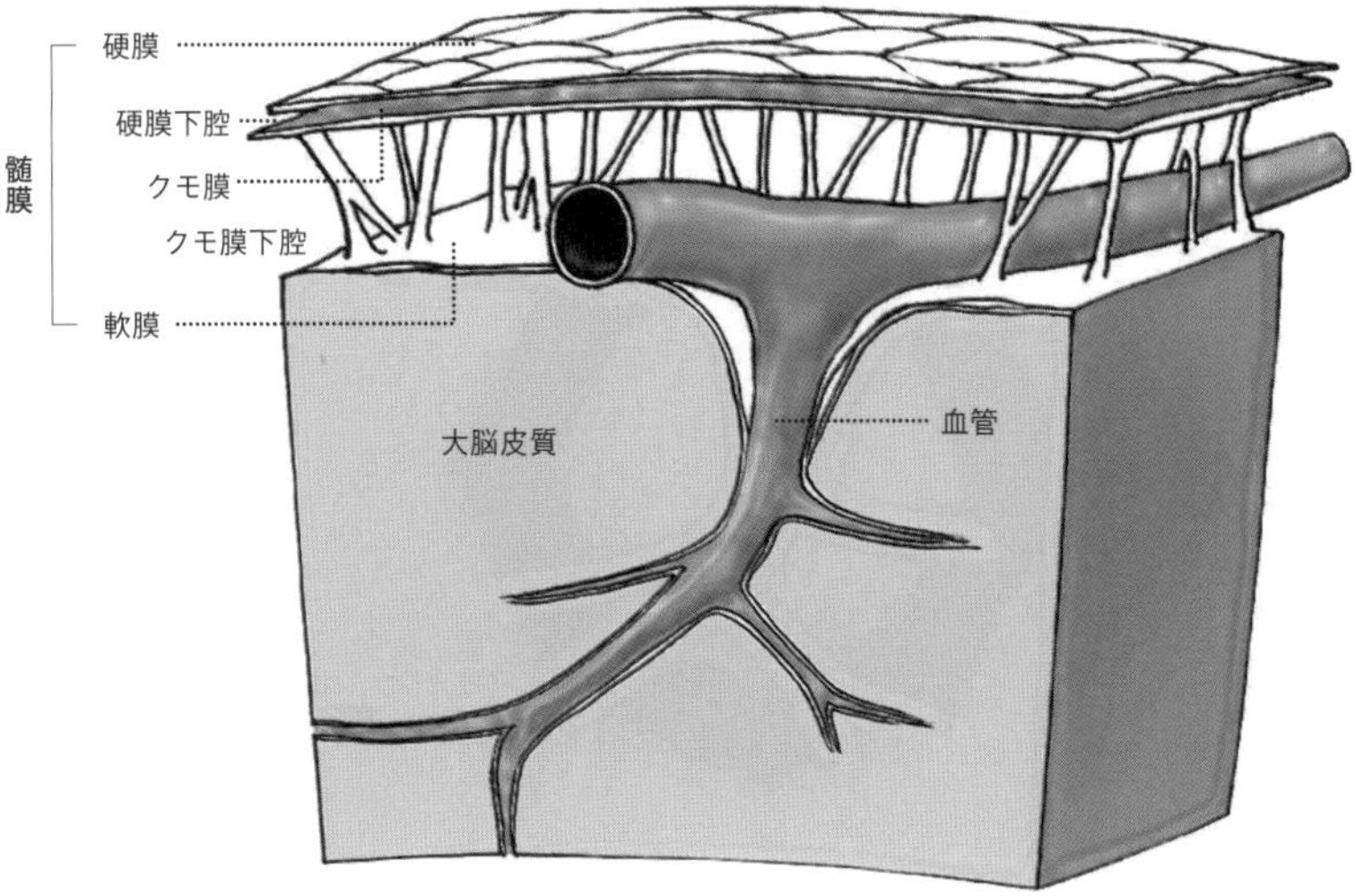

髄膜
硬膜
硬膜下腔
クモ膜
クモ膜下腔
軟膜
大脳皮質
血管

髄膜の血管が収縮あるいは拡張すると、神経がその変化を大脳皮質に伝え、頭痛として認識されます。

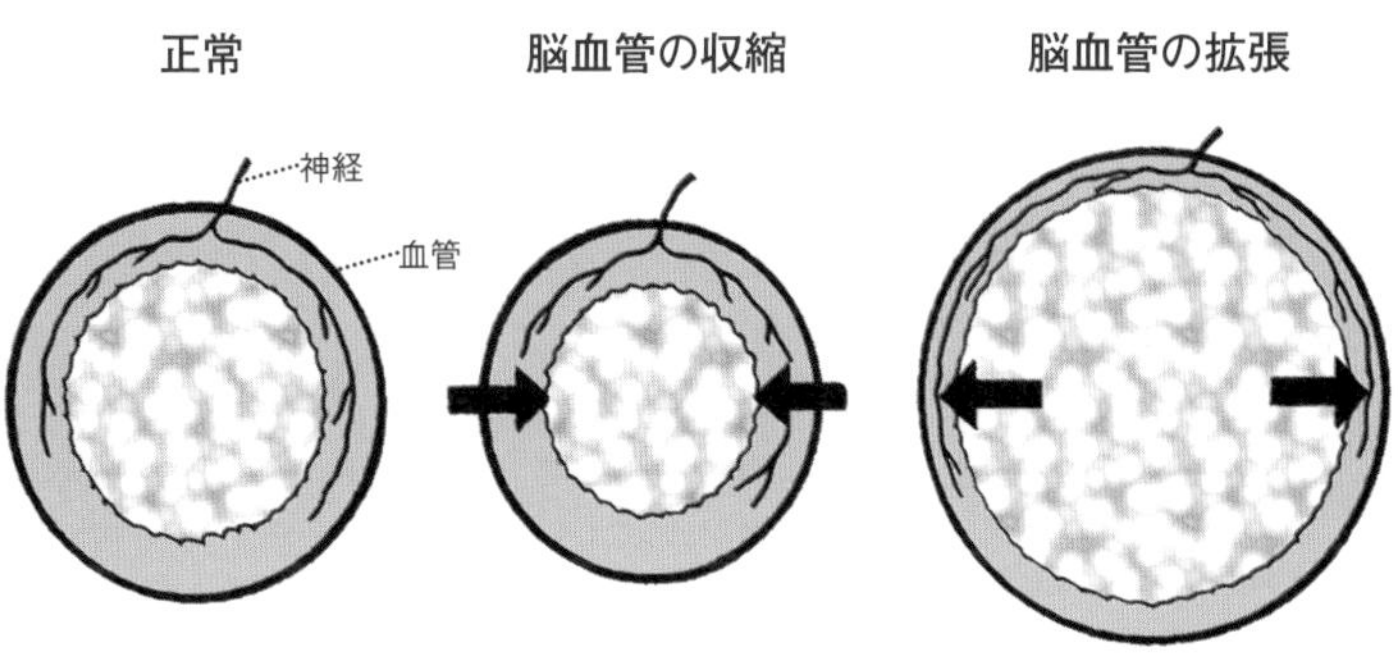

正常
脳血管の収縮
脳血管の拡張
神経
血管

いちど血管の収縮が起こると、血管をさらに収縮させるセロトニンが放出されて血流が減少します。すると脳が酸素不足に陥り、頭痛の前兆が現れます。

左のような酸素不足を解消しようとして血管が拡張すると、痛みを引き起こすプロスタグランジンが放出され、血管の炎症が周囲の神経に伝わって頭痛が生じます。

種類に大別し、さらに165種類に細分しています。しかしここでは、それらの中でももっとも多くの人々が日常的に悩んでいる片頭痛に注目してみます。

片頭痛に苦しんでいる人、いわゆる〝頭痛もち〟はどこの国でも非常に多く、欧米では人口の10〜20パーセント、とくにアメリカではその数は2800万人に達すると報告されています。日本でも人口の8〜9パーセントといいますから、1000万人以上ということになります。

片頭痛の原因はいまのところ十分に解明されてはいないものの、ここに、アメリカの国立保健研究所と国立神経障害・卒中研究所の研究者グループによる次のような最新の「片頭痛理論」があります。それによると、片頭痛を引き起こす直接の原因は、脳の血流の異常な変化とされています。つまり、ストレスなどの引き金となる要因が加えられたときに、大脳基底部を走る多数の神経が反応して、脳血管がけいれんしたり、拡張あるいは収縮を起こすというのです。

とりわけ脳に血液を送っているいくつかの血管が収縮すると、脳の血流が減少します。このとき血液中の血小板が凝固(ぎょうこ)反応を起こし、セロトニンと呼ばれる化学物質を放出します。セロトニンは神経伝達物質のひとつですが、これは強い血管収縮作用をももっているため血管はさらに収縮します。こうして脳血管が収縮する結果、血流が

＊前兆症状
片頭痛の種類には、前兆のあるタイプとないタイプがあります。前者では「オーラ」と呼ばれる症状が現れ、頭痛の始まる20〜30分前から周囲のものが光のオーラで縁どりされて見えたり，ものが揺れ動いて見えたりします。

減少して脳への酸素供給が不足し、頭痛の前兆症状*が現れます。

また、酸素不足が起こると、これを解消しようとして脳血管が拡張しようとします。すると今度は、痛みを生じさせる化学物質であるプロスタグランジンが脳組織や血液中の血球から放出されます。同時に、血管の炎症や拡張を引き起こしたり痛みに過剰反応したりする化学物質も放出されます。こうした複雑な変化が脳血管を取り巻く神経（三叉（さんさ）神経）の先端の感覚受容器によってとらえられ、その信号が大脳の感覚野に送られる結果、頭部にずきずきする痛みが広がるというのです。

片頭痛は、それが始まるきっかけや頻度、痛みの強さなどが人によってさまざまであるため、すべての頭痛もちに有効な治療法というものは存在しません。

しかしいましがた見たように、片頭痛は脳血管のけいれんや拡張・収縮が神経を圧迫することによって生じると見られているので、まずそのような症状を引き起こす原因を回避しなくてはなりません。それには、自分にとってストレスの蓄積となる環境要因や片頭痛を誘発する食べ物などを遠ざける必要があります。

しかし、これらの要因すべてを排除しながら日常生活を送ることは現実には不可能であり、また自分自身の片頭痛がいつ始まるかを正確に予測できる人は多くはないはずです。

初代アスピリンから真打ちトリプタンまで

世界最初の合成薬物 アスピリン

そこで、もし頭痛が始まってしまい、休憩したり頭を冷やしたくらいでは痛みが消えない、あるいは痛みをすぐにでも抑えたいというときに登場するのが頭痛薬（鎮痛薬）です。片頭痛がそれほど頻繁でなく痛みもあまり強くないなら、市販の鎮痛薬であるアスピリン（バファリンなどの非ピリン系*の非ステロイド性抗炎症薬*）や、

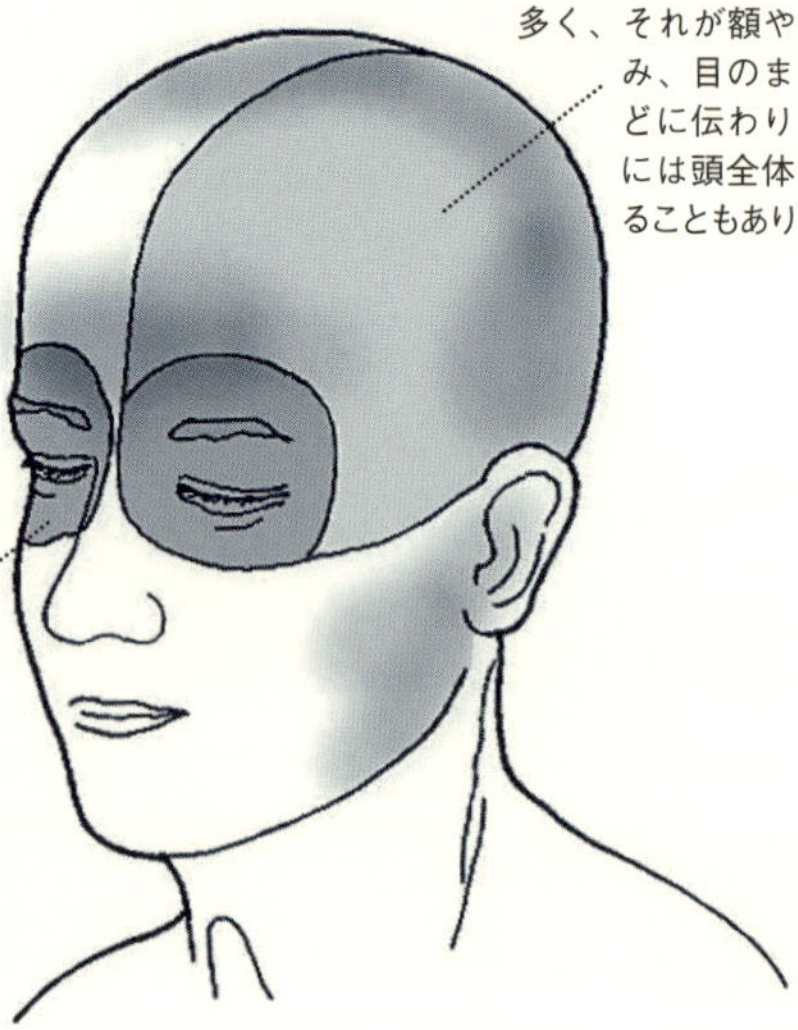
片頭痛
頭部の片側が痛むことが多く、それが額やこめかみ、目のまわりなどに伝わり、ときには頭全体に広がることもあります。
群発性頭痛
片側の目のまわりや奥に鋭い痛みを感じます。目の結膜の充血、涙や鼻汁、顔面紅潮なども見られます。

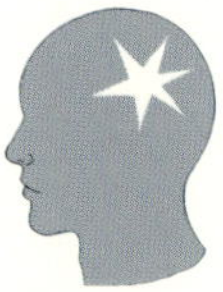

アセトアミノフェン（セデスなど）でも、ある程度の鎮痛効果は得られます。

　19世紀に登場したアスピリンは世界最初の合成薬物で、もとの成分は柳の木から抽出されるサリチル酸でした。サリチル酸には、神経細胞のシナプスに放出されて痛みの情報を伝える神経伝達物質プロスタグランジンの産生を抑える作用があります。つまり痛みの信号が大脳に伝わる経路を途中で遮断して頭痛を抑えるのです。

　ただ、サリチル酸には強い胃腸障害を起こす性質のあることがはじめからわかっていました。そこ

頭痛の種類と症状

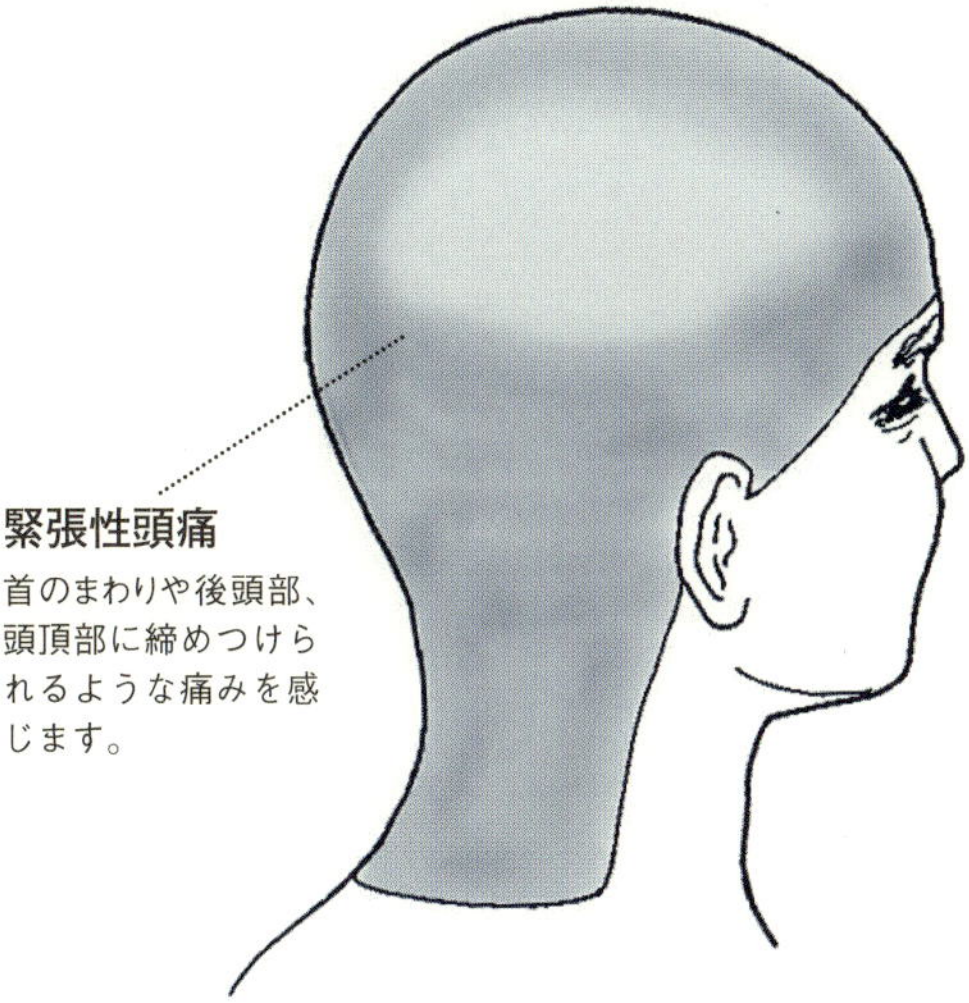
緊張性頭痛
首のまわりや後頭部、頭頂部に締めつけられるような痛みを感じます。

＊非ステロイド性
麻薬性でない鎮痛薬の多くは非ステロイド性抗炎症薬です。副腎不全や免疫力の低下、血糖値の上昇などを起こすおそれのあるステロイドは含んでいません。

＊非ピリン系
かぜ薬や鎮痛解熱薬にはピリン系と非ピリン系があります。1960年代までは効果の強いピリン系が多用されましたが、副作用（発疹などの重いアレルギー症状）が問題となりました。現在市販されているかぜ薬の大半は副作用を抑えた非ピリン系です。

で19世紀末、この薬を合成したドイツのバイエル社の研究者が、サリチル酸の分子構造を少し変えて（アセチル化）、副作用を抑えるようにしたので、以後、アスピリンの成分はアセチルサリチル酸ということになったのでした。それでもこの薬は、大量に服用すると胃腸障害を起こしやすいことが知られています。また最近、この物質と幼児のライ症候群（意識障害をともなう脳疾患）との関連が疑われており、小児には使用しないことになっています。

他方でこの物質は、血液中に入ると血小板の凝集（ぎょうしゅう）を防いで血液をうすくし、脳梗塞などの血管障害を予防する効果があることも明らかになっており、高血圧や軽度の脳梗塞を発症している人の多くが、病院でこの薬を処方されています。さらに心臓発作を抑える効果も確認されていることから、全体としてみれば、アスピリンはマイナス面よりプラス面のほうがはるかに勝っているということになります。

尿の中から発見されたアセトアミノフェン

もうひとつの市販薬の成分であるアセトアミノフェンは、やはり19世紀末に、驚いたことに人間の尿の中から見つかりました。

鎮静剤を服用した人の小便を濃縮したところ苦い味のする白色の結晶が残り、それが後に、アスピリンのような副作用のない鎮痛薬を探していた研究者によって、すぐれた鎮痛効果をもつ物質として報告されたのです。研究者が尿の中の結晶をなめてみた成果です。

この物質は1950年代にアメリカでタイレノールの名前で登場し、以後世界中に同じ成分の鎮痛薬が登場することになりました。薬の構造がアスピリンと似ていることから、この薬は長年、アスピリンと同じしくみで鎮痛効果を示すと考えられていたものの、事実はそうではありませんでした。アセトアミノフェンは脳の神経細胞に直接作用するものの、過酸化物*を含む細胞（血小板や免疫細胞）では作用が止まってしまい、そのためにアスピリンのような胃腸障害を起こしにくいことがわかったのです。その代わりというか、飲酒しながらアセトアミノフェンを服用すると肝臓障害を起こすおそれがあります。

いずれにせよこれらの薬、とりわけ日本国内で市販されている製品にはそれほど強力な鎮痛効果は期待できません。同じ成分の鎮痛薬でもアメリカの製品に比べると成分量が少なく、それが頼りない効き目の理由と思われます。アメリカで売られているこの種の鎮痛薬には「エクストラ・ストレングス（超強力）」などと書かれたものがありますが、国内ではそのような製品は売られていません。

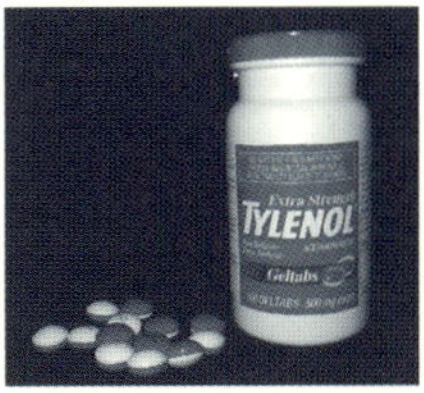
Extra Strength
TYLENOL
Geltabs

アメリカで売られている頭痛薬タイレノールの強力型。日本製頭痛薬より鎮痛成分の含有量が多いという違いがあります。

＊過酸化物
体内でたえずつくられている活性酸素は他の物質と非常に反応しやすい性質をもちます。その活性酸素がDNAやたんぱく質、脂質などと結びついてできる物質です。

より強力な第2世代のエルゴタミン

そこで、痛みが非常に強いとか、前述のような市販薬では痛みが消えないときは、病院に行き医師に訴えることになります。すると医師は、たとえばエルゴタミンを処方します。製品名ではカフェルゴット、クリアミン、ジヒデルゴットなどです。

エルゴタミンは古くからさまざまな用途の薬として使用されてきた植物アルカロイドのひとつです。これはさきほどの鎮痛薬とはまったく異なる作用のしかた、すなわち脳血管を収縮させて間接的に頭痛を軽減させる物質です。

エルゴタミンにも長い歴史があります。ライ麦や小麦などのイネ科植物の穂には、しばしば麦角(ばっかく)という長さ1～3センチの黒っぽい角(つの)のようなものが生えています。昔はこれは穂の一部と思われていましたが、実は穂に寄生する麦角菌が増殖してつくり出した一種のカビのかたまりで、その植物が麦角病という病気にかかっていることを示しています。そのためかつてのヨーロッパやロシアでは、麦角病に感染したライ麦を食べて多くの人々が中毒死したり、これを食べた家畜が激しい中毒を起こして死ん

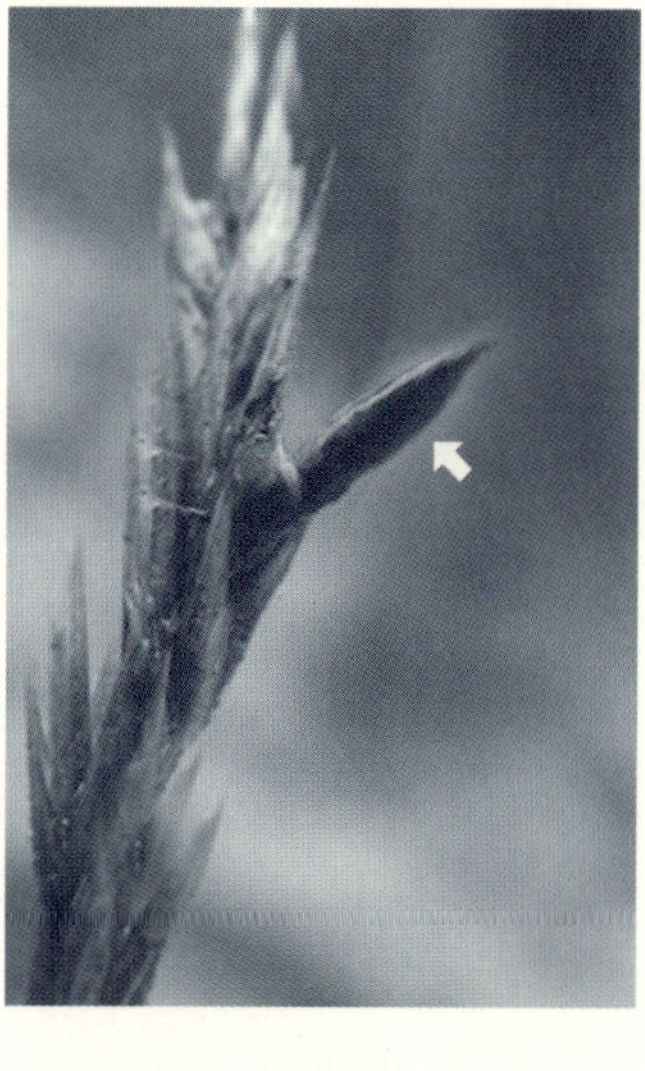

黒っぽい角状のものが麦角(矢印)。食すると麦角中毒を起こすおそれがあります。

だことが記録に残っています。後にこの麦角（＝エルゴット）から強い神経毒性をもつ神経伝達物質に似た物質が抽出され、エルゴタミンと名づけられたのです。

いまでは、エルゴタミンおよびその仲間（誘導体）は、片頭痛の治療薬のほか、パーキンソン病治療薬、ドーパミン分泌促進剤などさまざまな目的で使われています。またその副作用が性欲促進剤や強力な幻覚剤（ＬＳＤ）としても用いられてきた歴史をもち、使い方次第で文字通り、薬にも毒にもなる物質です。

エルゴタミンは、血管が拡張して片頭痛が始まったときに服用すると、血管をつくっている平滑筋に作用して血管を収縮させ、片頭痛が軽くなったり消えたりします。痛みをがまんしていて時間が経過してからでは効果はありません。毎日決まった時間に片頭痛が起こる人は、直前に服用しておくと予防にもなるようです。

しかし、この物質が血管を収縮させるということは、大量に飲み続けると血管が過剰に収縮して、今度は血管収縮による頭痛が始まることになります。ときには心筋梗塞や血圧の急低下などの循環器障害を引き起こす可能性があり、妊娠女性では子宮収縮（陣痛）を起こすおそれがあるとされています。痛みを直接的に抑えるわけではないエルゴタミンは、かなり強力な鎮痛薬ではあるものの効果が確実でなく、また副作用が起こりやすいという欠点ももっているようです。

頭痛を消し去るトリプタンの出現

こうしていろいろな鎮痛薬や頭痛薬が20世紀を通じて使われてきた後、１９９０年代半ばに、アメリカで頭痛薬の真打ちというべき「トリプタン」が登場しました。「片頭痛の世界を変える革命的な薬」とか「奇跡の頭痛薬」とまでいわれて現れたトリプタンは、日本でも２００１年に厚生労働省によって承認されました。そこでいま病院に行き、医師に「頭痛が治まらないのです。何とかしてください」と訴えると、医師はこの薬を投与するでしょうか？

おそらく多くの医師は、これまで見たような別の薬を処方する可能性があります。それは、この薬の副作用の問題がまだ十分に解明されていないからです。

これまでの鎮痛薬はどれも、頭痛を数時間だけごまかすという作用をもっています。その間に原因を取り除かなければ、薬が切れたときにはまた頭痛が戻ってきてしまいます。しかしトリプタンは頭痛を消してしまう効果があるとされています。

トリプタンは、人間や動物の体内に広く存在するトリプタミンという物質が成分です。これには類縁の物質がたくさんあり、まとめてトリプタン類と呼ばれます。なかには違法な麻薬としての作用をもつものもあり、その全体像は一筋縄では理解できない複雑さを秘めています。

トリプタミンは、脳血管に存在する神経伝達物質セロトニンの受容体に結合して脳血管を収縮させます。これによって痛みや血管の炎症を引き起こすプロスタグランジンの放出量が減少して、頭痛が抑えられると見られています。脳血管の拡張と炎症を

片頭痛の治療薬

頭痛の強さ	治療薬
軽　度	アセトアミノフェンまたはアスピリンなどの非ステロイド性抗炎症薬（NSAIDs）。過去にこれらの薬の効果がなかった場合はエルゴタミン系やトリプタン系の薬。
中　度	アセトアミノフェンや非ステロイド性抗炎症薬、またはエルゴタミン系の薬。過去にこれらの薬の効果がなかった場合はトリプタン系の薬。
重　度	トリプタン系の薬。エルゴタミン系の薬を用いることもある。

資料／日本頭痛学会「慢性頭痛診療ガイドライン」ほか

抑えることによって頭痛を軽減するという作用は、前述のエルゴタミンと似ていることがわかります。しかし、アメリカで行われた数千人の頭痛もちを対象にした試験では80パーセント以上の人々で鎮痛効果が得られたと報告されていることから、エルゴタミンより安定した効果を示すことは事実のようです。

ところが、アメリカの一部の医師が、血管収縮作用をもつトリプタンはきわめてまれに心臓血管障害を起こすことがあると報告したことから、現場の医師がトリプタンの処方をためらってしまいました。副作用についての専門家委員会がつくられて検討が行われ、全般的な安全性は確認されたようであるものの、すべてが解明されたとはいえないようです。

そのため、どんな身体条件をもつ人ならトリプタンを安全に使えるかがはっきりするまで、医師がこの〝奇跡の頭痛薬〟を容易には処方しない可能性もあります。どんな薬も、使用開始から10年くらい経過しないと効果と副作用を十分に確認できないことは少しもめずらしくありません。

トリプタンの副作用がさらにくわしく解明されるまで、他の頭痛薬が効かない世界の何億人もの頭痛もちは、痛む頭を抱えてもうしばらくじっと耐えることになりそうです。■

第5章

抗生物質

細菌を殺し、その増殖を抑えて病気の源を断つ

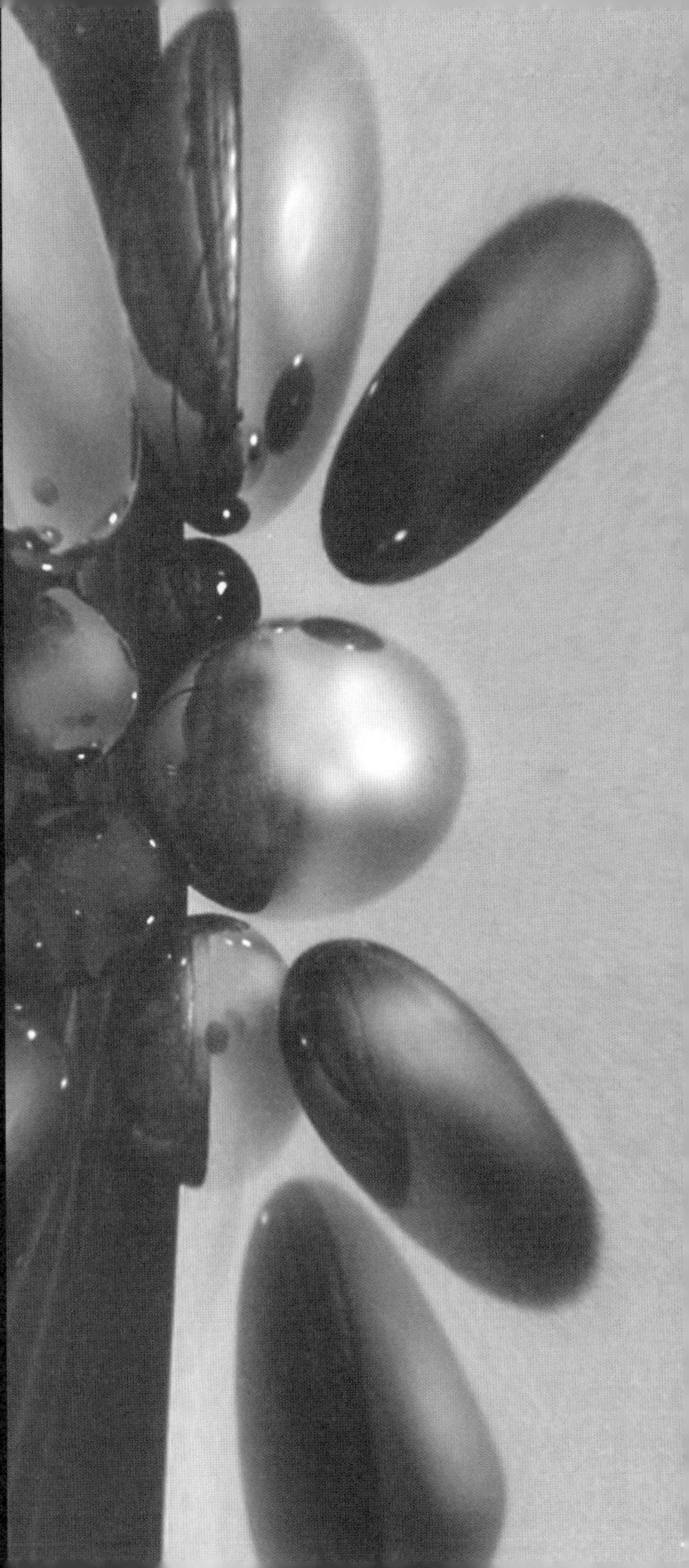

5-1 抗生物質

微生物が生産する天与の薬、抗生物質

日本人の寿命を10年延ばした抗生物質

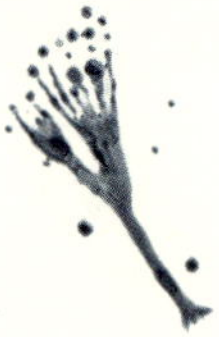

結核といえば、かつては死病でした。明治から昭和の前期にかけて国民の栄養状態が劣悪だった日本では、結核が多くの若い人々の体を蝕み、命を奪いました。当時は結核が長期にわたって死因の第1位を占め、国民病と呼ばれていたのです。

しかしいまでは、結核は適切な治療を行えば治る病気です。それは「抗生物質」が存在するからです。

抗生物質とは、細菌を殺したりその増殖を抑えたりする薬です。結核も結核菌と呼ばれる細菌が病原体であるため、抗生物質によって制圧することができます。結核だけでなく、敗血症や肺炎、赤痢、腸チフスなど、かつては死に直結したさまざまな細菌感染症に対しても、抗生物質が強力な対抗手段となりました。

抗生物質の効力は、日本人の寿命の変化にも反映しています。明治時代の日本人の平均寿命は40～45歳であり、昭和に入っても、第二次世界大戦（太平洋戦争）前は50

歳に達しませんでした。ところが戦後5年もたつと、平均寿命はたちまち60歳近くに達したのです。これは、連合国の占領軍の指導によって急速に改善された衛生環境や栄養状態、そして新しい医療の導入によるところが大きいと見られています。とりわけ抗生物質の普及は、絶大な効果を発揮しました。

ペニシリンの発見と開発

抗生物質を発見したのは、アレクサンダー・フレミングというイギリスの細菌学者です。1928年頃、フレミングはブドウ球菌を培養してその成長を観察していました。ブドウ球菌は自然界のいたるところに存在する細菌で、健康な人間の皮膚や口、のどなどにも存在します。

ある日フレミングが培養皿のひとつを取り出すと、そこにアオカビが生えていました。ふつうの研究者なら、実験が失敗したとみなして培養皿の中身を捨ててしまうところです。しかし観察眼の鋭いフレミングは、カビの周囲に丸く細菌の存在しない領域が

結核の罹患率

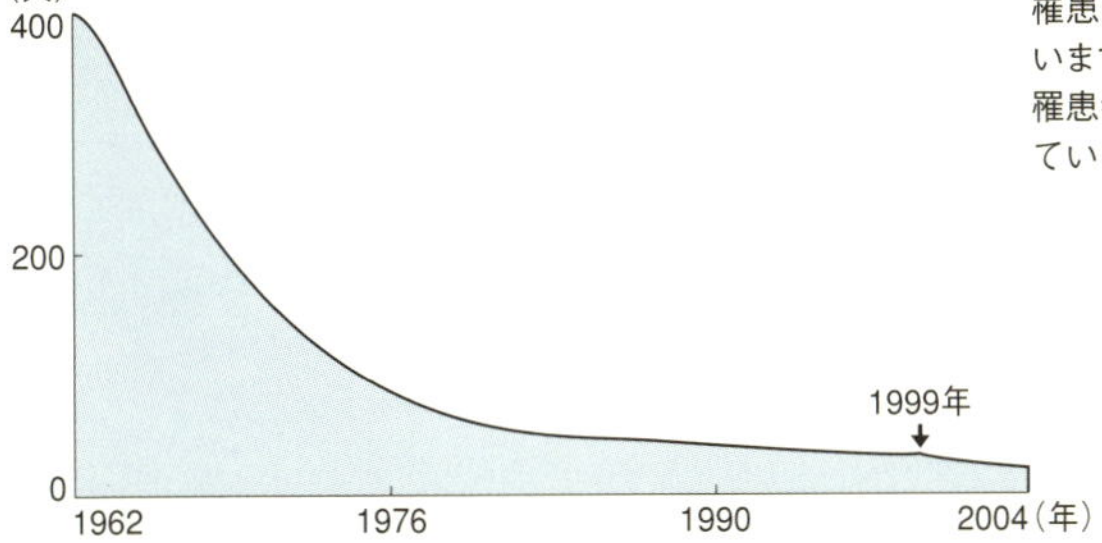
(人)
400
200
0
1962
1976
1990
2004 (年)
1999年

人口10万人あたりの結核罹患者数の推移を示しています。1997年と99年の罹患者数は前年を上回っています。

資料/厚生労働省

あることに気づきました。まるでカビが細菌を溶かしたかのように。

このカビは細菌を殺すか成長を止める物質を出しているに違いないと考えたフレミングは、カビを培養しました。するとそのカビの周囲では、ブドウ球菌だけでなく、代表的な病原体である肺炎球菌などさまざまな連鎖球菌も成長を止めたのです。これらの細菌に対抗してカビが出す物質こそが、まもなく「ペニシリン」と命名されることになる抗生物質でした。この名はアオカビの学名ペニシリウムからとったものです。

後にペニシリンは、細菌の外側の壁（細胞壁）に作用することがわかりました。多くの細菌は網状の細胞壁で包まれています。壁をつくっているのは横糸状の長い分子の鎖であり、これらが何列も平行に並んでいます。横糸どうしは縦糸をなす短い分子の鎖によって結びつけられ、これによって壁が強固になっています。

ペニシリンは、横糸の間に縦糸をつなぎ止める酵素のはたらきを妨げます。ペニシリンは縦糸の材料分子に似ているので、酵素がペニシリンを誤って縦糸の材料と認識し、自分自身に結びつけてしまいます。ところがペニシリンは本当の縦糸の材料とは異なり、いったん酵素に結びつくと二度と離れません。そのため酵素は、縦糸を横糸につなぐことができなくなってしまいます。丈夫な細胞壁をつくれなくなった細菌は、内部の強い圧力によって破裂して死んでしまいます。ただし人間や動物の細胞は細菌

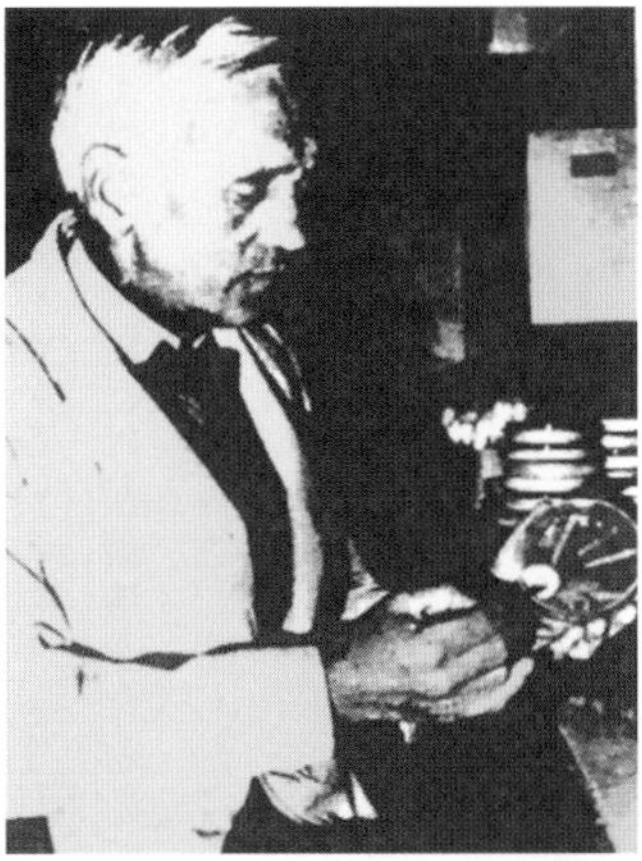

ペニシリンの発見者アレクサンダー・フレミング。

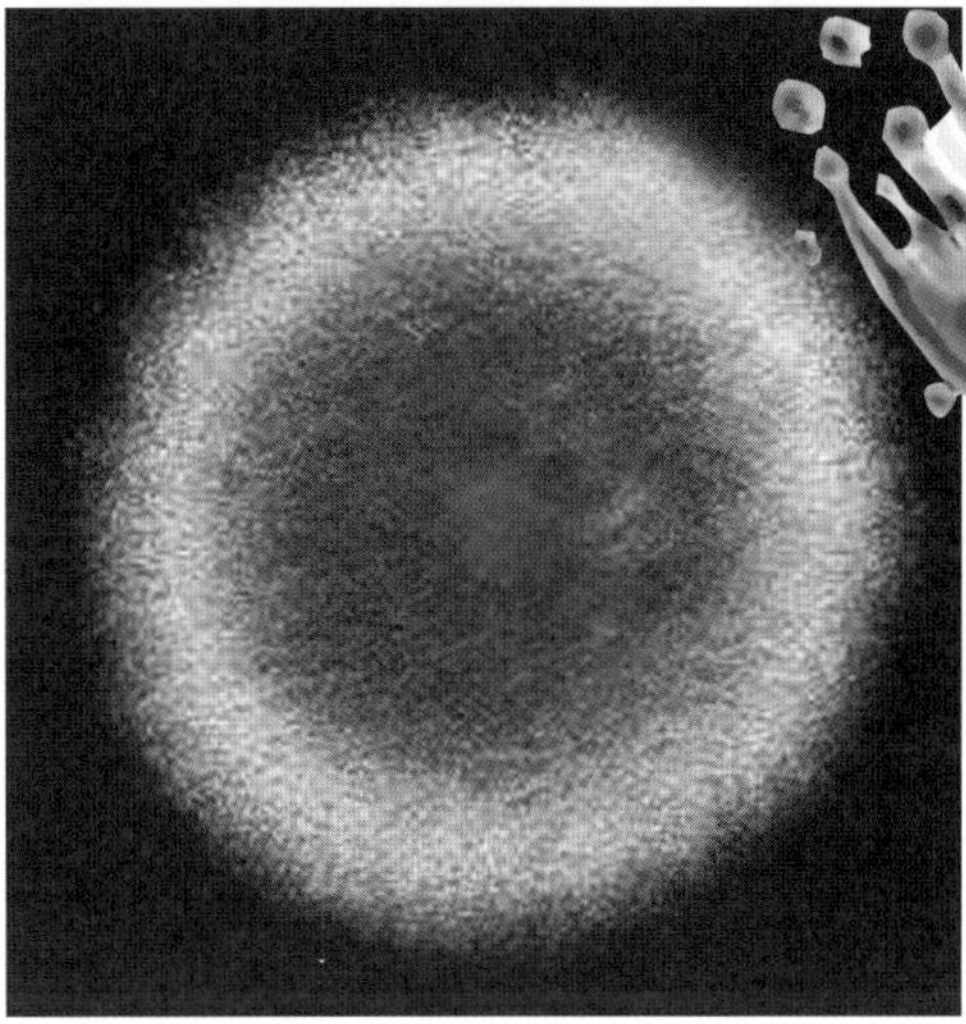

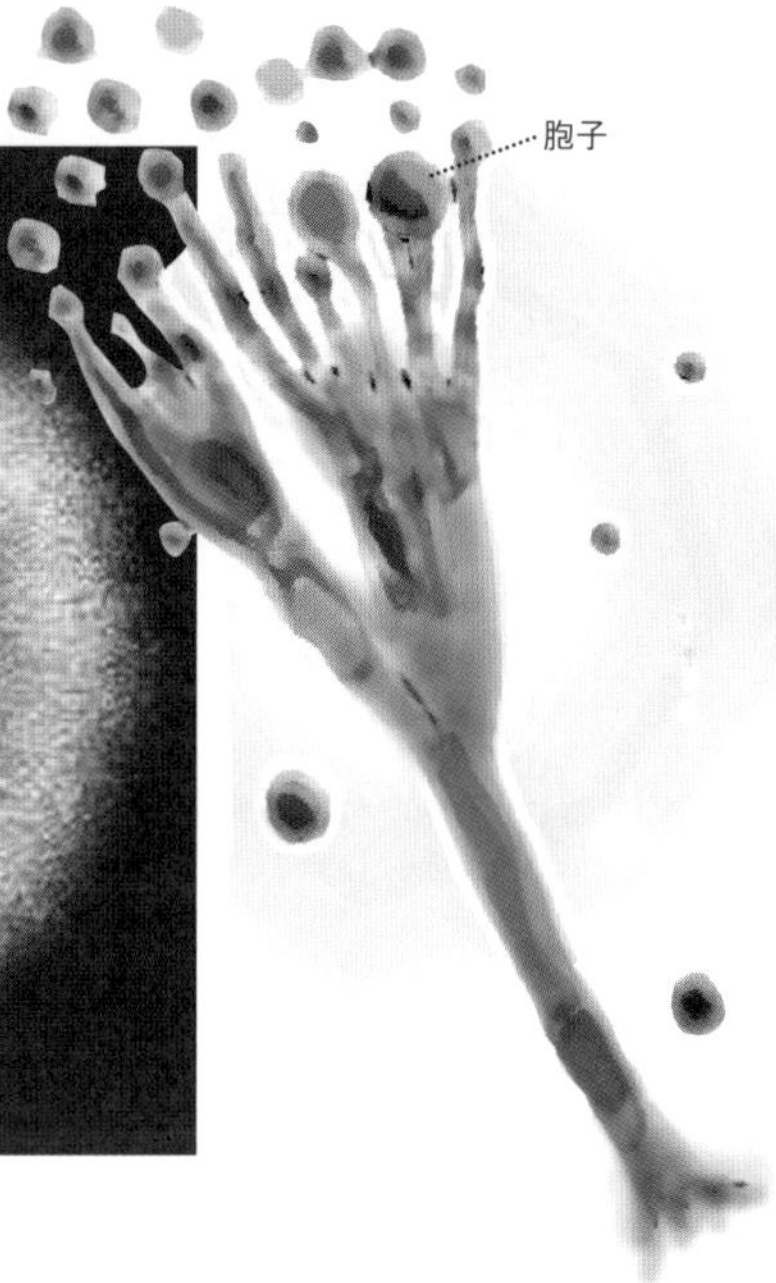
胞子

培養皿に発生したアオカビ。アオカビの学名ペニシリウムはラテン語で「ブラシ」を意味します。顕微鏡で見るとブラシ状のカビを見ることができます(左)。
写真/フレミング研究所

と違って軟らかい脂質の膜で包まれているため、ペニシリンで膜が壊されることはありません。細菌だけが破壊されるのです。

こうして強い抗菌作用が明らかになったにもかかわらず、ペニシリンは、フレミングの発見後10年近くも社会から注目されませんでした。第二次世界大戦直前の1937年になってようやく、別の研究者たちがペニシリンなどの抗生物質の研究を開始しました。

ペニシリンの開発は日本をも含めて世界各国で進められ、とりわけ欧米ではこの研究開発に莫大な費用が投じられました。背景にあったのは戦争です。戦場では兵士たちに細菌感染症が蔓延しやすく、とりわけ地上戦では感染症治療の成否が戦いの勝敗を決しかねない状況がしばしば生じていたのです。

とはいえ、ペニシリンの精製には当初、非常な困難がともないました。これは、ペニシリンが壊れやすい性質をもち、またアオカビが25度C以上になると抗生物質を生産しないなどの問題があったためです。そのため、抗生物質が実用化された直後には、この薬を投与した患者の尿を集めてその中からペニシリンを繰り返し抽出し、精製量の不足を補ったほどでした。このような時代を経て、現在までに3000種以上もの抗生物質が発見されています。

細菌はなぜ他の細菌を殺す物質を分泌するのか

抗生物質は「カビや細菌などの微生物が生産し、かつ微生物に対抗する性質をもつ物質」を意味します。しかし現在では、動物や植物から発見されたそのような性質の物質も抗生物質と呼ばれています。

細菌を殺す薬には、生物が分泌した抗生物質を一部変化させた半合成のものや、はじめから化学的に合成した薬も存在します。専門家は、化学的に合成された薬をよく合成抗菌薬と呼びます。しかし一般にはこれらはすべて抗生物質と呼ばれています。つまり、合成抗菌薬、抗生剤、抗生物質などと呼び方は多少異なっても、どれもが抗生物質と同じ性質をもっているのです。

抗生物質の多くは、土の中で生きている細菌から発見されています。昔からある民間療法に、腫(は)れものができたときに土を塗ったり貼りつけたりする方法がありますが、これは土壌細菌が放出する物質の抗菌作用を利用したものと考えられます。徳川家康が、なかなか治らない背中のできものに〝腫れものに効く土〟をこすりつけたところ、膿(うみ)が流れ出て治ったとする記録も残っています。とはいえ土壌中には雑菌も多いので、むやみに土を傷口に塗りつければ、重い感染症になる可能性もあります。

微生物はなぜこのような能力を身につけたのでしょうか？

たとえば土壌なら、そこにはさまざまな種類の細菌が繁殖しています。しかし、もしそれらの中のひとつの細菌だけが過剰に繁殖すると、他の細菌は栄養を奪われて死に絶えてしまいます。

そこで細菌は、自分の周囲から他の細菌を排除しようとしてそれぞれ独自の化学物質（抗生物質）を分泌します。こうして多数の微生物が同じ場所で栄養を分かち合い、バランスをとる現象を「拮抗（きっこう）作用」と呼びます。

現在、実際に医療の現場では数十種類の抗生物質が使用されています。その中にはペニシリンのように細菌の細胞壁の形成を妨害するもののほか、細胞膜を溶かすもの、たんぱく質の合成を妨げて細胞増殖を抑えるもの、遺伝子ＤＮＡの合成を妨げるものなどがあります。

抗生物質の種類によって、治療対象となる細菌の種類も異なってきます。つまり、細菌感染症だからといって適当に抗生物質を飲んでも、治療に結びつくとは限らないのです。またむやみに抗生物質を使うと、次に見るように、「耐性」と呼ばれる重大な問題が生じます。

細菌の細胞

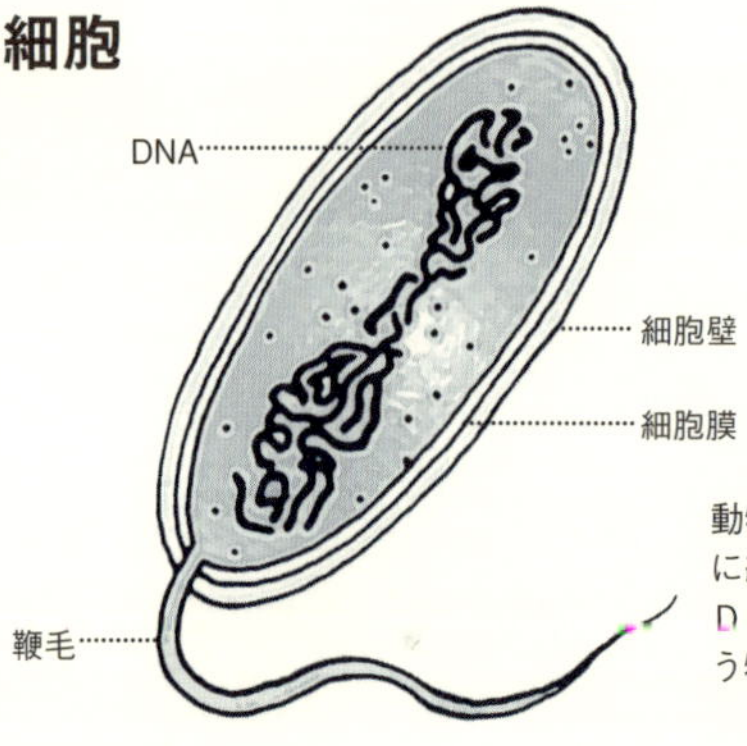
DNA
細胞壁
細胞膜
鞭毛

動物細胞と異なって細胞膜の外側に細胞壁をもち、また細胞内部のＤＮＡが核に包まれていないという特徴をもちます。

5-2
抗生物質

抗生物質を使い続けると効かなくなるとは？

抗生物質の攻撃から生き残る細菌の出現

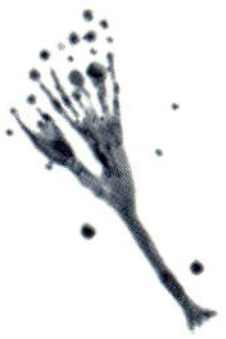

耐性は抗生物質についてまわる最大の問題です。これは、細菌に対して同じ抗生物質を使い続けると、細菌がまもなくこれに対抗する能力、すなわち耐性（抵抗力）を身につけるというものです

近年、マスコミなどにしばしば「院内感染」とか「ＭＲＳＡ」という言葉が登場します。院内感染とは、病院などで細菌やウイルスに感染することです。院内感染の中でもとりわけ大きな問題となっているのが、ＭＲＳＡ（メチシリン耐性黄色ブドウ球菌）の感染です。食中毒を引き起こす細菌として知られる黄色ブドウ球菌*はふだんから人間の毛髪や皮膚などに常在していますが、健康な人はこの細菌の影響をほとんど受けません。しかし病気などで免疫が低下するとブドウ球菌は体内で繁殖を拡大して、肺炎や髄膜炎、敗血症などを引き起こし、症状が重いと死に至る例もあります。ＭＲＳＡは、この黄色ブドウ球菌がメチシリンと呼ばれる抗生物質に

＊黄色ブドウ球菌
口腔や腸内、皮膚などに広く常在する細菌で、傷口を化膿させたり中耳炎や結膜炎を引き起こす化膿菌のひとつ。顕微鏡で見るとブドウの房のように集まっています。

対して耐性をもつようになった細菌です。こうして「耐性菌」へと変化したブドウ球菌は、メチシリンのみならず、さまざまな抗生物質に耐性を示すようになります。そのためこの細菌にいったん感染すると、抗生物質で感染症を治すことは困難になります。

このような耐性をもったブドウ球菌に対しては、バンコマイシンなど少数の抗生物質のみが殺菌力を発揮します。しかしながら後述するように、このバンコマイシンもいま、効力の低下が危惧されています。

耐性菌が拡大していると見られるのはMRSAだけではありません。最近では抗生物質に耐性をもつ結核菌も増えており、すでに終息したかのように思われていた結核感染がいま、ふたたび拡大しています。

高齢者に肺炎を引き起こす肺炎球菌も、ペニシリンに対して強い耐性をもつものが20パーセント程度に増えてきていると見られています。肺炎球菌は子どもの中耳炎をも引き起こし、近年小児科の現場で難治性の中耳炎が著しく増えているという報告もあります。

耐性の問題は、実際には抗生物質の発見直後から発生していました。1940年代はじめに、はやくもペニシリンの効かない細菌が登場したのです。この細菌が分泌する酵素ペニシリナーゼは、ペニシリンの構造の一部、すなわち細菌に作用する部分を変化させて、その効力を奪ってしまいます。

まもなく、ペニシリンだけでなく他の抗生物質にも耐性をもつ細菌が次々に現れました。そこで耐性菌に対抗するために、たとえば構造的に変化しにくく、細菌が分泌する酵素の影響を受けにくい構造の抗生物質が合成されました。

しかしそれらに対してもじきに耐性をもつ細菌が現れました。実際、病院で新しい抗生物質を使い始めると、わずか数カ月でその薬が効かない耐性菌が現れるといわれています。

細菌の耐性が広がるしくみ

細菌の耐性は、最初は遺伝子の突然変異*によって生じます。細菌の増殖速度はたいへん速く、多くはわずか30分で分裂して数が2倍になります。単純計算すると、1個の細菌は10時間後に100万個、1日後には100兆個以上に増殖することになります。また細菌の遺伝子は変異を起こしやすく、分裂・増殖の過程で細菌の性質がしだいに変化していきます。こうして増殖した細菌の中に1個でも抗生物質への抵抗力をもった細菌が現れると、抗生物質を投与したときには、大半の細菌は死んでもその細

＊突然変異
遺伝子をつくっているDNAの塩基の並び方や数が変化することです。

菌だけは生き残って繁殖することになります。

さらにやっかいなことに、1個の細菌が耐性を獲得すると、それは分裂・増殖して増えるだけでなく、耐性が短時間のうちに別の方法で他の細菌全体に広がってしまいます。というのも、細菌は他の細菌に、まるで伝染病のように〝耐性を広げる〟ことができるからです。

細菌はその内部の核に遺伝子の集まりであるDNAを収めていますが、それ以外にも小さなDNAの輪をもっています。「プラスミド」と呼ばれるこの輪は、細菌どうしが接触して遺伝子の交換を行う(接合)ときに、細菌から細菌へと受け渡されます。このときもし、抗生物質に対して耐性を示す耐性遺伝子がプラスミド上にあれば、そのプラスミドを受け取った他の細菌も同じ耐性をもつことになります。

細菌が耐性を広げるしくみはまだあります。それは「トランスポゾン」という遺伝子群によるものです。トランスポゾンの上にある遺伝子は〝ジャンプする遺伝子(跳躍(ちょうやく)遺伝子)〟と呼ばれるように、DNAのもとの場所から離れて容易に別の場所に移る性質をもっており、とりわけ細菌どうしが接合するときには、相手の細菌のDNAにも飛び移ることができるのです。

さらに、細菌に感染するウイルス(バクテリオファージ)が、耐性遺伝子を媒介す

耐性菌の拡大

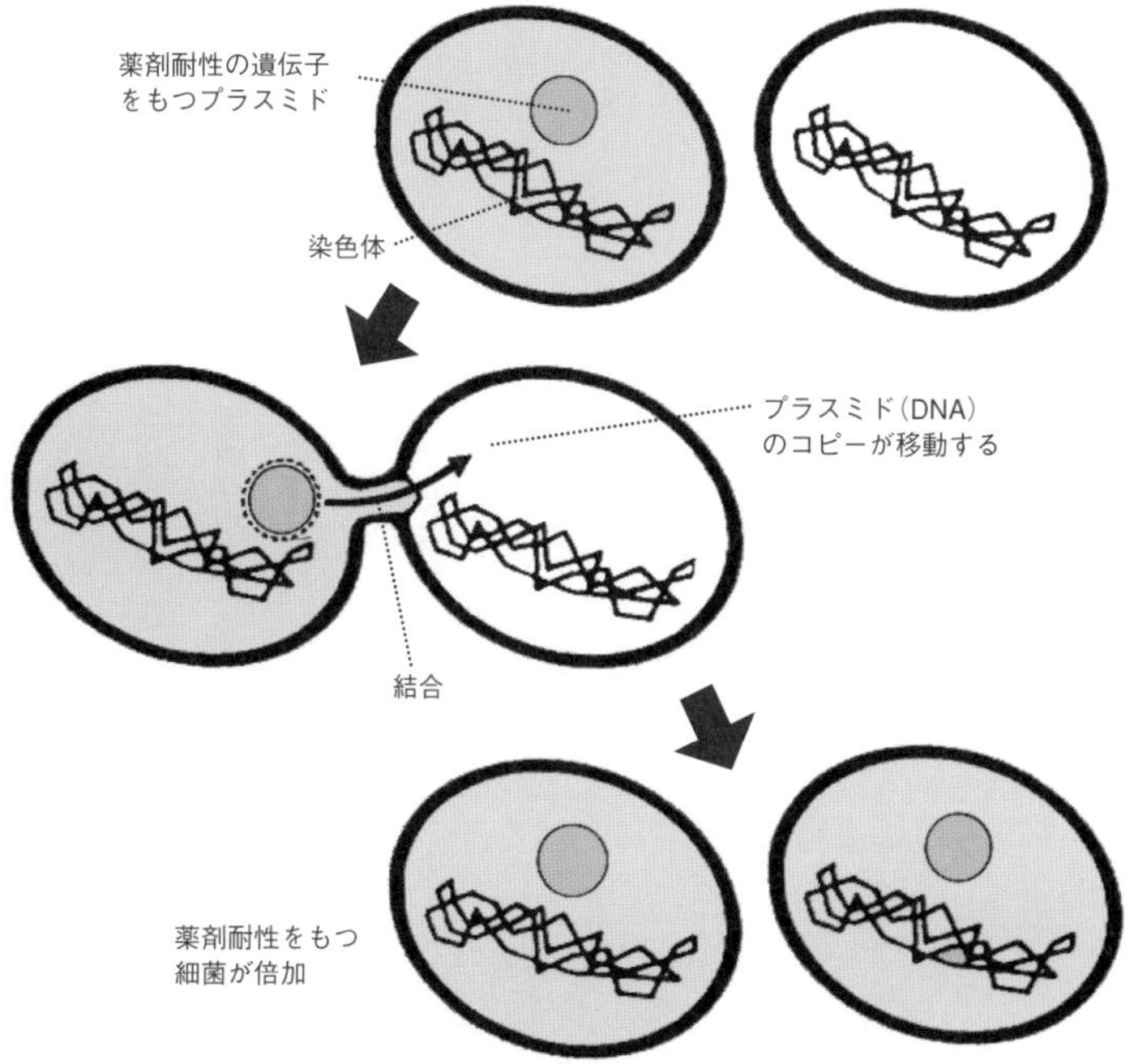
薬剤耐性をもつ細菌
薬剤耐性をもたない細菌
薬剤耐性の遺伝子
をもつプラスミド
染色体
プラスミド(DNA)
のコピーが移動する
結合
薬剤耐性をもつ
細菌が倍加

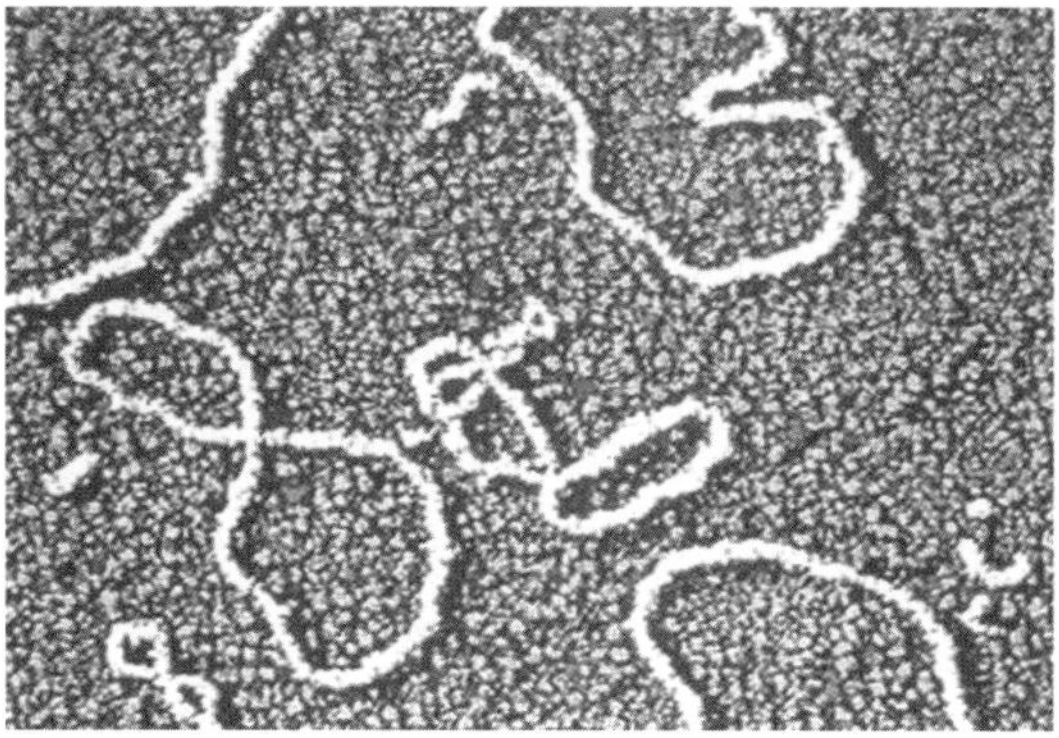

染色体以外に細菌がもつ小さな輪状のDNA「プラスミド」。別の細菌に薬剤耐性の能力を運ぶこともあります。

ることもあります。耐性遺伝子はこうして、さまざまな手段で他の細菌へと広がっていきます。しかも、耐性は同じ種類の細菌どうしだけでなく、他の種類の細菌にも広がります。たとえばブドウ球菌が耐性を獲得すると、この菌の周囲にたまたま存在した溶連菌(ようれんきん)*も耐性を獲得する可能性があるのです。

抗生物質は現在、医療現場でごく日常的に使われています。ウイルス性のかぜであっても、患者が医師に対して抗生物質の処方を求めることも少なくありません。医師も、細菌感染の疑いが少しでもあったり肺炎のおそれがある場合には、感染検査を行う前に抗生物質を処方することがふつうに行われています。

しかしこのことが、耐性菌を拡大させる原因のひとつになっています。人間の体内には多数の無害な細菌が棲み着いていますが、抗生物質を頻繁に使用すると、こうした細菌がまもなく耐性を身につけるようになります。そのような状態のところに溶連菌や結核菌などの病原体が感染すると、それらははじめは耐性菌ではなくても、体内の耐性菌から耐性遺伝子を受け取ってしまうことになります。

こうして抗生物質が効かなくなった細菌感染症は、患者の体内で制圧することができなくなるだけではなく、周囲の人間へと広がる可能性がしだいに高くなっていくのです。

＊溶連菌
溶血性連鎖球菌の略称。体のあらゆる部位に感染し、咽頭炎や髄膜炎、中耳炎などを引き起こします。子どもの発症が多く、のどの痛みや首のリンパ節の腫れ、舌の発疹などが生じ、イチゴ状の概観を呈します。

バクテリオファージ

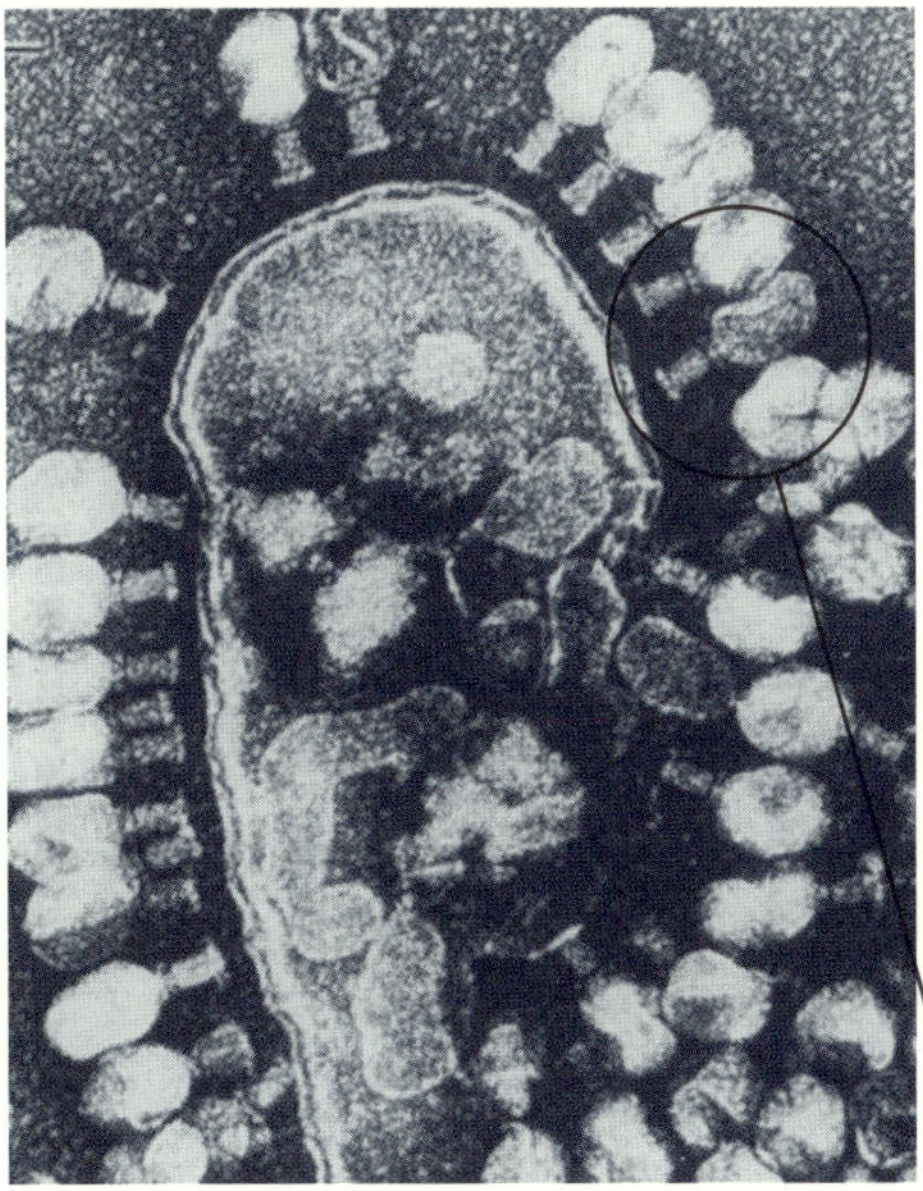

ウイルスの一種バクテリオファージは、自分のＤＮＡを細菌の細胞に注入して細胞を乗っ取ります。写真は細菌に襲いかかるバクテリオファージ（細胞を取り囲むように白く見える）。

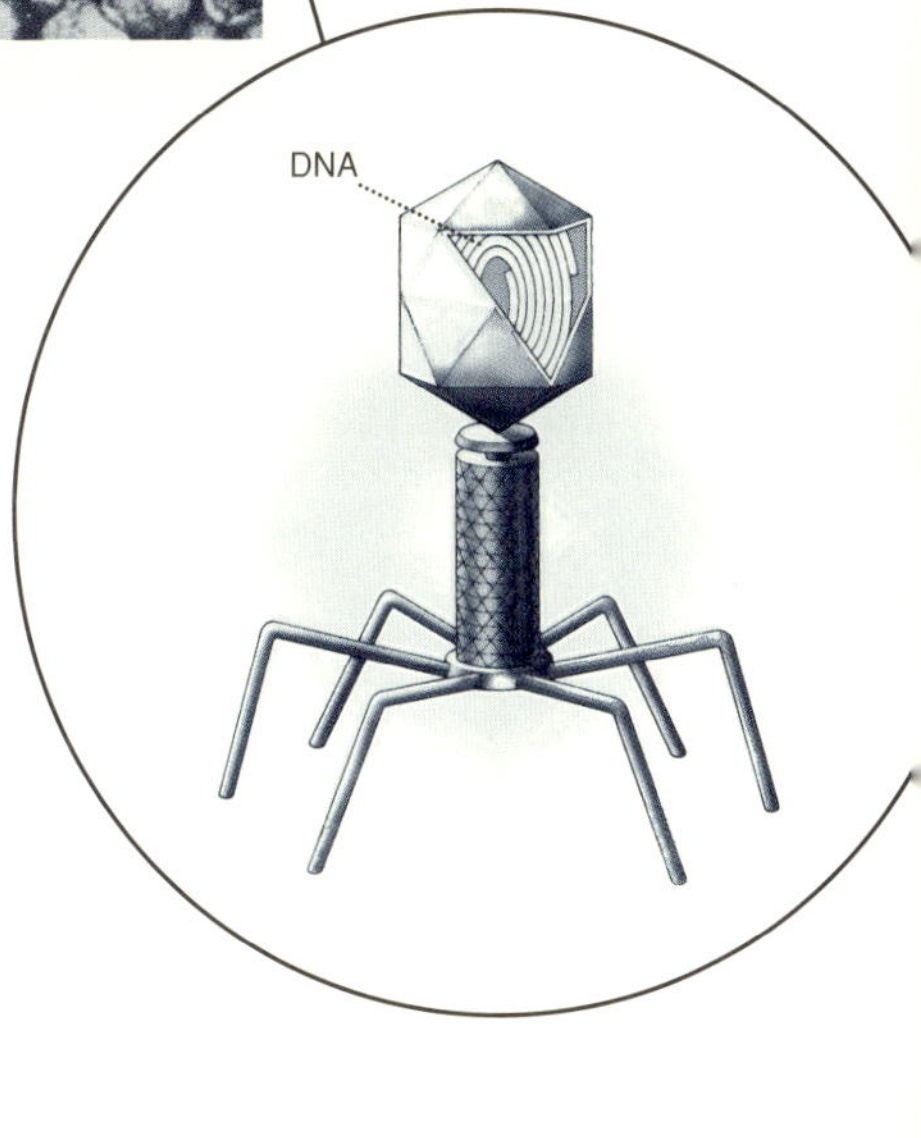
DNA

5-3 抗生物質

抗生物質と耐性菌との終わりなき闘い

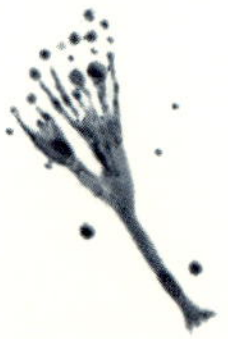

その1…バンコマイシンの場合

耐性菌に対する切り札として登場したのが、バンコマイシンでした。１９５４年に発見されたこの抗生物質は、細胞壁の材料分子に直接結合して細胞壁の形成を妨げ、細菌の増殖を阻止します。またたんぱく質の合成に必要な分子の生産も妨害します。バンコマイシンは、ほとんどの抗生物質に対して耐性を獲得したＭＲＳＡに対する特効薬とされてきたのです。

ところが１９８７年、ついにこのバンコマイシンにも耐性をもつ細菌が現れました。これは、人間の腸の中に常在する腸球菌で、バンコマイシン耐性腸球菌を略して「ＶＲＥ」と呼ばれます。

ＶＲＥでは細胞壁の材料分子の構造がわずかに変化しており、バンコマイシンが結合しにくい状態になっています。ＶＲＥの出現は、ヨーロッパの畜産業者が、食肉にする鳥や動物にバンコマイシンに似た抗生物質（日本では使用されていない）を無節制に与え続けた結果だと見られています。腸球菌自体はあまり有害性の高い細菌ではなく、通常は感染してもほとんど発症しません。しかし、高齢や病気、薬物使用などのために免疫力が低下していると、激しい症状を現します。

アメリカ疾病管理センター（ＣＤＣ）によると、アメリカでは腸球菌のうちバンコマイシンに耐性をもつ菌（ＶＲＥ）の割合は１９８９年には０・３パーセントでしたが、４年後には８パーセント、１９９６年には10パーセントに上昇したということです。ＶＲＥ感染症を発症した患者の死亡率は70パーセント以上と報告されており、院内感染が起こるときわめて深刻な事態が生じます。日本でも１９９６年に最初のＶＲＥ出現が報告され、２００２年には北九州市の病院で感染者35人中18人が死亡しました。

困ったことに、バンコマイシンの耐性遺伝子のひと

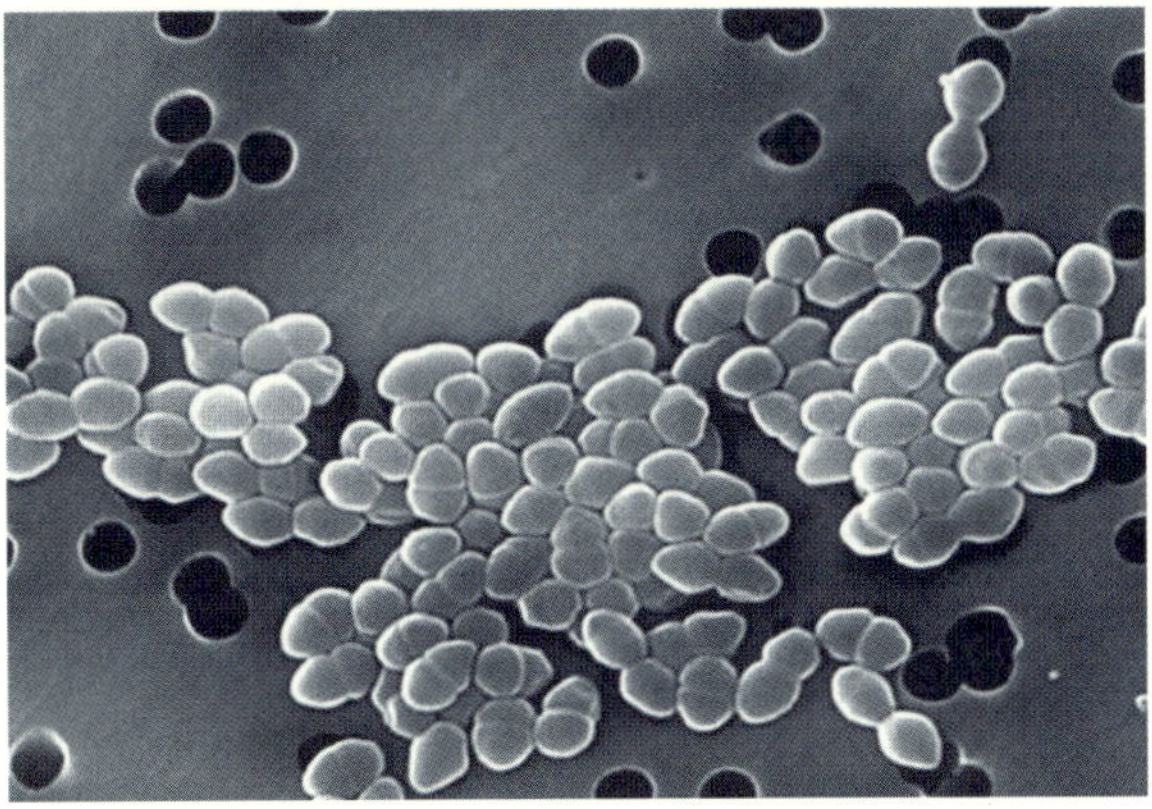

バンコマイシン（抗生物質）に対する耐性をもった細菌（ＶＲＥ）。
写真／アメリカ疾病管理センター（ＣＤＣ）

つは、プラスミドのトランスポゾン上に乗っています。前述したようにプラスミドは容易に他の細菌へと受け渡され、トランスポゾンもＤＮＡからＤＮＡへと飛び移る性質をもちます。すでにＶＲＥから黄色ブドウ球菌に耐性遺伝子が伝わったと見られる例も報告されており、いずれさらに病原性の高い細菌がバンコマイシンへの耐性を獲得することが予想されています。

その2…リネゾリドの場合

２０００年には、バンコマイシンに耐性を得た細菌（ＶＲＥ）をも殺すことができるリネゾリドという抗生物質も開発されました。これは細菌がたんぱく質をまったく合成できないようにする強力な薬です。しかし登場の1年後には、すでにこの新しい抗生物質に対しても耐性を獲得した菌が発見されました。

抗生物質研究の第一人者であった梅沢浜夫*（１９１４〜86年）はかつて、「科学は耐性菌と競争しているが、科学のほうが耐性菌より大分先を進んでいる」と述べたことがあります。彼はがんに有効な抗生物質を世界ではじめて開発したことでも知られています。しかし現実は梅沢の言葉とは相容れず、細菌が変異する猛烈なスピードを抗生物質が追い抜くことは、しだいに困難になりつつあるのです。■

＊梅沢浜夫
1950〜60年代に結核治療薬カナマイシンやがん治療効果のある抗生物質を発見した微生物学者。

第6章

糖尿病治療薬

原因も対処法も異なる「Ⅰ型糖尿病」と「Ⅱ型糖尿病」

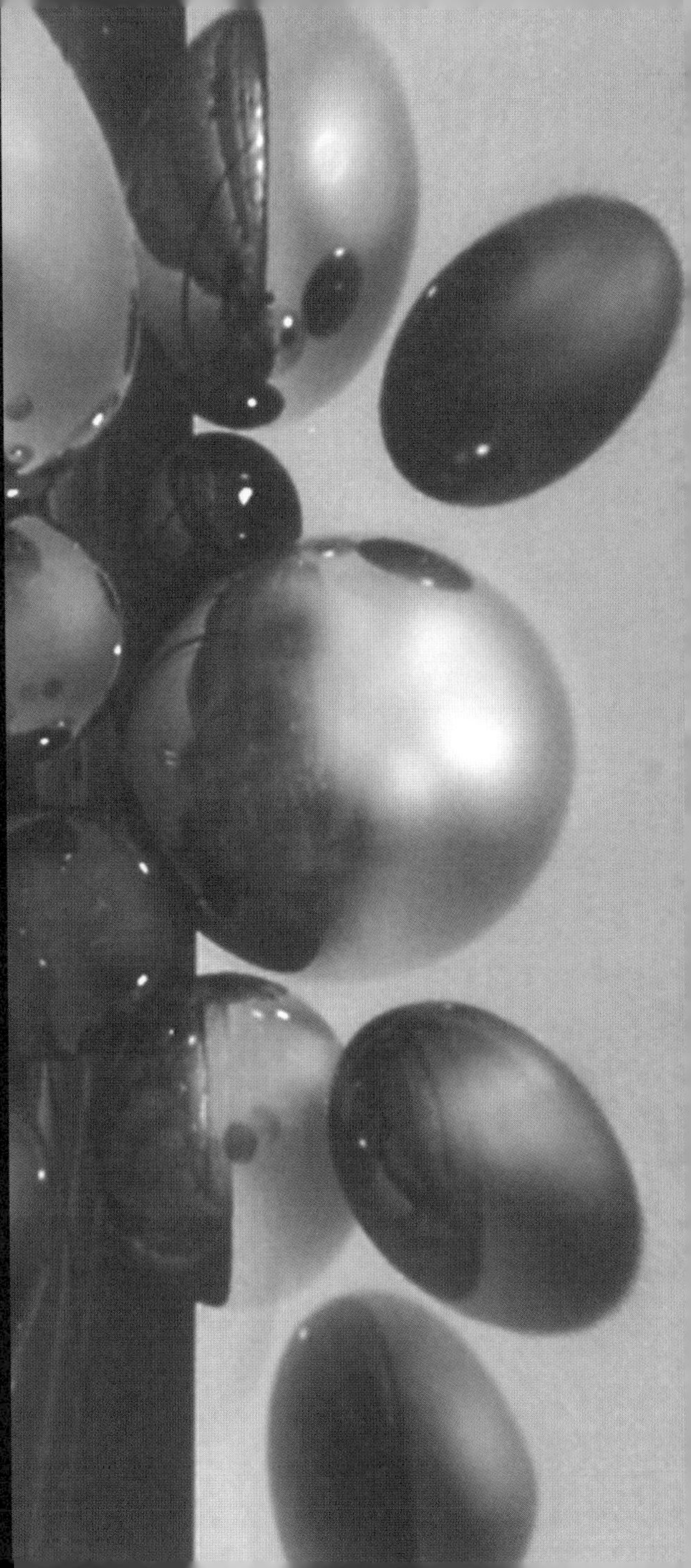

6-1

糖尿病
治療薬

血糖値の上昇が引き起こす異変のしくみ

糖尿病

糖尿病は最大の国民病

のどがよく渇く人、1日に数回以上トイレに行く人、体がだるいと感じる人、セックスをしようとしても勃起できない男性などは、糖尿病を発症している可能性があります。それも糖尿病の〝予備軍〟ではなく、真性の糖尿病かもしれません。

もしときどき視野がぼやけるとか、体がひどくだるくて日常生活が困難だとか、最近やせてきたとしたら、かなり進行している疑いがあります。急いで治療を開始しないと、遠からず視力が失われ、深刻な感染症に冒され、片足ついで両足を切断などという悲惨な経過をたどり、死に至る運命が待っています。

日本の糖尿病患者の数は、さまざまな生活習慣病*患者の中でも突出しています。現在の人口1億2700万人のうち、明らかに糖尿病を発症している人と予備軍的状態にある人を合わせると、その数は最大1600万人と推測されているのです。成人の6人に1人以上——まさに最大の国民病ということができます。

＊生活習慣病
毎日の食生活や運動不足、飲酒などの生活習慣が引き起こす病気で、糖尿病、脳卒中、心臓病、高脂血症、高血圧などがあります。かつては成人病と呼ばれていました。

糖尿病は、体が血液中のブドウ糖（グルコース）の量を適切にコントロールできないため、血液中に過剰な糖が存在するようになった状態です。これは、膵臓が分泌するホルモンであるインスリンが不足しているか、ないしは、たとえインスリンが分泌されてもそれがはたらいていないことによって起こる病気です。

インスリンは体内のブドウ糖の量の調整役

人間はいろいろな食べ物を消化し、そこから栄養を吸収しますが、なかでも重要なものがブドウ糖です。ご飯や麺類などに大量に含まれる炭水化物は分解されるとブドウ糖に変わり、小腸で吸収されて血液中に入ります。こうして血液中のブドウ糖が一時的に増えても、それはまもなく全身の細胞に取り込まれ、体を動かしたり熱を出したりするエネルギーに変わります。このとき、細胞がブドウ糖を取り込むうえで決定的なはたらきをするのがインスリンなのです。

細胞の表面には、細胞のエネルギー源であるブドウ糖を取り込むための〝扉〟がありますが、これはふだんは閉じています。しかし、食事をして血液中の糖の量が増えてくる（血糖が上昇する）と、ただちに膵臓の中のランゲルハンス島にあるベータ細胞（膵ベータ細胞）から血液中にインスリンが放出されます。そして、このインスリンが細胞の表面にあるインスリン受容体と呼ばれるたんぱく質に結合すると、ちょうど鍵穴に鍵が差し込まれたように扉が開き、細胞内に血液中に溶けているブドウ糖が取り込まれます。

インスリンはまた、肝臓に蓄えられたブドウ糖を必要に応じて体内に放出できるようにしたり、細胞内でブドウ糖をグリコーゲン*や中性脂肪に変える過程にも関与します。つまりインスリンは、生物が生きていくうえで必要不可欠のホルモンなのです。

ブドウ糖の過剰状態が引き起こす症状

ところが、何らかの理由でインスリンが膵臓のベータ細胞から分泌されない、あるいは分泌されてもうまくはたらかないなどといったことが起こると、細胞に吸収されずに血液中に大量にたまったブドウ糖が、全身の組織や臓器にさまざまな障害を起こすようになります。

ブドウ糖が過剰な状態が続くと、血管にコレステロールが沈着したり、毛細血管がもろくなるなどして、脳梗塞などの血管障害を引き起こします。この障害は網膜の毛細血管を出血させて失明を引き起こす可能性が高く、日本では、中年以降の人々に起こる失明の大半が糖尿病の合併症（糖尿病性網膜症）を原因としています。

＊**グリコーゲン**
多数のブドウ糖が集まってできた多糖類で、動物が余分のブドウ糖を体内に貯蔵する手段です。肝臓や筋肉に蓄えられたグリコーゲンは、体内のブドウ糖が不足するとふたたびブドウ糖に変わってエネルギーとして使われます。

インスリンの役割

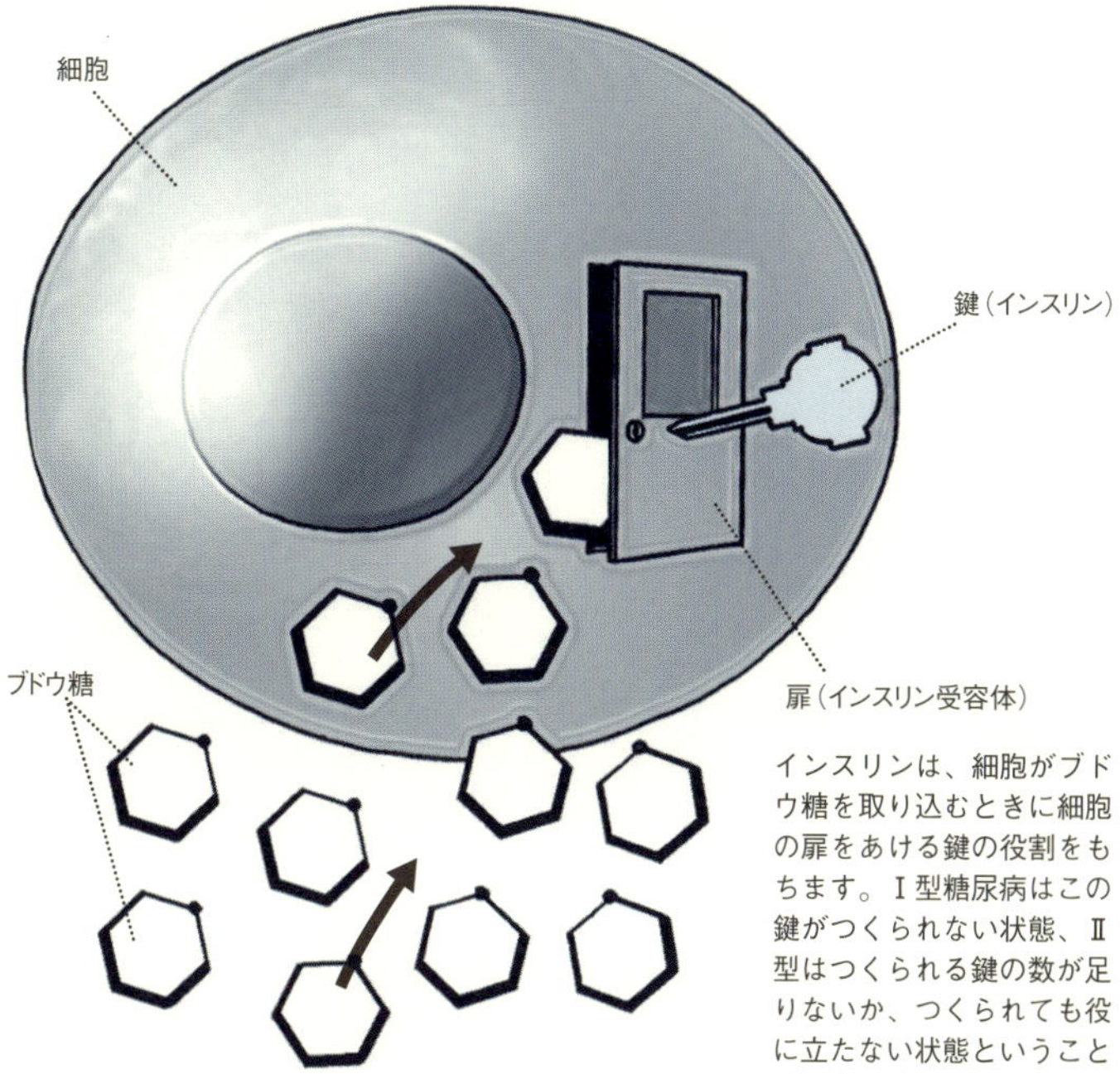

細胞
鍵（インスリン）
ブドウ糖
扉（インスリン受容体）

インスリンは、細胞がブドウ糖を取り込むときに細胞の扉をあける鍵の役割をもちます。Ⅰ型糖尿病はこの鍵がつくられない状態、Ⅱ型はつくられる鍵の数が足りないか、つくられても役に立たない状態ということができます。

血管障害

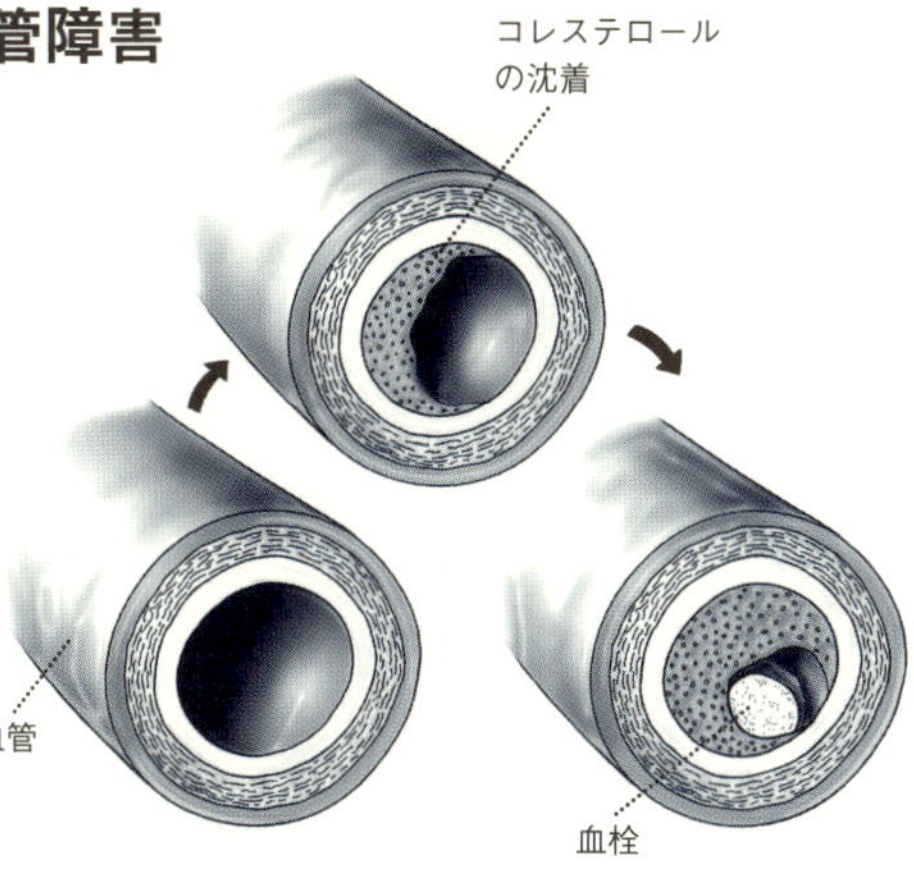

コレステロールの沈着
血管
血栓

細胞に取り込まれず血液中にたまったブドウ糖は、血管を硬化させ、網膜症や脳梗塞、腎不全などさまざまな障害を引き起こします。

最後は昏睡して死亡する

高血糖は腎臓も傷つけます。腎臓の中で血液をろ過して尿をつくる組織（糸球体）には毛細血管がぎっしりと詰まっていますが、高血糖状態が続くとこれらの毛細血管の壁が厚くなり、しだいに血液をろ過する能力が失われていきます。そしてこの状態がさらに進行するとついには腎不全となり、もはや腎臓移植を受けるか人工透析装置を使って体外で血液のろ過を行わないかぎり、生きてはいけません。

高血糖が長く続くと、こうした深刻な合併症を発症すると同時に、全身の倦怠感や疲労感が高まっていきます。そして食事をしても体が栄養を吸収できないために体重が激減し、体が栄養不足を補おうとして肝臓に蓄えられているブドウ糖を放出するという悪循環が始まります。末期に至ると、患者はしだいに意識が混濁して強い眠気に襲われ、最後は昏睡に陥って死亡することになります。

おもなタイプはⅠ型とⅡ型、日本人に多いのは後者

糖尿病にはおもに2つのタイプ——Ⅰ型糖尿病とⅡ型糖尿病——がありますが、日本人の患者は大半（約95パーセント）がⅡ型です*。これは、インスリンは分泌されて

＊日本人を含めたモンゴロイド（東アジア系人種）はⅡ型糖尿病になりやすいとされています。それは一般に①インスリン分泌能力が欧米の白人より低く、②飢餓に強い遺伝的要因をもつためと考えられています。

いるものの、その量やはたらきが不十分なために血糖値が上昇するものです。

　多くの場合、過剰なカロリー摂取を続けてきた中年以降の年齢層が発症しますが、近年では過食と運動不足により、若年層や児童にも広がっています。

　Ⅱ型糖尿病も、放置すればさきほど見たような重大な結果を招きます。しかし患者自身に十分な自覚と自制心、そして行動力があり、症状が進まないようにコントロールできるなら、少なくとも進行は避けられるとされています。

　ただそれは、誰にも簡単に実行

Ⅱ型糖尿病になりやすい人

1　年齢が45歳以上である
2　肥満傾向である
　BMI値（体重kg÷身長mの2乗）＝25以上
3　遺伝的要因をもつ（血縁者に糖尿病の人がいる）
4　食生活が乱れている（暴飲暴食など）
5　血圧または血糖値が正常値より高い
6　妊娠中糖尿病になったか、4000グラム以上の子どもを出産した
7　運動不足の傾向がある
8　ストレスが多い傾向がある

資料／アメリカ糖尿病情報センター、アメリカ国立衛生研究所ほか

できるわけではありません。糖尿病を発症した人にはある種共通した心理がはたらきます。それは、医師に高血糖とか糖尿病状態とか言われても、それを素直に受け入れようとしない傾向があるのです。理由はおそらく、糖尿病にはどこからが深刻という明らかな境界がないので、多くの人が、自分自身の状態をいつまでも糖尿病の境界領域に置いておこうとするためでしょう。

しかしこれでは治療に対する強い決意も行動力も生まれず、症状はじりじりと進行して、失明や壊疽(えそ)を起こしてはじめて重大さに気づくことになってしまいます。

このように生活習慣病の典型的な性質を示すⅡ型糖尿病に対して、残りの5パーセントを占めるⅠ型糖尿病は、遺伝または何らかの後天的要因によって、はじめからランゲルハンス島ベータ細胞のインスリンをつくる機能が失われているために発症するものです。Ⅰ型の患者の膵臓にはインスリン産生能力がまったくないため、外からインスリンを投与し続ける以外に患者が生きられる方法はありません。インスリンが発見されるまで糖尿病が文字通り死の病であったのはこのためでした。

人類史上古くから記録が残されている糖尿病

糖尿病の存在は非常に古くから知られており、紀元前1500年頃の古代エジプト

糖尿病の合併症

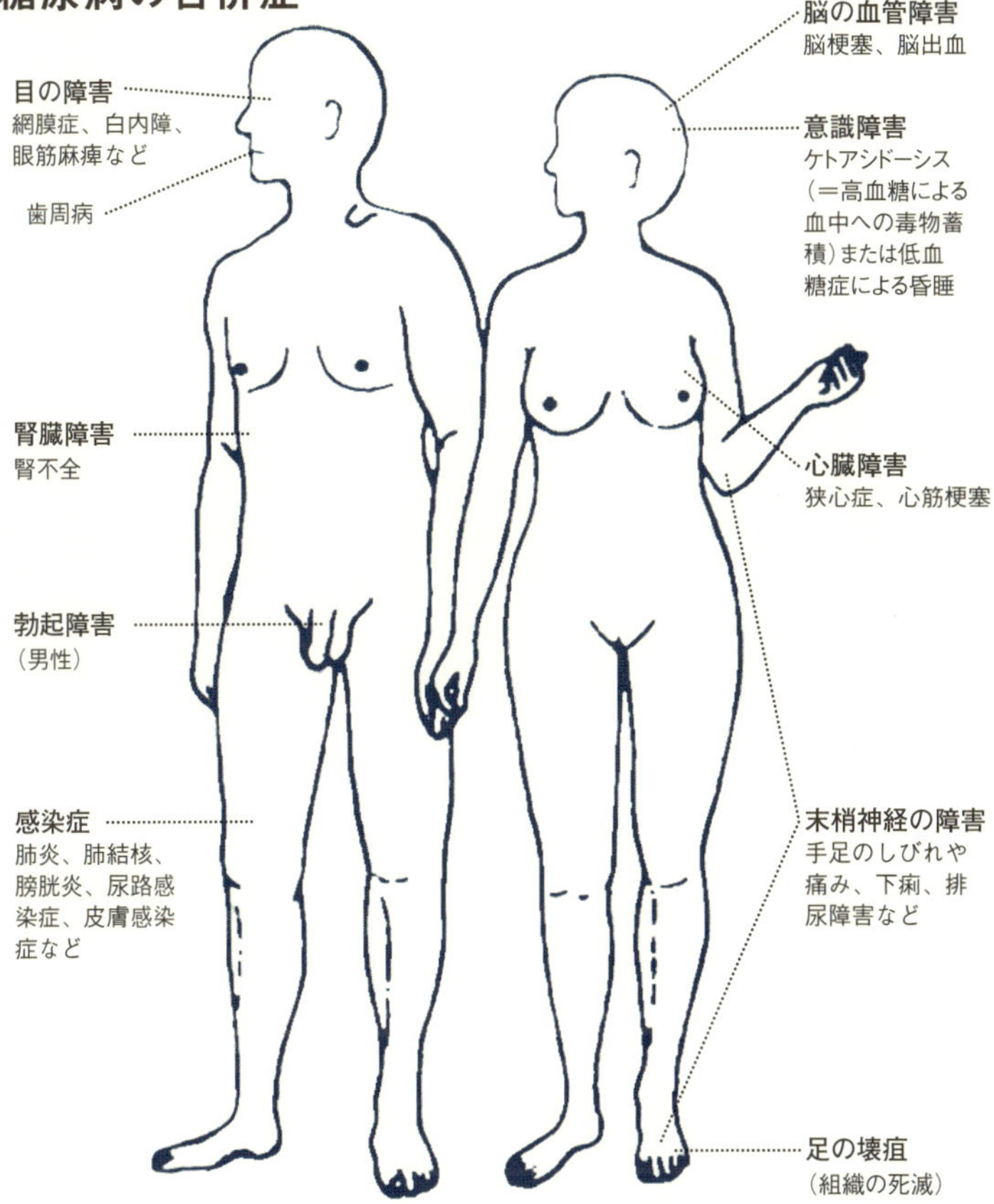
目の障害
網膜症、白内障、眼筋麻痺など
歯周病
腎臓障害
腎不全
勃起障害
（男性）
感染症
肺炎、肺結核、膀胱炎、尿路感染症、皮膚感染症など
脳の血管障害
脳梗塞、脳出血
意識障害
ケトアシドーシス（＝高血糖による血中への毒物蓄積）または低血糖症による昏睡
心臓障害
狭心症、心筋梗塞
末梢神経の障害
手足のしびれや痛み、下痢、排尿障害など
足の壊疽
（組織の死滅）

糖尿病になると全身の組織や器官が徐々に冒されます。

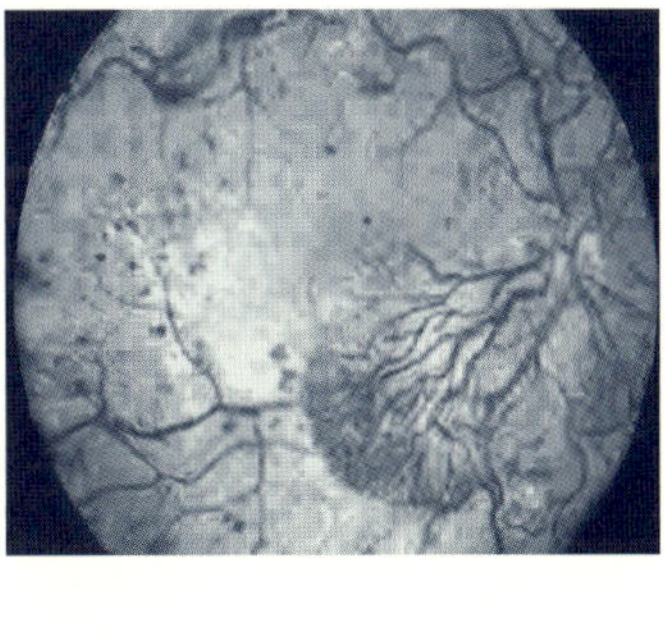

糖尿病性網膜症の眼底写真。

のパピルス文書に「大量の尿を出す病」の記述があります。同じ頃のインドの記録にも、「ある種の人々の尿にはハエなどの虫が引きつけられる」と書かれています。これらはいずれも糖尿病の特徴をよく示しています。

紀元1世紀のトルコのカッパドキア*の医師アレタエウスの記述はもっと具体的です。糖尿病の英語名ダイアビーティーズの語源である〝ディアベテス〟の命名者でもある彼はこう記しています。

「ディアベテスは恐ろしい病気で肉や手足が尿に溶け出てしまう。患者が水をつくるのは止められず、その流れは水道の口のようだ。余命は短く苦痛に満ちる」

日本では、たとえば平安時代の貴族で藤原氏の絶頂期を築いた藤原道長は、糖尿病で死亡したと見られています。美食家の彼は摂政になった頃からたえずのどの渇きを覚えて大量に水を飲み、しだいに衰弱していきました。彼はその後視力が衰え、皮膚病にも冒されて、苦しみながら死んだとされています。海外でも日本でも糖尿病で死んだと見られる歴史上の人物は少なくありません。

つまり古代のエジプトやインド以来3000年以上もの間、人間は糖尿病に対してまったく無力だったのです。状況が一変したのは、ようやく20世紀に入ってしばらくしてからでした。

＊カッパドキア
トルコの首都アンカラの東部から南東部に広がるアナトリア高原地域の古い名称。同地域は歴史的に交易の中心地として栄えてきました。

6-2

糖尿病治療薬

糖尿病に完治の方策はあるか?

糖尿病

インスリン発見物語の栄光と影

20世紀最大の医学的業績のひとつとされるインスリンの発見は、歴史ドラマそのものでした。発見者のカナダの開業医フレデリック・バンティングとその助手チャールズ・ベストらの物語は、何冊もの本に書かれているほどです。

糖尿病が膵臓と深く関係しているらしいことは、すでに19世紀末には知られていました。1889年にドイツの医師ヨゼフ・フォン・メリングとオスカー・ミンコフスキーがまず、別の研究のために膵臓を摘出したイヌが頻繁に排尿するようになったことに気づいたのです。頻尿は糖尿病の症状のひとつです。疑いをもった彼らはイヌの尿をなめ、イヌが糖尿病を発症していることを確かめました。そして、膵臓を失った動物

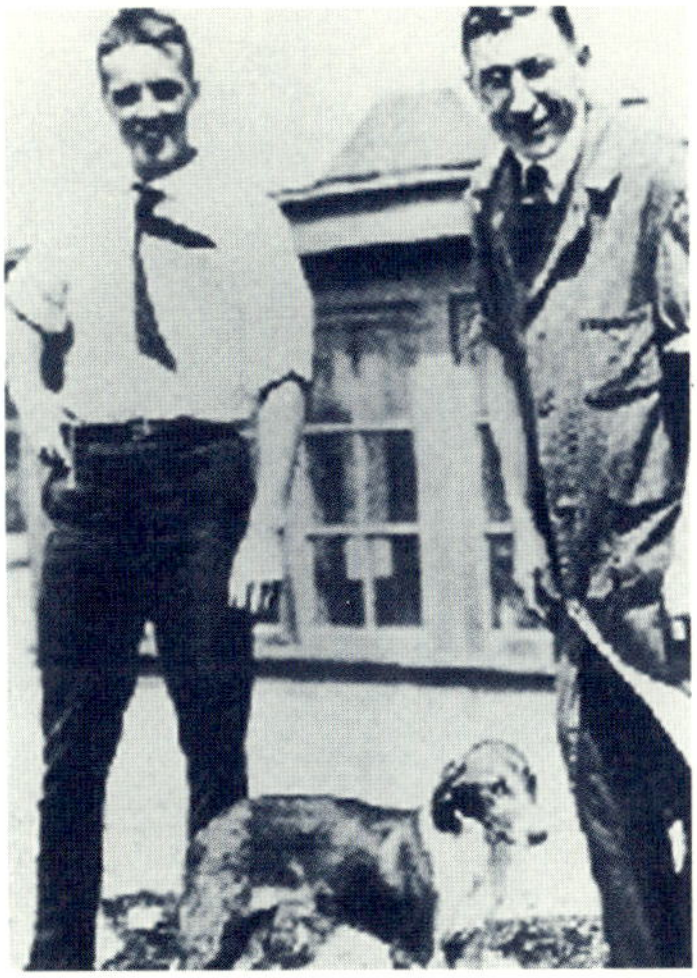

インスリンの発見者フレデリック・バンティング（右）とチャールズ・ベスト、それに実験台となった飼いイヌ。

は糖尿病を発症すること、さらに膵臓が分泌する何らかの物質が糖尿病の発症を抑えているらしいと推測したのでした。

以来、世界中の研究者がその物質の正体を追い続けたものの、誰もその手がかりすらつかむことができませんでした。

1920年、カナダでついに新しい動きがありました。この年、トロント大学で医学を修めたバンティングは、トロント近郊の町ロンドンで整形外科医院を開業しました。しかし医院はさっぱり流行らず、フィアンセも愛想を尽かして彼のもとを去るありさまでした。やむなくバンティングは生活のため地元の大学の助手兼講師の職を得て、学生相手に糖尿病学の講座を受けもちます。そしてさまざまな文献を読みあさるうち、モーゼス・バロンという研究者が書い

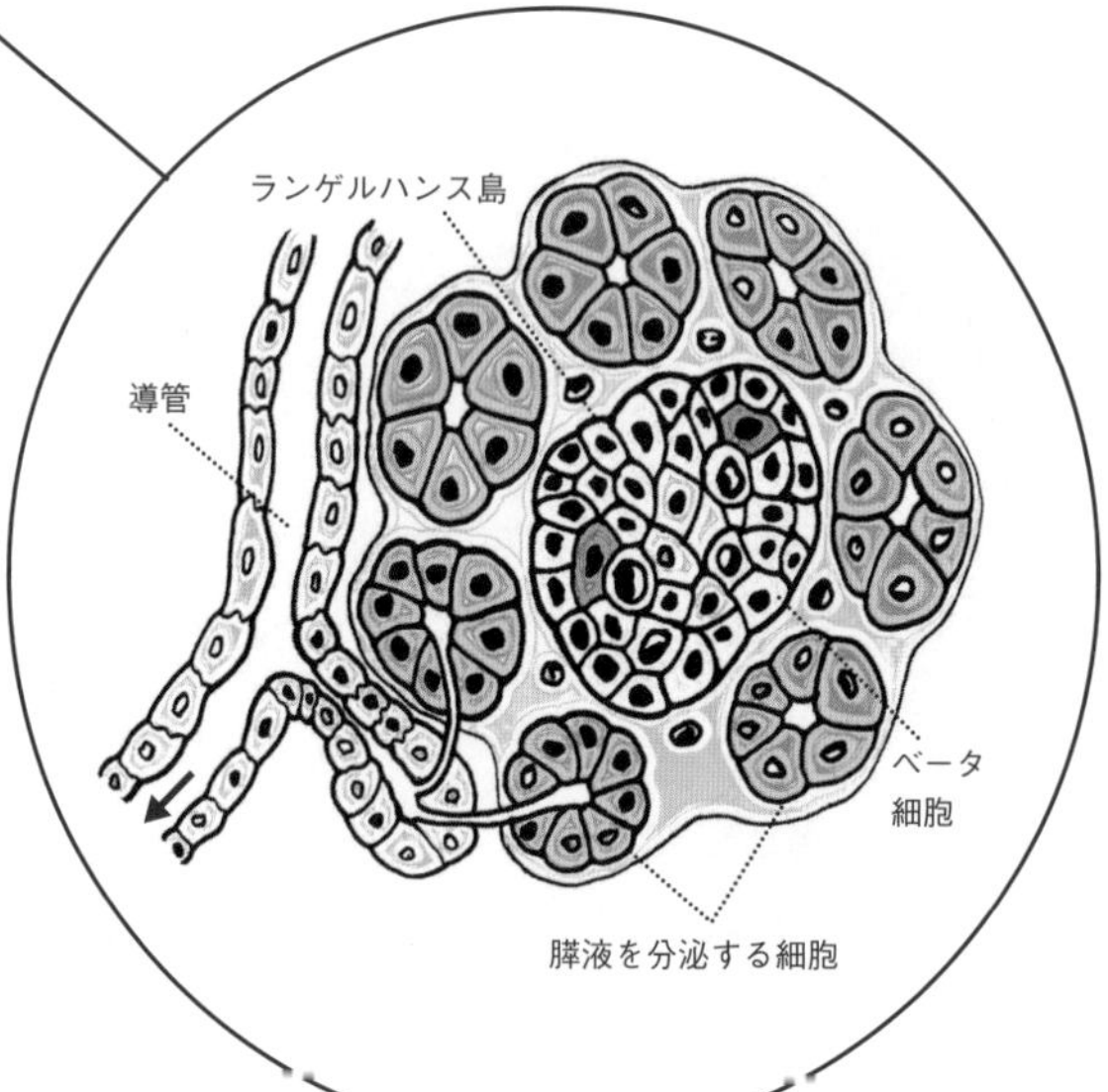
ランゲルハンス島
導管
ベータ
細胞
膵液を分泌する細胞

膵臓とランゲルハンス島

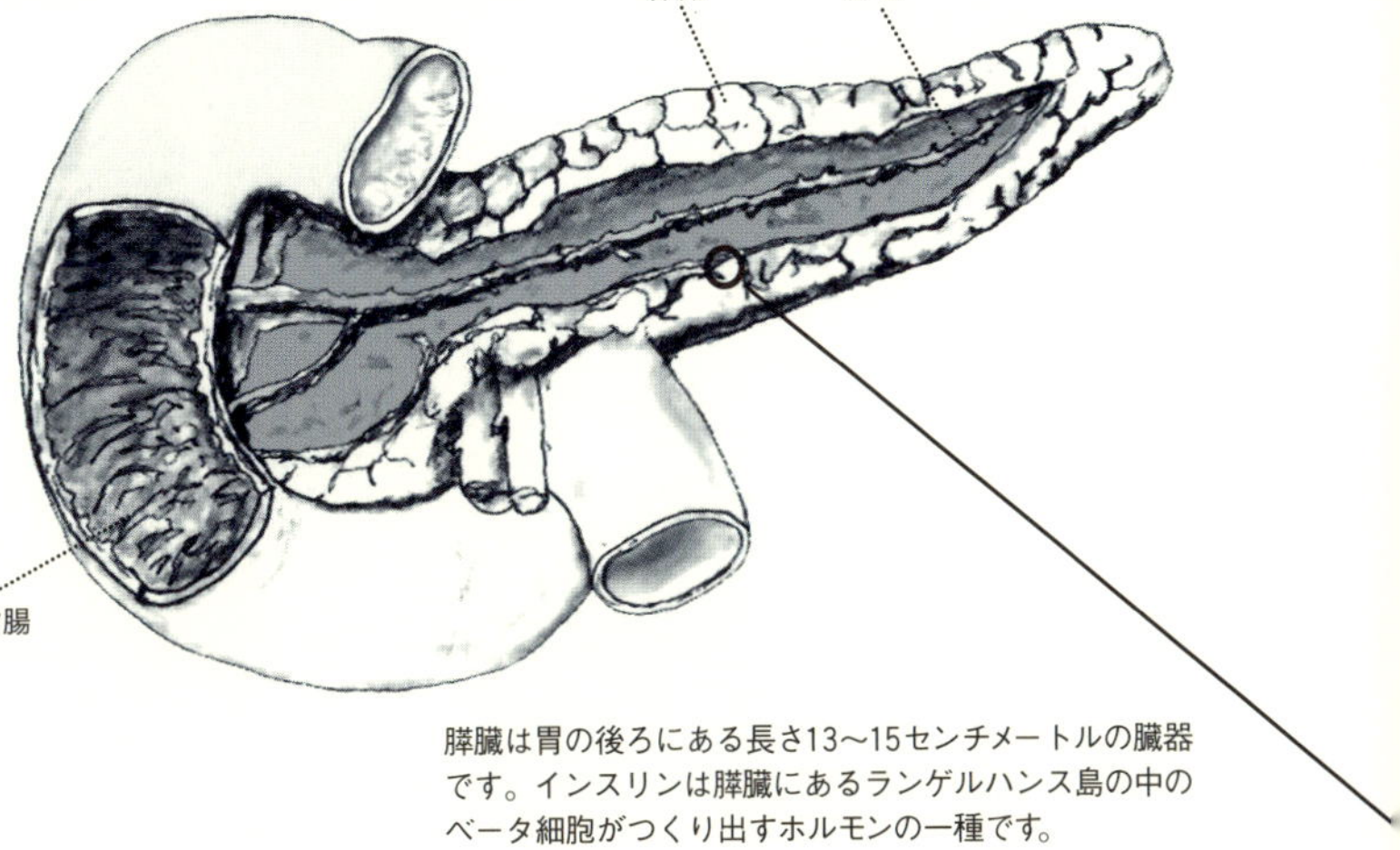

膵臓
膵管
十二指腸

膵臓は胃の後ろにある長さ13〜15センチメートルの臓器です。インスリンは膵臓にあるランゲルハンス島の中のベータ細胞がつくり出すホルモンの一種です。

た一篇の論文に目をとめたのです。そこには次のようなことが書いてありました。

「(イヌの) 膵臓から十二指腸に消化液を送る膵管を縛ってもイヌは糖尿病にならない。したがって、消化液をつくる膵臓の細胞とは別の場所でつくられる別の物質が、糖尿病の発病を阻止したと見られる」

これを読んだバンティングの脳裏にひらめくものがありました。膵臓には、通常の膵臓細胞の中に島のように点々と浮かぶ細胞群「ランゲルハンス島」が含まれています。この細胞群は19世紀半ばにドイツのポール・ランゲルハンスが発見したものです。バンティングはこう考えました。糖尿病を防止する物質はランゲルハンス島から出ているに違いない。しかしその物質が検出されないということは、膵臓がつくり出す消化酵素がその物質を分解しているからであろう、と。

そこで彼は、トロント大学教授で炭水化物代謝研究の権威ジェームズ・マクラウドに依頼し、ランゲルハンス島抽出というそれまで誰も成功したことのない実験の許可を得ようとします。マクラウドは一介の開業医の依頼を相手にしなかったものの、その熱心さに押されて、自分の夏期休暇の間だけ助手のベストに手伝わせて実験を行うことを許可しました。

こうして彼らは、実験動物ではなく彼らの友達であった何頭ものイヌの命を犠牲にした末、ついにあるイヌの膵臓からランゲルハンス島細胞を取り出すことに成功しました。そして、その抽出液を注射された糖尿病のイヌの血糖値が明らかに下がることを確認したのです。バンティングらはこの物質に「アイレチン」と名づけました。これが、後でこの研究に加わったマクラウドによってラテン語に変えられ、「インスリン」となったのです。

まもなくこの研究には、生化学者ジェームズ・コリップも加わります。そして1922年1月、コリップが精製した高純度のインスリンを注射された14歳の糖尿病の少年レナード・トンプソンの血糖値は、劇的に下がることになります。

「糖尿病の特効薬発見さる！」

このニュースは全世界を駆け巡り、トロント大学のキャンパスが、治療を望む糖尿病患者たちのテント村で埋め尽くされるという事態まで起こりました。

しかしこの頃から、研究チームの中に不協和音が拡大していきます。医師とはいえ研究者としては素人のバンティングらは学会で場慣れした報告ができず、マクラウドが主役のような雰囲気が広がっていきました。マクラウドはフェアな人間であり、この発見がもっぱらバンティングらの貢献によってなされたことを新聞などにコメントしたものの、バンティングらはただの下働きのように見られたのです。

さらに、コリップがインスリン精製法の特許を独占しようとしてその方法を教えなかったため、癇癪（かんしゃく）もちのバンティングが彼を殴るという事件まで起こります。

1923年、バンティングはカナダ人としてはじめてノーベル賞を受賞することになったものの、マクラウドが共同受賞することを知って怒り狂いました。マクラウドはバンティングの激しい批判に耐えかね、ついに大学の教授職を退いたのでした。しかしそのバンティングも、後にインスリンの特許を1ドルでトロント大学に譲って研究の世界から去り、以後、何百万もの人々の命を救うことになるインスリンの発見物

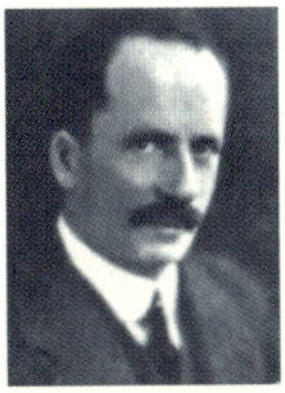

バンティングの批判に耐えかねて大学の教授職を退いたジェームズ・マクラウド。

語を決して口にすることなく、この世を去ったのでした。

　バンティングらの発見からまもなく、インスリンはアメリカの製薬企業イーライリリー社によって量産化され、少なくともインスリンの投与を受けているかぎり、それが原因で死亡することはなくなりました。

　今日ではインスリンは、ヒトインスリンの遺伝子を組み込んだ大腸菌によって安価に大量生産され、誰もが使用できるようになっています。この物質は、大腸菌が急速に増殖してくれるおかげで、いまではすべてのたんぱく質薬品の中でもっとも大量に生産され消費されています。

対症療法薬インスリンを超える薬の可能性

　インスリンは本来、体内でブドウ糖をエネルギーに変える化学反応（代謝）を促進するために生産され使用される物質であり、健康な人なら体外から補う必要はありません。インスリン投与はいわば糖尿病が進行した人のためのその場かぎりの対症療法であり、糖尿病が治るわけではないのです。

　またインスリンには、過剰投与すると低血糖*を引き起こし、緊急に対処しないと意識混濁や意識喪失に陥って死に至ることがあるという危険性もあります。

＊低血糖
血糖値が急激に下がると、眠気、冷や汗、動悸などが現れ、意識混濁に陥ることもあります。このような緊急症状が現れたら砂糖やあめ、ジュースなど糖分をすぐに吸収できるものをとる必要があります。

一方、糖尿病患者が病院で処方される血糖降下剤にも、糖尿病の治療効果はありません。食前に服用するこの種の薬は、胃や小腸での糖質の分解・吸収を抑える、あるいは膵臓の不十分なインスリン分泌を促進することによって食後の血糖の急上昇をコントロールするものであり、やはり対症療法薬にすぎません。では、糖尿病治療薬と呼べる薬は今後も開発できないのでしょうか?

Ⅰ型糖尿病は病気としてはⅡ型より深刻です。しかしこれは逆に、現在の医学でも完治の可能性があります。Ⅰ型はインスリンを分泌するランゲルハンス島ベータ細胞が壊れたために起こるので、膵臓を移植するか、あるいはベータ細胞を培養して体内に送り込めば、理屈のうえでは病気の原因そのものが消滅することになります。実際

インスリンの投与

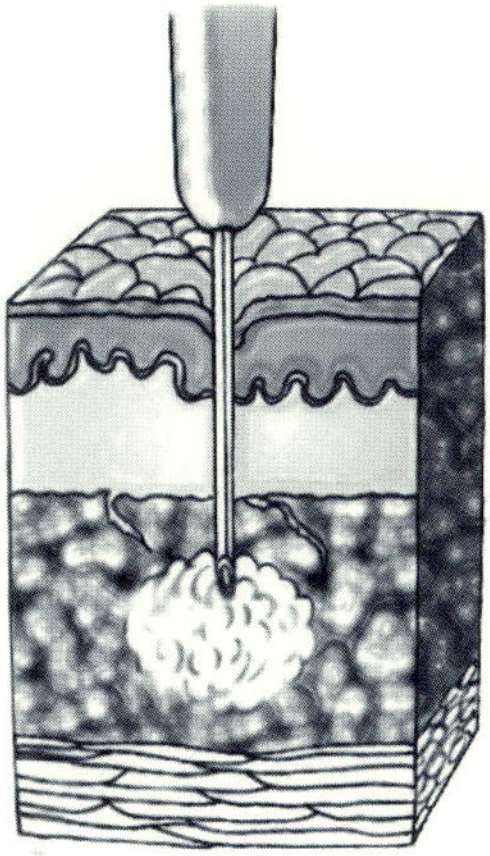

インスリンは皮下に注射します(図はペン型注射器)。

にいまこの方法は実験的に行われて大きな成果を上げつつあります。

厄介なのはむしろ、日本人の国民病であるⅡ型です。

Ⅱ型糖尿病はかつては〝ぜいたく病〟ともいわれたように、美食や過食、運動不足などの生活習慣が行き着く悪しき結末とされています。

近年、過食によって体に中性脂肪がつきすぎると脂肪細胞*がつくりだすアディポネクチンというホルモンの分泌が減少することが明らかになっています。アディポネクチンは、高血糖によって傷ついた血管を修復するなどのはたらきをもつことから、この物質が減ると、糖尿病の発症が加速されることになります。そこでこのしくみを逆に利用すれば、糖尿病を治療したり発症を抑えたりできる薬が生まれる可能性があります。

とはいえ、Ⅱ型糖尿病の原因はこのしくみだけとは限りません。私たちの体のはたらきについての現代医学の理解はまだきわめて初歩的な段階にあることから、糖尿病のような複合的な病気に対する真の治療薬を開発することは容易ではありません。糖尿病によって失明したり壊疽を起こした足を切断したり、あるいは心臓病や脳疾患に苦しんだ末に命を失いたくなければ、日々黙々と食事療法と運動療法に励むのが、さしあたり唯一最良の生存戦略ということになります。■

＊脂肪細胞
脂肪細胞からはさまざまな物質が分泌されています。肥満になるとインスリン抵抗性を高める物質の分泌が増え、他方、代謝を高めたり・インスリン感受性を高めるレプチンやアディポネクチンの分泌が減少します。

第7章 抗がん剤

がん細胞の分裂・増殖を遺伝子レベルでくい止める

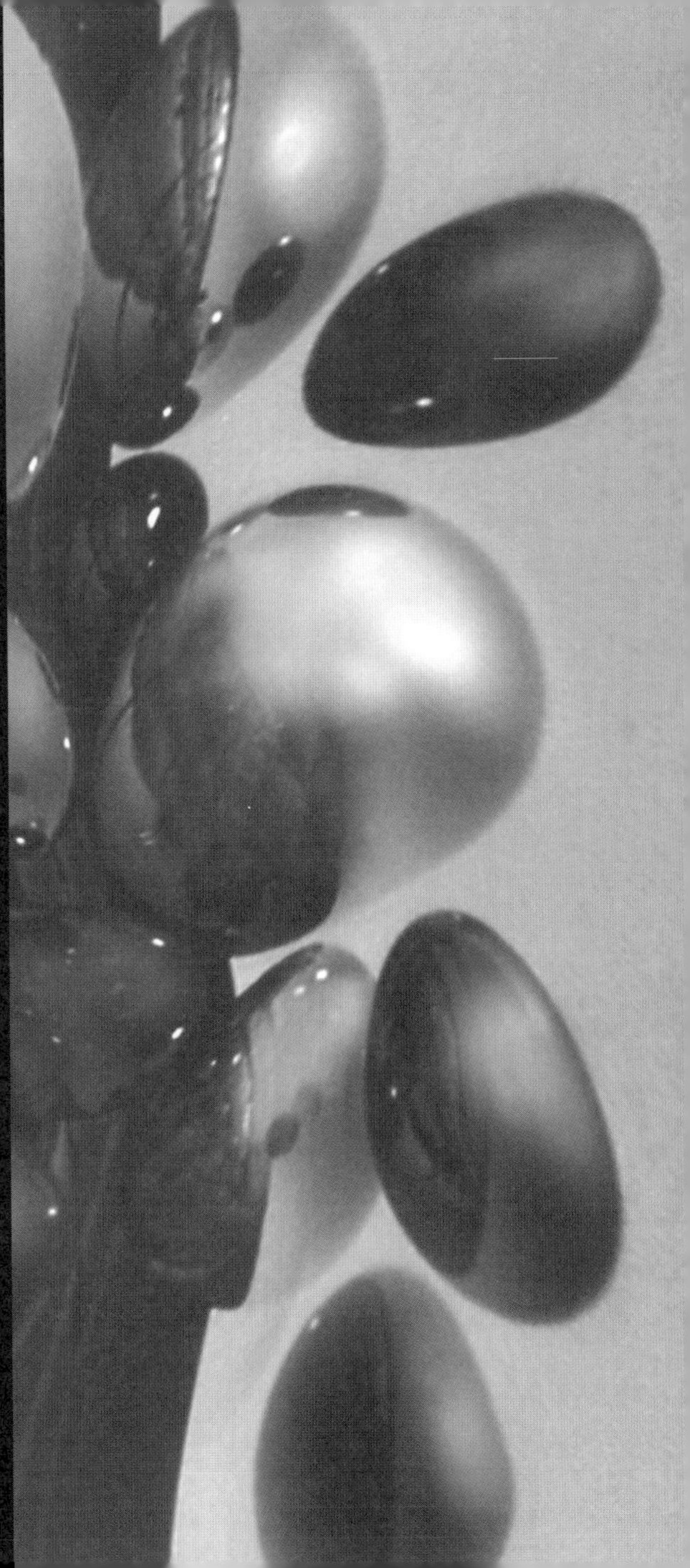

7-1 抗がん剤

最初の抗がん剤は大戦の毒ガス研究から生まれた

毒ガスが白血球の増殖を抑えた

１９４３年12月2日、第二次世界大戦さなかのことです。イタリア南部の沖合いに停泊していたアメリカの商船ジョン・ハーヴェイが、ドイツ軍の空と海からの急襲を受けて炎上、沈没しました。このとき近くには30隻以上の連合軍側の艦船が停泊しており、この攻撃によって、ジョン・ハーヴェイのほかにも16隻が沈没、多数の民間人と軍人が燃え盛る炎と凍てついた海で命を失いました。

翌日、浮遊物につかまって生存していた８００人以上が救出されたものの、大半は目や皮膚に異常を起こしていました。気管がただれて咳き込む者、目が見えなくなった者、ペニスが異常にふくれ上がった者——彼らは症状の重い者から死に、まもなく重い感染症が蔓延してさらに多くが死んでいきました。感染症の原因は、白血球が激減して免疫系が破壊されたためと見られました。

彼らの死因は毒ガス弾、すなわちマスタードガスでした。アメリカ軍に徴用されていたジョン・ハーヴェイには、ドイツ軍が毒ガス弾を使用した場合に同じ兵器で反撃する目的で毒ガス弾が搭載されていました。そして船が沈没したときにこれらの毒ガスが海上に流出し、海面を漂う石油に溶けて、おぼれかかっていた民間人や兵士の体に付着したのです。

しかし同じ頃、アメリカで奇妙な出来事が起こっていました。マスタードガスががんの治療薬、すなわち世界初の抗がん剤として用いられようとしていたのです。

この大戦中、アメリカ陸軍に配属された化学者アルフレッド・ギルマンらは、マスタードガスを扱いやすくした「ナイトロジェン・マスタード」の研究中に、この物質が動物の白血球の増殖を抑えることに気づきました。

ジョン・ハーヴェイの沈没後に毒ガスが多くの人間を死に追いやった原因が、白血球の増殖を抑えたためであったとすれば、その同じ作用が、異常な白血球が増殖する血液のがん、すなわち白血病やリンパ腫の治療薬となる可能性が出てきたのです。数度の動物実験でこの見方に確信をもったギルマンらは、１９４２年５月、放射線治療の効果がなくなったリンパ腫の男性に、10日間に

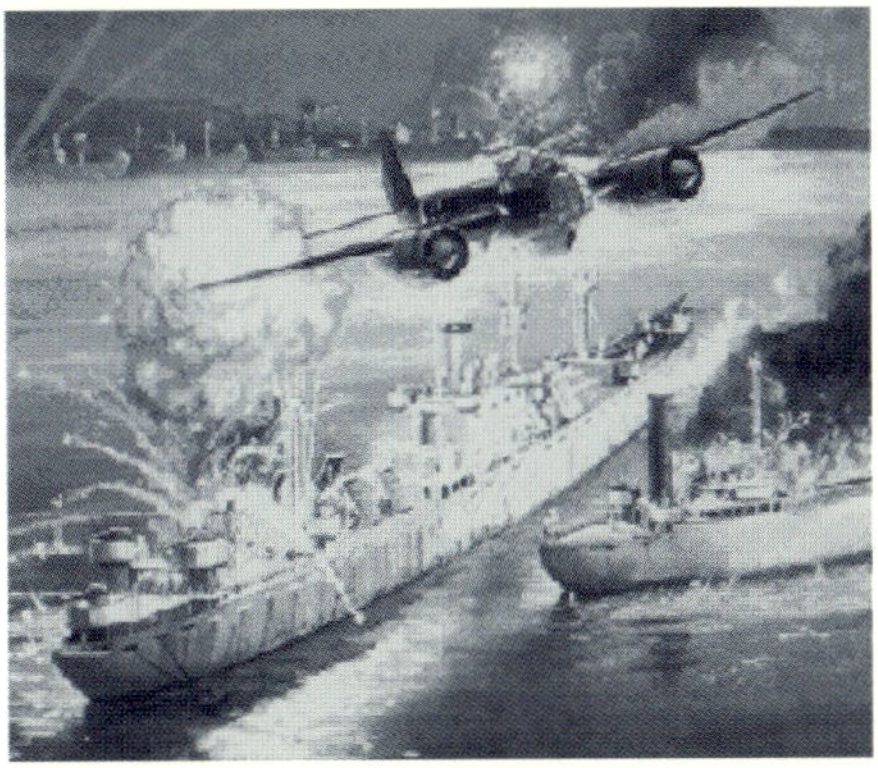

ドイツ空軍に爆撃されるジョン・ハーヴェイ号（想像図）。

わたって少量の毒ガス化合物、すなわちナイトロジェン・マスタードを投与しました。数日後、彼のリンパ腫は消滅していました。この物質は、がん細胞の中の核に含まれている遺伝子DNAを傷つける作用によって、がん細胞を殺していたのです。

軍事研究として行われていたこの実験の結果は戦後の1946年になってはじめて公表され、その後多数の抗がん剤が開発されることになります。そしていまでもナイトロジェン・マスタードは、現役の抗がん剤として使用されているのです。

抗がん剤はがん細胞の性質を逆用する

がんは、遺伝子DNAの病気です。細胞中の遺伝子が1回、あるいは何回か変異を起こした結果、細胞分裂が止まらない状態になったものががん細胞です。体の中でたった1個の細胞ががん化すると、それは2個、4個と次々に増殖し、とどまることを知りません。がんはまもなく周囲の組織に広がり、さらに血液やリンパ液に乗って他の臓器に転移します。全身に転移したがんは急速

がん細胞の増殖

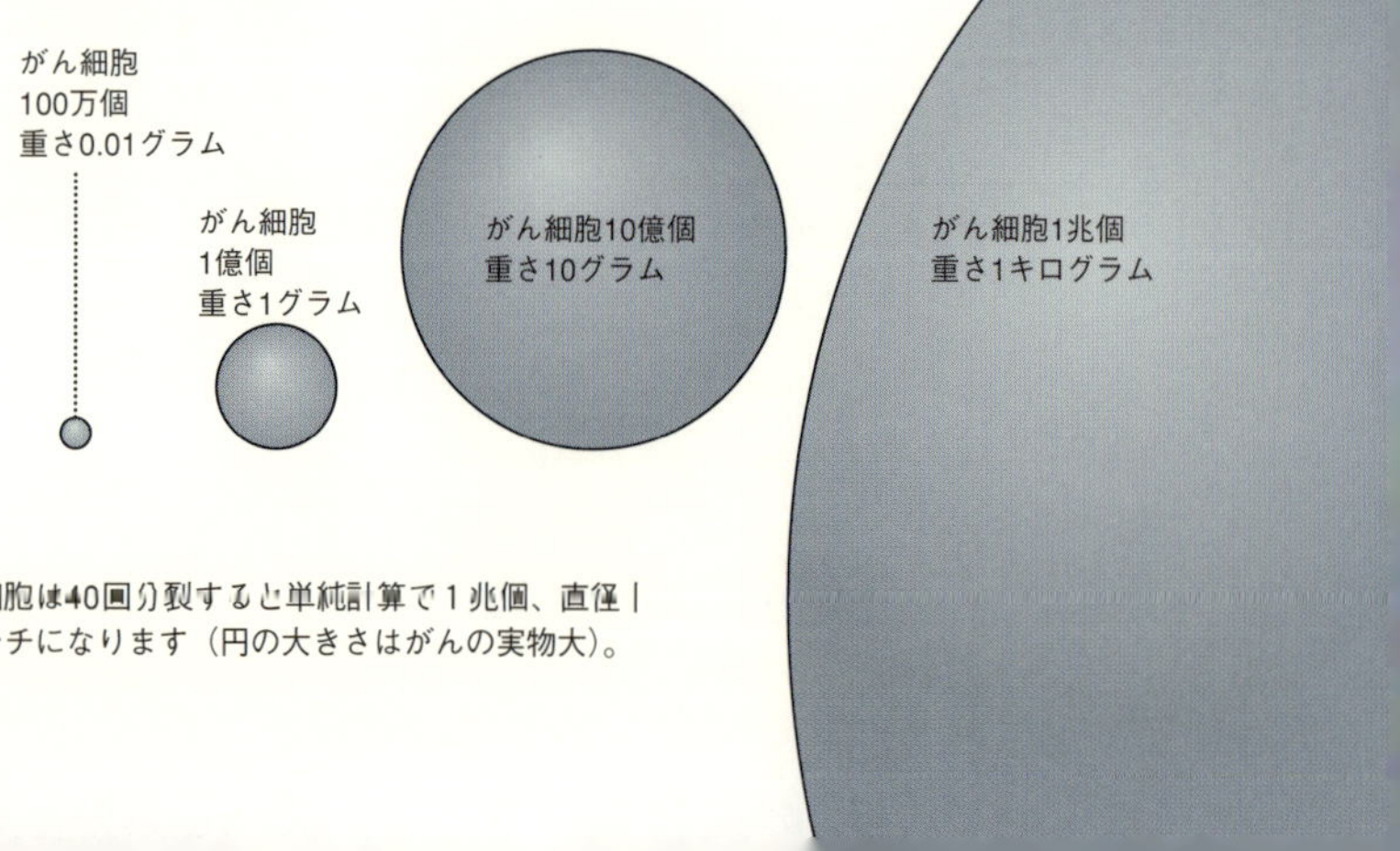

がん細胞
100万個
重さ0.01グラム
がん細胞
1億個
重さ1グラム
がん細胞10億個
重さ10グラム
がん細胞1兆個
重さ1キログラム

がん細胞は40回分裂すると単純計算で1兆個、直径十数センチになります（円の大きさはがんの実物大）。

に成長して臓器や器官を圧迫・破壊していき、ついにはその人間を殺してしまいます。

　現在、がん治療に使われている抗がん剤の大部分は、がん細胞が急速に分裂・増殖するという性質を逆手にとったものです。抗がん剤は、がん細胞が遺伝物質ＤＮＡを合成するのを妨げ、それによって細胞の増殖をストップさせ、がん細胞を死に導きます。さかんに分裂・増殖し、たびたびＤＮＡ合成を行うがん細胞は、それだけ抗がん剤によって殺傷されやすいことになります。

　しかしこれは、正常な細胞でもさかんに分裂していれば、抗がん剤によって傷つくということも意味します。口の中や胃腸の粘膜、毛根の細胞、骨髄の血球をつくる細胞（造血幹細胞）などはたえず活発に分裂・増殖を繰り返しているため、抗がん剤によって容易に損傷します。抗がん剤によってひどい嘔吐や下痢を繰り返したり、髪がすっかり抜け落ちたり、口やのどに炎症が生じるのは、このような理由からです。

　日本で使用されている抗がん剤は１００種類にものぼりますが、大部分は、ナイトロジェン・マスタード同様、増殖する細胞に対して強い毒性をもっています。そもそも大部分の抗がん剤は細胞毒性をもつ毒物です。それらは毒ガスだけでなく、西洋イチイやニチニチソウなどに含まれるアルカロイド（植物毒）や、土壌細菌から見つかった抗生物質など多種多様です。

7-2 抗がん剤

がん細胞は薬剤耐性を獲得して生き延びる

薬ががん細胞の増殖を妨げるしくみ

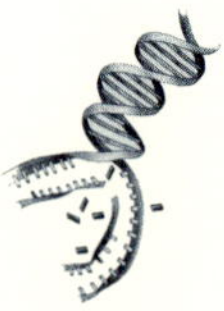

抗がん剤を用いるがん治療は、化学物質を使うことから化学療法とも呼ばれます。この治療は、がんを切除する手術、および高いエネルギーの光や粒子をがんに照射してがんを破壊する放射線治療と並んで、がん治療の３本柱と呼ばれています。

化学療法が急速に進歩してきたことにより、「がん＝死」という単純な図式は過去のものとなり、少なくともがんの一部は治る可能性のある病気となっています。

たとえば乳がんは１９７０年代頃まで、手術でがんを切除してもその後非常に再発しやすく、再発によって死亡する可能性がきわめて高かったのです。しかし現在では、手術の前や後に化学療法を追加することによって大部分の患者が治癒し、再発する可能性も低くなっています。また、進行が速いためにかつてはほとんど助からなかった小児のがんも、いまでは半分以上の患者ががんを克服できるようになっています。こうした一部のがんでは、抗がん剤が不可欠になっているのです。

現在の抗がん剤治療では、一般にいくつかの種類の薬を併用する多剤併用法が用いられます。性質の異なる抗がん剤を併用すると、単独の薬を使う場合よりも治療効果が向上するからです。ほとんどの抗がん剤は、がん細胞の増殖を妨げることによってがん細胞を殺しますが、そのしくみは以下のようにさまざまです。

①遺伝子の本体DNAの2本鎖を結びつけ、DNAが複製できないようにする。
②DNA複製を助ける酵素のはたらきを妨げる。
③DNAの材料に混ざってDNAの鎖に取り込まれ、DNAの複製を止める。
④細胞が2つに分裂するときに必要な分子を壊す、などです。

各薬がそれぞれ異なるしくみでがん細胞を攻撃すれば、それだけがんに対する殺傷力が高まると考えられているのです。また複数の薬を用いると、個々の薬の

抗がん剤の形

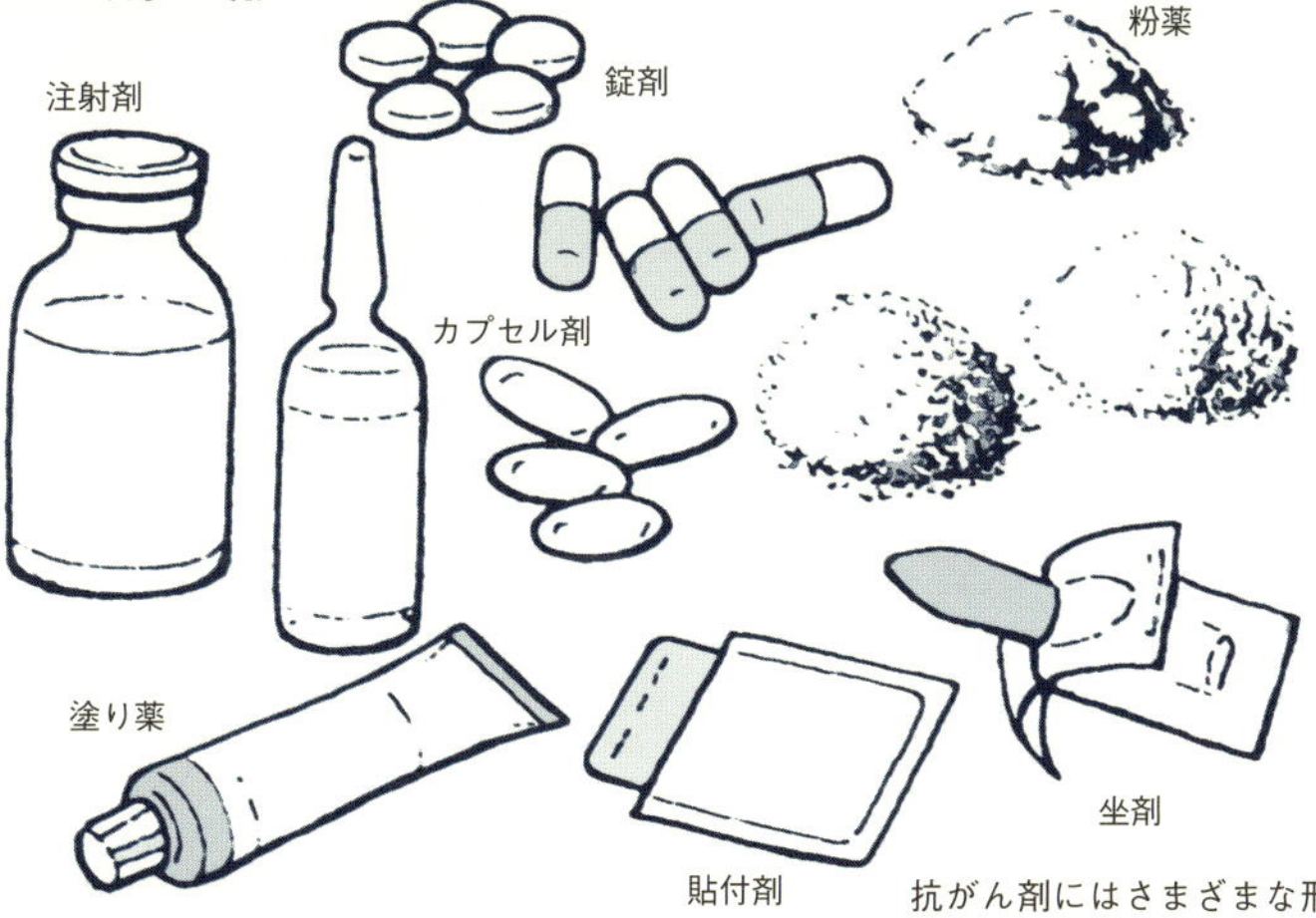

注射剤
錠剤
粉薬
カプセル剤
塗り薬
坐剤
貼付剤

抗がん剤にはさまざまな形（剤形）があります。

使用量を減らすことができます。これによってそれぞれの薬の副作用が分散し、全体として副作用を軽くすることができます。

がん細胞の悪性化と重い副作用

とはいえ、がん細胞は悪性化*するため、治療を始めた当初はがんが小さくなり治癒に向かうかに見えても、そのうちに抗がん効果が低下していくことが少なくありません。がん細胞は一般に、傷ついた自分のDNAを修復する能力や、傷を修復できないときには自殺（アポトーシス）するという細胞本来の性質を失っています。そのため増殖するたびに悪質さを強め、いっそう増殖しやすく、いっそう自殺しにくく、いっそう転移しやすい性質を獲得していくのです。

抗がん剤によってがん細胞のほとんどが死んでも、細胞集団の中のたった1個が抗がん剤の攻撃に耐え抜けば、それがふたたび増殖し始めます。このとき生き残ったがん細胞は、すでに抗がん剤に対する抵抗力（薬剤耐性）を身につけており、いわば抗がん剤が、より強靱ながん細胞を生み出してしまったともいえます。

こうして薬剤耐性をもつに至ったがん細胞には、それまで使っていた抗がん剤はもはや役に立ちません。腎臓がんや肝臓がん、一部の肺がんのように抗がん剤が効きに

＊**がんの悪性化**
がん細胞の分裂・増殖の速度が増したり発生場所から他の組織や臓器へ転移する性質をもつなど、がん細胞の悪質さの程度がしだいに高まっていくことです。

抗がん剤の種類

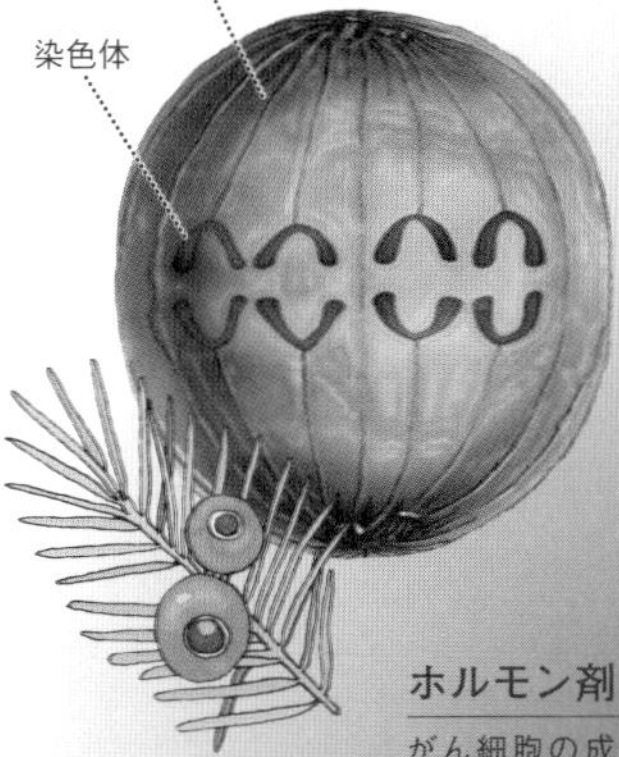
微小管
染色体

西洋イチイの抽出物は抗がん剤の材料となります。

植物アルカロイド

細胞分裂の際に微小管は染色体を新しい細胞に移動させます。植物アルカロイドの一部は微小管のはたらきを妨げ、がん細胞の分裂を止めます。

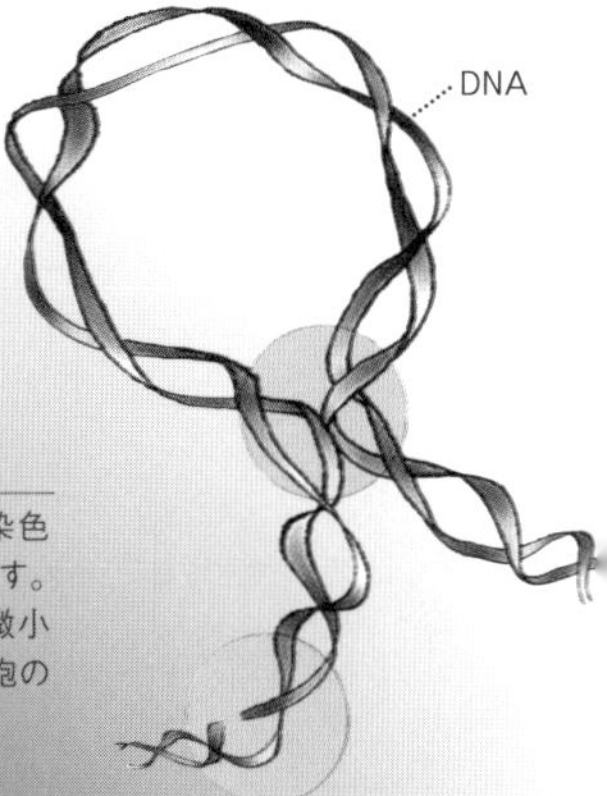
DNA

アルキル化剤

DNAの2本鎖に橋をかけ、らせんをほどけなくしてがん細胞の分裂を妨げます。

プラチナ製剤

アルキル化剤と同じ作用でがん細胞のDNAを傷つけて、がんの増殖を止めます。

生物学的応答調節剤

免疫力を強化してがん細胞を攻撃します。

代謝拮抗剤

DNAの"偽物"の材料となってDNA合成を停止させます。

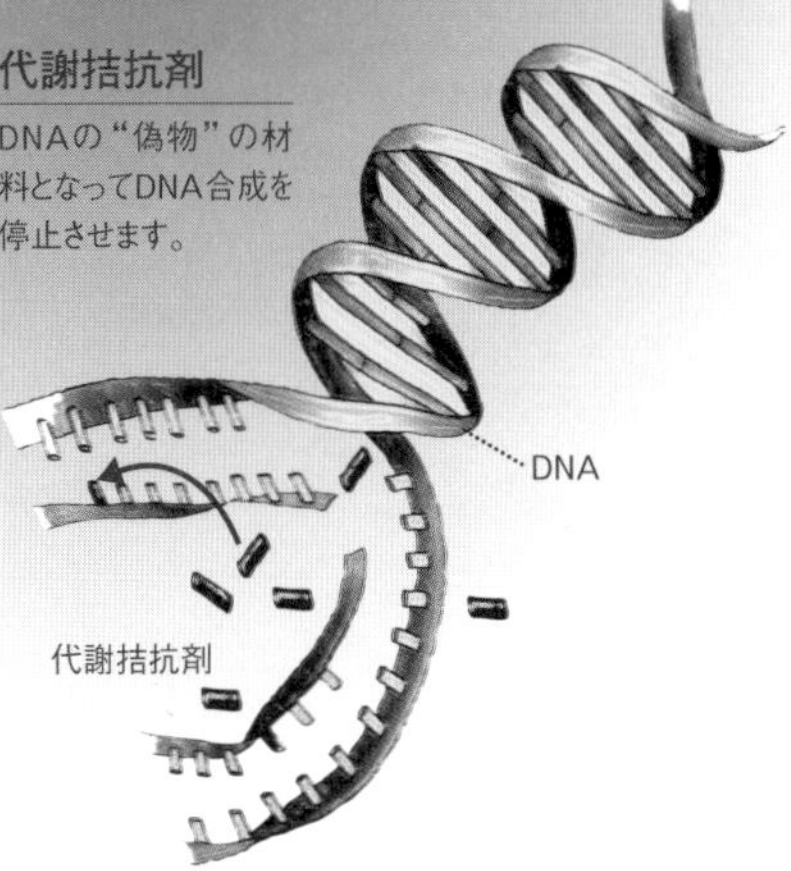
DNA
代謝拮抗剤

分子標的薬

がん細胞のみがもつ分子を目印にしてがん細胞を攻撃します。

抗がん性抗生物質

抗がん作用のある抗生物質でがんを殺します。

ホルモン剤

がん細胞の成長を促進する性ホルモンのはたらきを阻害します。

くいがんは、がん細胞がもともと薬剤耐性をもっているからなのです。

いったん薬剤耐性を手に入れたがん細胞と闘うことは、きわめて困難です。それまでとは異なるしくみではたらく薬を使うか、あるいは重い副作用を覚悟してより強力な抗がん剤を大量に投与するしかありません。しかし大量の抗がん剤を投与すれば、正常な細胞も大量に傷つきます。とりわけ、このような強力な抗がん剤治療を行うと、骨髄の中の造血幹細胞が死に絶え、白血球や赤血球などの血球がつくられなくなるため、治療後には骨髄移植*（造血幹細胞移植）を行う必要が生じます。

薬剤耐性をもつがん細胞では、自分にとって有害な物質を細胞の外に排出する巧妙なしくみができ上がっています。また、抗がん剤によって遺伝子が少々傷ついても簡単には死なない能力をもっています。そこでいま、こうしたしくみに合わせてがん細胞の薬剤耐性を無効にする薬が開発されています。

こうして見ると、抗がん剤治療にはひとつの鉄則があること

薬剤耐性

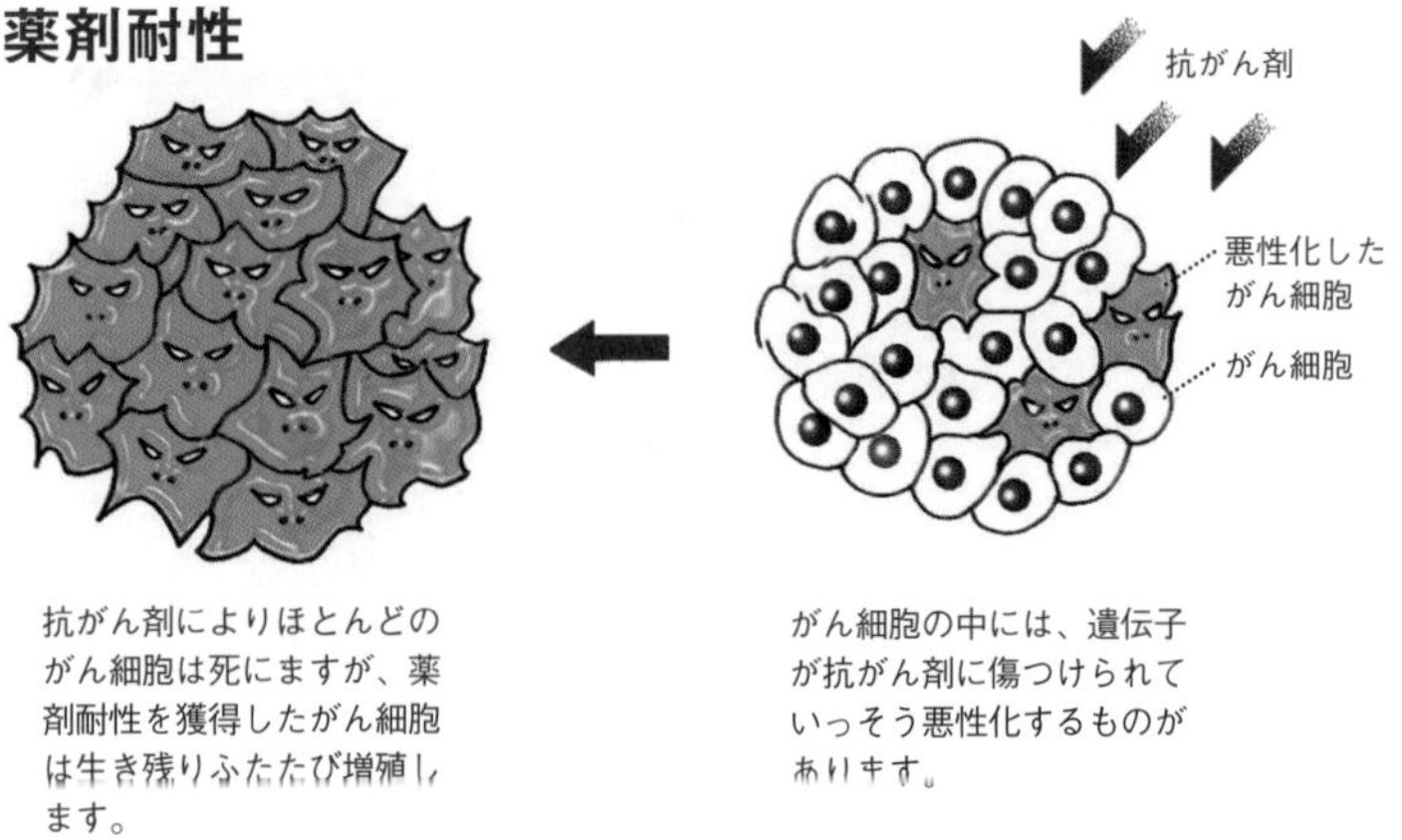
抗がん剤
悪性化したがん細胞
がん細胞

抗がん剤によりほとんどのがん細胞は死にますが、薬剤耐性を獲得したがん細胞は生き残りふたたび増殖します。

がん細胞の中には、遺伝子が抗がん剤に傷つけられていっそう悪性化するものがあります。

がわかります。それは、最初になるべく強力な治療を行って、薬剤耐性を得る前のがん細胞をすべて殺してしまうことです。

とはいえ、強力な抗がん剤治療には、ほとんど例外なく重い副作用がついてまわります。現在では抗がん剤の副作用を抑えるさまざまな薬が開発されており、がんの種類によっては通院で治療を受けることも可能になっているものの、ときには重い腎臓障害や心臓障害、免疫低下による感染症などが生じ、たとえ回復しても深刻な後遺症が残ることもあります。

では、抗がん剤の副作用を軽くすることはできないのでしょうか?

細菌を殺す抗生物質のように、がん細胞だけを殺す薬をつくれば、副作用はほとんどないとも考えられます。しかしがんは、ウイルスや細菌のように外部から体内に侵入してきた〝外敵〟ではありません。体を構成する自分の細胞が変化して生じた〝内なる敵〟です。そのため正常な細胞とがん細胞の違いは小さく、外敵には敏感に反応して体を防御する免疫システムでさえ、多くの場合、がん細胞を見逃してしまいます。がん細胞だけに狙いを定めることは至難の業といえます。

しかしいま、がん細胞のみを攻撃する薬が開発されています。狙いをはずすことのない〝魔法の弾丸〟のようなその薬は、「分子標的薬」と呼ばれます。

＊骨髄移植（造血幹細胞移植）
正常な造血能力をもつ骨髄細胞を患者に移植する方法で、白血病の治療などで用いられます。近年は骨髄からだけでなく、末梢血や臍帯血からも造血幹細胞を採取します。

がん細胞のみを攻撃する分子標的薬は理想の抗がん剤？

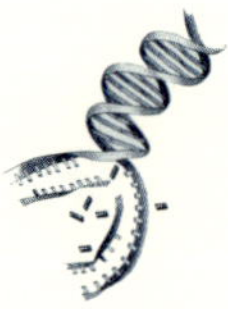

分子標的薬とはどのようなものか

これはその名の通り、がん細胞に特徴的な分子を標的にし、そのはたらきを妨げることで、がんの成長を止めたりがんを破壊しようとする薬です。たとえば乳がんに使用されるトラスツズマブ（商品名ハーセプチン）は、がん細胞の表面にある特徴的な分子を見つけて結びつきます。これにより、免疫細胞ががん細胞を攻撃するための目印となるとともに、この分子が増殖を促す信号（別の分子）を受け取るのを妨げます。

欧米で大腸がんの薬として使用されているベバシズマブ（商品名アバスチン）のように、血管の成長を抑える薬もあります。がんは急速に成長するために大量の栄養や酸素を必要とします。そこでがん細胞の多くは、超能力を思わせる方法で特殊な分子の信号を近くの血管に向けて放出し、新しい毛細血管ががんのそばまで伸びてくるように仕向けます。アバスチンはこの信号を遮断して、血管の成長を妨げます。血管が伸びてこなければ、がん細胞は酸素や栄養の補給を断たれて餓死することになります。

＊ゲフィチニブ
欧米では延命効果が見られないなどの理由からあまり使われず、厳しい使用規制もある薬ですが、日本では有効な症例があるとして広く用いられています。

それでも副作用が生じる理由

分子標的薬はがん細胞のみを攻撃対象とするため、治療効果が高く副作用は少ないと考えられましたが、現実は必ずしも期待通りではありません。たとえば肺がん治療薬として有名になったゲフィチニブ*（商品名イレッサ）は、副作用として間質性肺炎と呼ばれる重い肺炎を引き起こし、国内ではこれによって2005年までに600人近い死者が出ています。

血管の成長を抑える薬

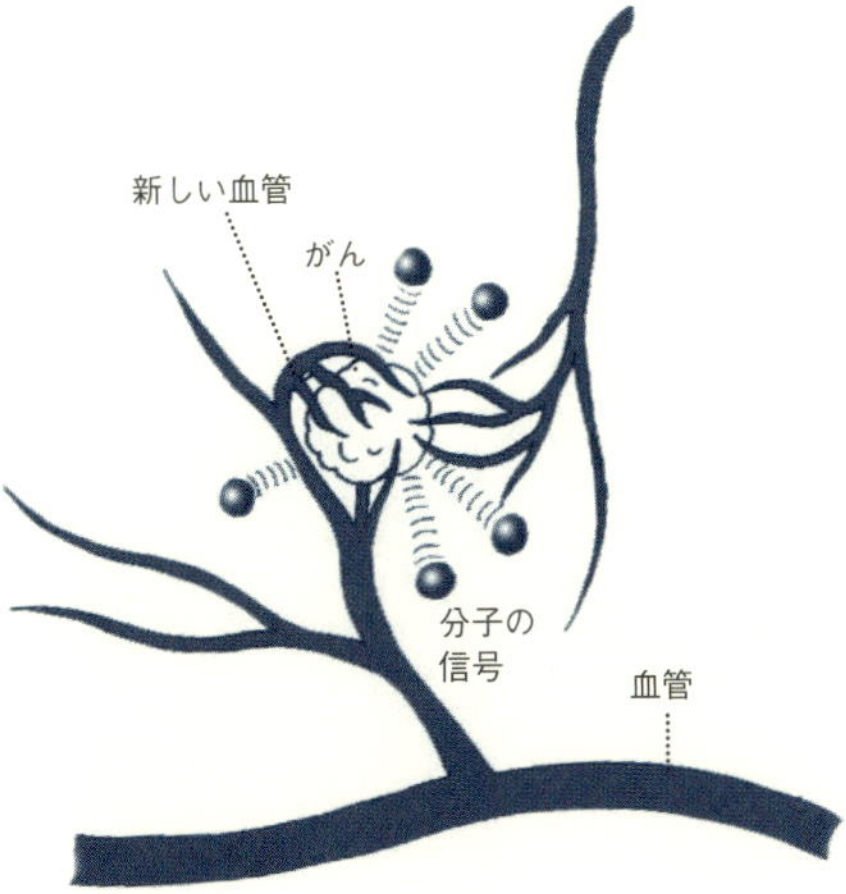
新しい血管
がん
分子の
信号
血管

①がん細胞は、血管の成長を促す特殊な分子信号を放出して新しい毛細血管をがんの内部まで引き寄せ、酸素や栄養を取り込みます。

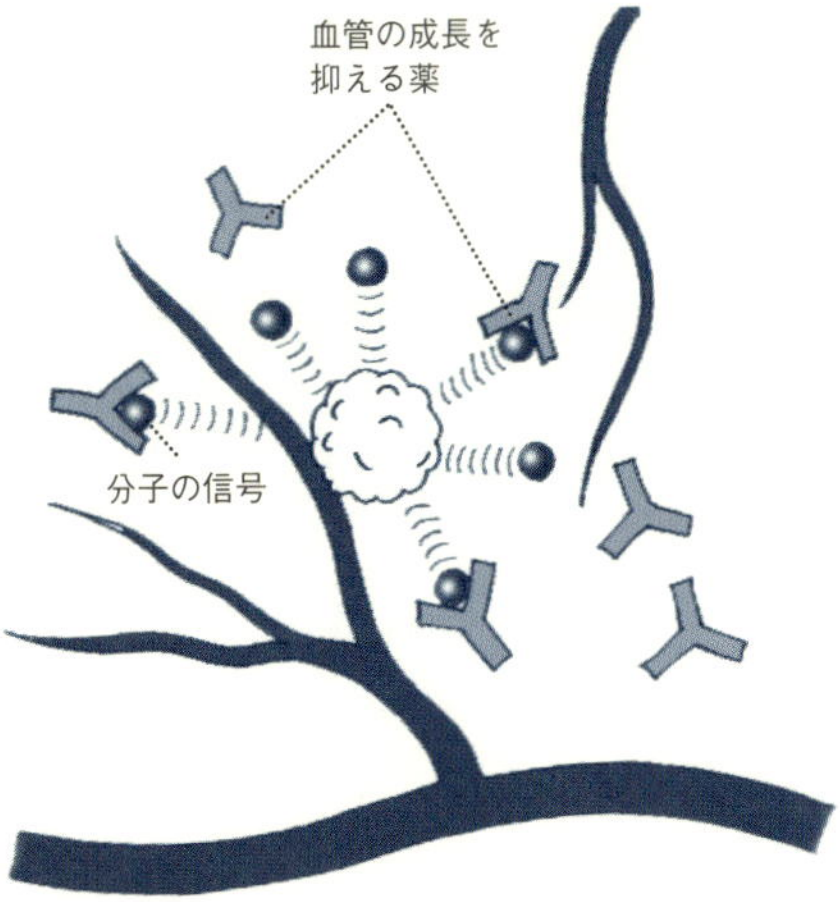
血管の成長を
抑える薬
分子の信号

②血管の成長を抑える薬はガン細胞の出す分子信号のはたらきを妨げて毛細血管の成長を抑えます。

こうした重大な副作用が生じるひとつの原因は、がん細胞には薬の標的になる分子が多いものの、それらは必ずしもがん細胞に特有ではなく、正常な細胞にも多少なりとも存在するためと考えられています。また薬が体内で別の物質に変わったり、想定外の反応を起こしてしまう可能性もあります。分子標的薬は、イレッサのように思いがけない重い副作用を引き起こすことが少なくありません。たとえば前出のアバスチンはひどい出血を起こすことがあり、最近登場したエルロチニブ（商品名タルセバ）は、重い心臓の異常を生じさせることがあるようです。

しかもこうした分子標的薬の多くでは、がんが消滅するような高い効果を見せる患者もいるものの、効果はおおむね一時的で、それによって患者が延命できる期間も2〜3カ月にすぎません。例外的にイマチニブ（商品名グリベック）のように、90パーセント以上の患者に高い効果を示す薬もあります。この薬はがん発症の原因となる遺伝子の作用を直接妨げることから、効果が高いと見られています。

がんの種類はきわめて多様で、それぞれ異なる遺伝子の異常によって発症します。がんの原因となる遺伝子がひとつの場合は薬の標的も定めやすく、治療も容易ですが、複数の遺伝子の異常によって発生する多くのがんに対しては効果の高い分子標的薬はまだつくられておらず、従来の細胞毒をもつ抗がん剤しか選択肢がないのです。■

第8章

てんかん治療薬

脳の神経細胞の過剰な興奮を抑える

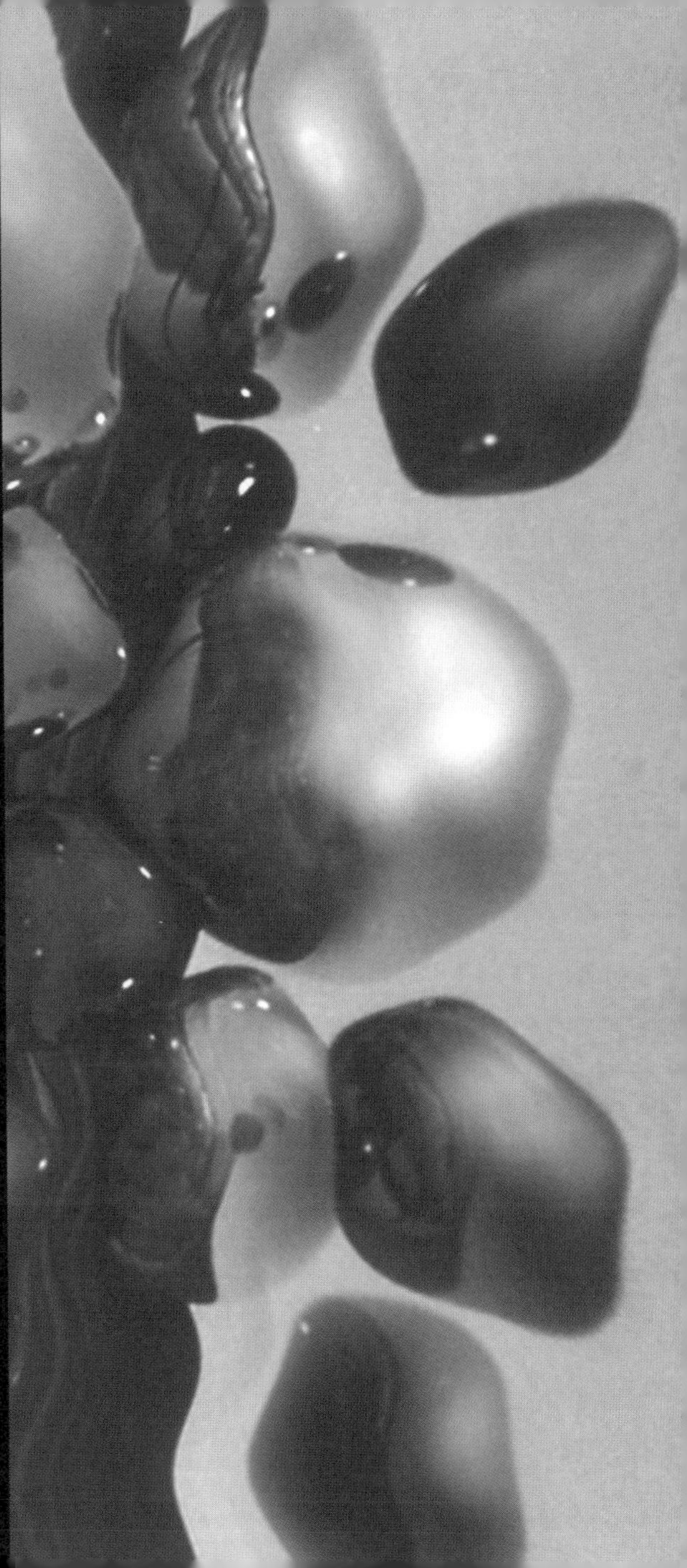

8-1
てんかん治療薬

てんかん発作は神経細胞の過剰放電で起こる

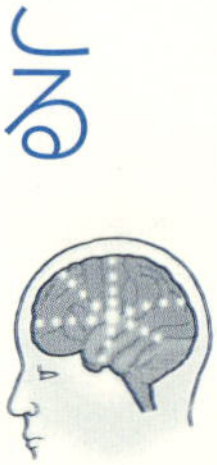

歴史上の著名人に多いてんかん患者

ロシアの作家ドストエフスキーの作品にはさまざまなてんかん患者が登場します。とりわけ『白痴』の主人公ムイシキン公爵（こうしゃく）の姿は、てんかん患者の行動や症状を深い思索と感性、そしてこのうえない繊細さで描き出されています。

ドストエフスキーはなぜてんかんとてんかん患者にあれほど詳しく、執着したのでしょうか。それは彼自身がてんかんに苦しむ生涯を送ったからにほかなりません。そうでなかったなら、19世紀の世界文学を象徴するような彼の作品は生まれなかったであろうというのが、後世の多くの批評家の見方となっています。ドストエフスキーは結局、激しいてんかん発作によって胸部出血を起こし、その人生を終えています。

歴史上の人物にはてんかんであった人々が非常に大勢います。ほとんどは芸術的な仕事、あるいは高度に知的な活動によってその足跡を残した人々です。たとえばソクラテス、アリストテレス、ピタゴラスなどの古代ギリシアの哲学者はてんかん患者だったと見られています。ほかにも、シーザー、ナポレオン3世、ベートーベン、レオナルド・ダ・ヴィンチ、預言者ムハンマド（モハメッド）、パスカル、チャイコフスキー、ミケランジェロ、バイロン、トルストイ、アガサ・クリスティー、エルトン・ジョン……

これらの名前を見れば、ある心理学者の「てんかん患者は脳の一部が異常をきたしているために、それ以外の部分が異常な部分を補おうとして過剰に発達する」という見方にうなずかざるを得ません。

しかし一般には多くの人々が、てんかんと聞くとたいてい、全身けいれんをともなう強い発作のみを思い浮かべます。事実てんかん患者は日常生活のさまざまな場面で突発的に発作を起こし、強いけいれんの後に全身を硬直させ、意識を失って倒れます。そのため人々の意識の中にはその症状だけが焼きついてしまいます。

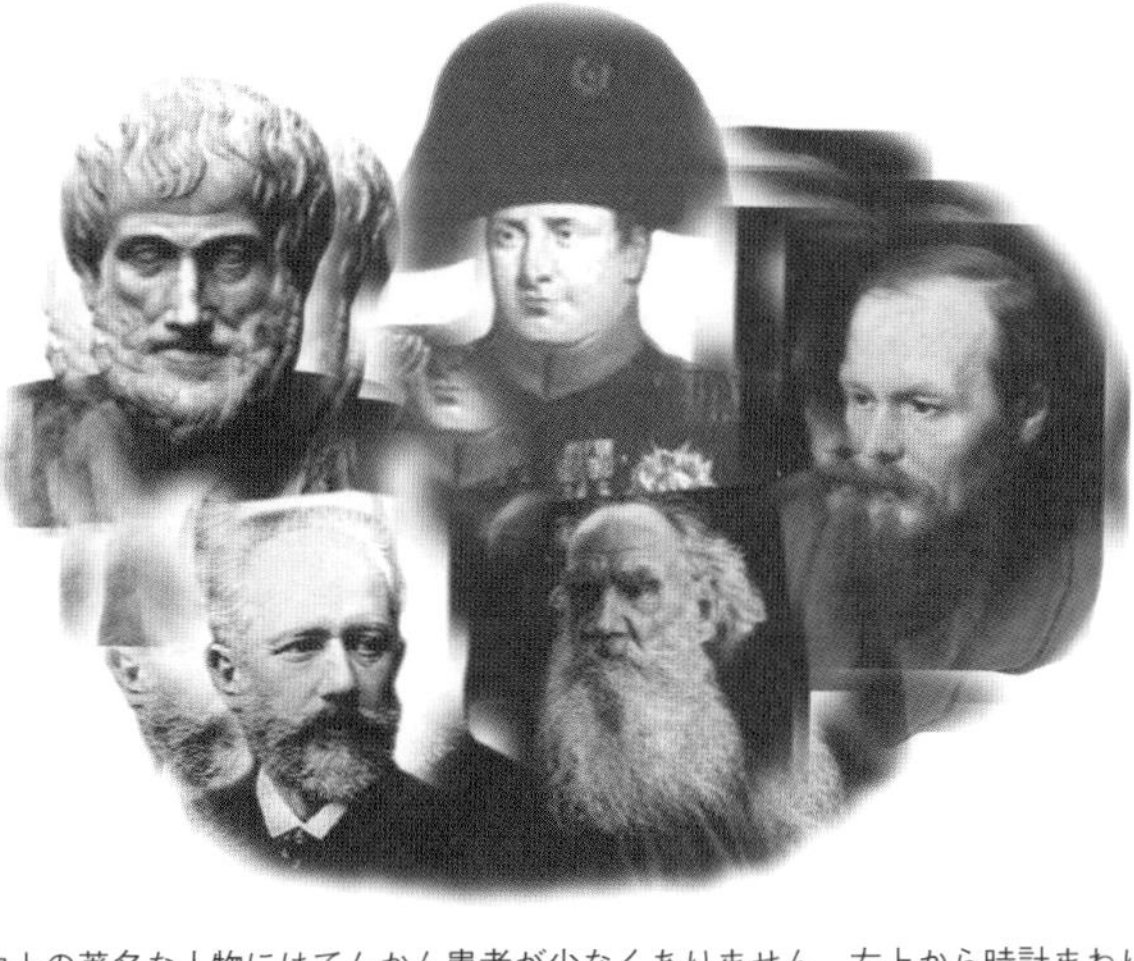

歴史上の著名な人物にはてんかん患者が少なくありません。左上から時計まわりにアリストテレス、ナポレオン、ドストエフスキー、トルストイ、チャイコフスキー。

発作時に脳では何が起こっているか

てんかん発作はいつどこで起こるかわからないため、患者は、職業の種類を制限される、運転免許を取得できない（現在は可能）、学校で水泳の授業に参加できないなどの不利益を被ってきました。また過去にはてんかん患者が社会の偏見や無理解にさらされることが少なくなかったのです。

しかし、強いけいれん発作をともなうてんかん患者は、実際には患者全体の30パーセント程度にすぎません。てんかん発作の大半はさきほど見たよりもずっと軽く、なかには発作が起きたことを自覚しない患者も少なくありません。

日本のてんかん患者の数は人口10万人あたり５００〜１０００人とされているので、患者総数は60万〜１２０万人と推定されています。しかし実際にてんかんと診断されて治療を受けたり、てんかんを抑える薬（抗てんかん薬、抗けいれん薬）を使用している人はその半数以下と見られています。

つまり、自分がてんかんであることを自覚していない人がたくさんいるということになります。

ＷＨＯ（世界保健機関）の定義によると、てんかんとは「さまざまな原因で起こる

てんかんとは?

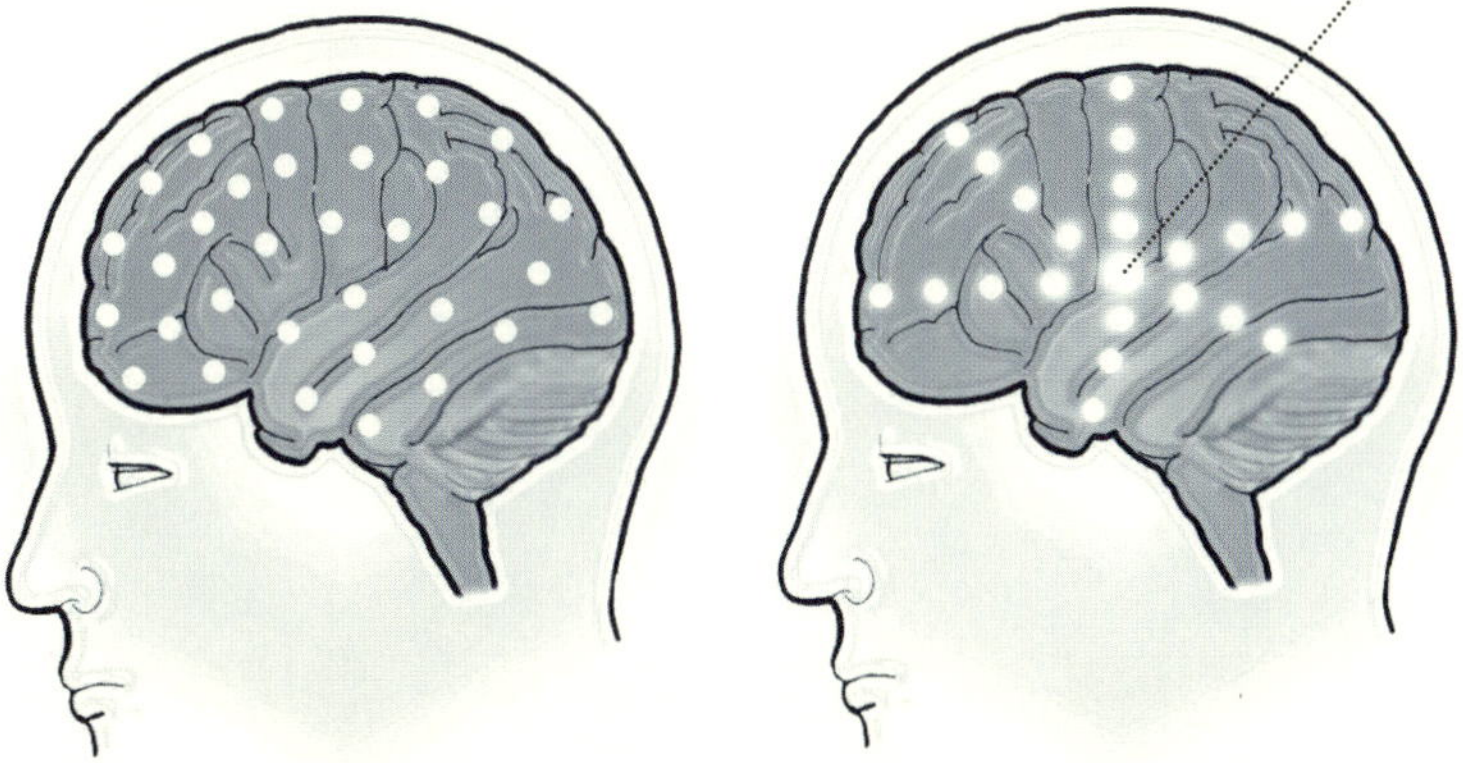

発作の焦点
正　常
てんかん

正常な脳では、神経細胞間を流れる情報信号は波のように広がりますが、てんかん発作では、特定の部位の神経細胞が過剰に放電し、それが脳の広い範囲に無秩序に広がります。

脳波で見るてんかん

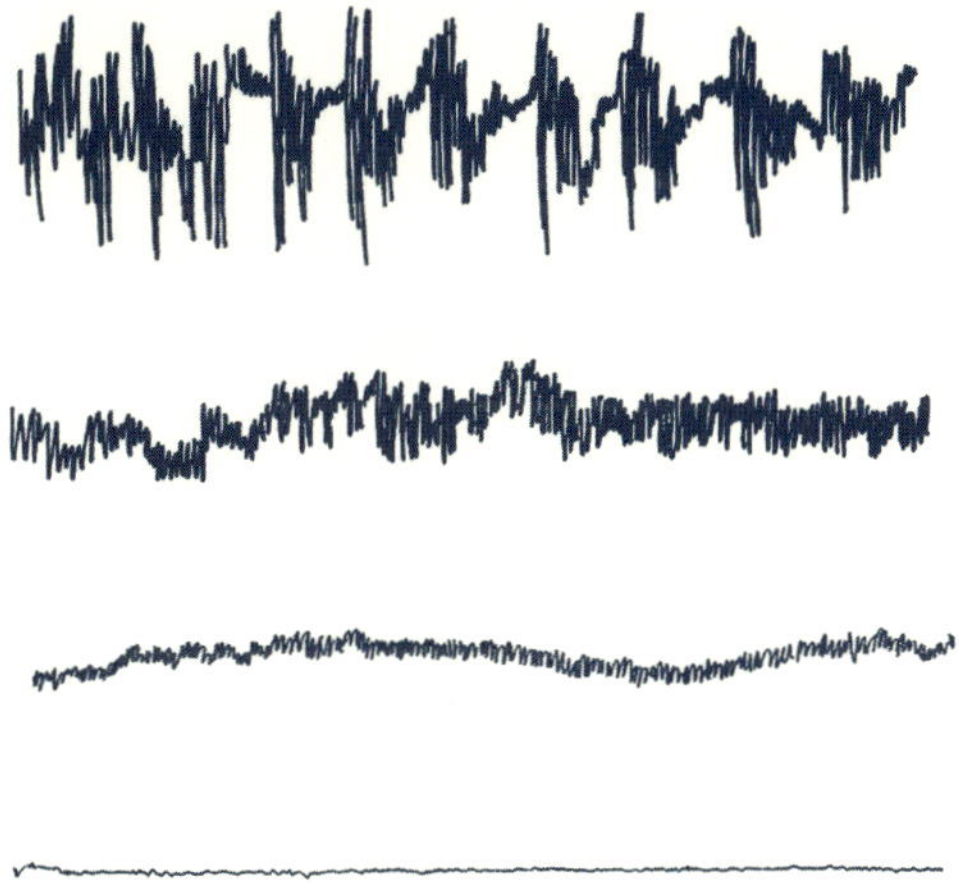

てんかん（大発作）
刺激
休息
深い麻酔下

脳の神経細胞に生じる活動電位の変化を脳波として示しています。脳波検査はてんかんの診断では必ず行われます。

脳の慢性疾患で、脳神経細胞の過剰な興奮により発作が繰り返し起こるもの」とされています。

人間の脳には1000億以上の細い線維状の神経細胞（ニューロン）が存在します。ひとつひとつの神経細胞からは数百～数千本もの枝（神経線維）が伸びており、それらが他の神経細胞とつながってきわめて複雑なネットワークを形成しています。

このネットワークでは、1個の神経細胞が刺激を受けて興奮すると、その中に微弱な電流（活動電位）が発生し、その細胞につながっている他の神経細胞へと次々に興奮が伝わります。

こうして特定の刺激に対して特定の神経細胞が興奮するという現象が脳内を波のように広がることにより、私たちの脳はさまざまな出来事を識別し、情報を処理し、記憶します。神経細胞の興奮は、それが秩序正しく起こり続けるかぎり、物事を正常に記憶したり考えたりすることができます。

しかしてんかん発作が起こるときには、脳のある部位の神経細胞が異常に興奮して電流を脈絡なく立て続けに放出し、過剰放電の状態となります。こうなると異常な興奮は周囲の神経細胞にいっきに広がり、脳の一部または全体が極度の興奮状態となるため脳はノイズがあふれ返り、乱雑な信号を受け取った体は、全身の筋肉のけいれん、硬直、意識の断絶、失神などを引き起こします。

発作を起こした人が意識を失って倒れるのは、脳がこのように完全なパニックに陥ってしまうためです。

一次性てんかんと二次性てんかん

脳が異常な興奮を引き起こす原因は、脳に損傷や奇形があるためということもありますが、CTやMRIなどの診断装置で脳を検査してもとくに異常が存在しないことも少なくありません。

このようなてんかんは特発性てんかん、原発性てんかん、あるいは一次性てんかんと呼ばれます。てんかん患者の80〜90パーセントが特発性てんかん、すなわち原因がはっきりしないてんかんです。

1990年代に人気テレビアニメを見ていた多くの子どもがけいれん発作を起こす「ポケモン事件」が起こり、海外では死亡した子どももいたことから、国際的にも社会問題化したことがあります。このときの原因はテレビ画面に現れる赤と青の光の激しい明滅が脳に異常興奮を引き起こしたためで、「光過敏性てんかん」と呼ばれました。これは光の明滅に対する先天的な脳の過敏性が原因と見られ、特発性てんかんの一種とされました。
特発性てんかんは、おそらく体質的に脳の神経細胞が興奮しやすいことに原因があると見られています。これは脳全体が発作を起こす全般性てんかんです。ただし、明らかにてんかんが遺伝する家系もあるものの、親がてんかん患者の場合にその子どもがてんかんを発症する確率は5パーセント程度であることから、遺伝性のてんかんはそれほど多いとはいえないようです。特発性てんかんの多くは、治療によって症状の発生を抑えることができます。

他方、てんかん患者全体の20パーセント程度は検査によって脳の異常を確認することができ、症候性てんかん（続発性てんかん、二次性てんかん）と呼ばれます。これらのてんかんは、出産時に胎児の脳に酸素が十分に供給されなかった、頭蓋内に出血が起こった、脳に先天的な奇形がある、外傷や脳腫瘍、脳梗塞、脳炎などを経験した、薬物が影響したなどを原因として発症します。

高齢になって発症するてんかんのほとんどは、脳内出血やアルツハイマー病などの脳が変性する病気によって生じる症候性てんかんです。これらのてんかんは脳の構造的な破壊によって起こるために一般に治療が難しく、脳の損傷範囲が広いほど治療が困難になるとされています。

8-2 てんかん治療薬

てんかん治療薬が発作を抑えるしくみ

興奮を静め、抑制を強める

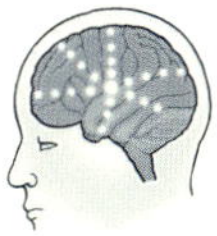

てんかんの薬物治療はすでに19世紀に始まりました。1868年にブロムカリと呼ばれる鎮静剤にてんかんのけいれん発作を抑える作用のあることが偶然発見され、その後実際に患者に使用されるようになったのです。ブロムカリは別名を臭化カリウムといい、食塩そっくりの単純な化学構造をもっています。しかし副作用の制御が難しかったために、てんかん治療にはしだいに使われなくなりました（最近ふたたび一部のてんかんに使用されるようになっています）。

1912年、鎮静剤フェノバルビタールにもけいれん抑制作用のあることがわかりました。その後、いまでもてんかん治療薬（抗てんかん薬）の主役であるバルプロ酸をはじめさまざまな抗てんかん薬が登場しました。国内では現在、臨床試験中のものを含めて約20種類の抗てんかん薬が使用されており、発作の性質に合わせた使用法が、日本神経学会の「てんかん治療ガイドライン」*に定められています。

＊てんかん治療ガイドライン
以下のウェブサイトでも公開されています。http://www.neurology-jp.org/guideline/epilepsy/index.html

初期の抗てんかん薬の多くは偶然発見されたものであり、なぜそれらがてんかん発作を抑える作用があるのかわからないままに使用されてきました。しかし現在の抗てんかん薬の大半は、作用のしくみが明らかになっています。

抗てんかん薬はその多くが鎮静効果をもつことからわかるように、基本的に神経細胞の興奮を鎮めててんかん発作を抑えます。たとえば代表的な抗てんかん薬バルプロ酸は、神経細胞の興奮を抑える脳自身のしくみを利用します。

脳の神経細胞には、興奮を伝える興奮性の神経細胞だけでなく、他の神経細胞の興奮を抑える抑制性の神経細胞も存在します。前述のようにてんかんは脳の神経細胞の過剰な興奮（放電）現象ですが、てんかん発作が起こるときには、抑制性の神経細胞が十分にはたらいていないと見られます。

バルプロ酸は抑制性の神経細胞の作用を増強することにより、脳の興奮を抑えます。仮にてんかん時の神経細胞の活動を光として見るなら、それはパチパチと火花を散らすように脳の全体または一部が輝く状態と考えられます。そしてバルプロ酸によって抑制性の神経細胞が活動して他の神経細胞にはたらきかけると、光が次々と消えていくように見えるはずです。

別の抗てんかん薬フェノバルビタールは、神経細胞を興奮しにくくします。フェノ

イオンチャンネル

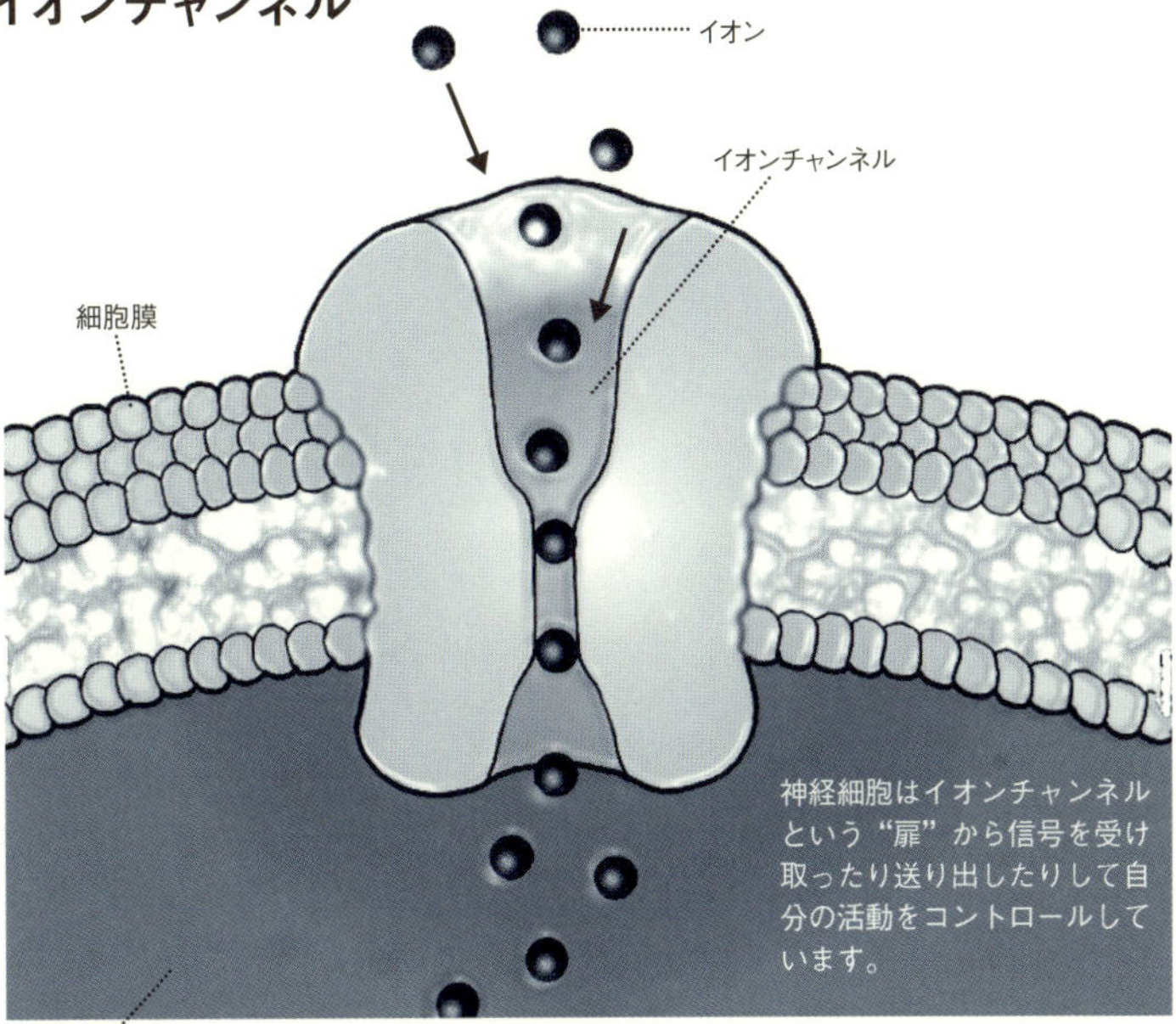

イオン
イオンチャンネル
細胞膜
神経細胞はイオンチャンネルという“扉”から信号を受け取ったり送り出したりして自分の活動をコントロールしています。
細胞の内部

コラム

イヌやネコもてんかんを起こす

イヌやネコも人間とまったく同じようにてんかん発作を起こします。突然足を突っ張らせ、口から泡を吹いて倒れたり、歯をガチガチいわせてけいれんを起こしたりします。とくにイヌはてんかんになりやすく、100頭に1頭が発症するといわれています。遺伝的にてんかん発作を起こしやすい犬種は、ジャーマンシェパード、ビーグル、ダックスフントなどです。

バルビタールは神経細胞の〝扉〟に作用します。

ここでいう扉とは、神経細胞の膜を貫通して存在する「イオンチャンネル」というたんぱく質です。周囲から神経細胞に情報が伝わるとこの扉が開き、電気的物質（イオン）が神経細胞の内部へと流入します。すると、神経細胞が電気的に活性化し、周囲の神経細胞へと情報を伝達するようになります（逆に電気的興奮を抑えるイオンもあります）。

特発性てんかんの一部はこのイオンチャンネルに異常があり、扉が開きやすい状態になっていると見られています。この場合、神経細胞がかってに興奮して発作の引き金になる可能性があります。フェノバルビタールは、神経細胞を興奮させるカルシウムイオンがイオンチャンネルからに流入することを防ぐことにより、神経細胞の異常な興奮を起こりにくくします。

抗てんかん薬は80パーセントの患者に有効

抗てんかん薬のはたらきは複雑で、症状や原因によって効果を現す薬が異なります。複数の抗てんかん薬を組み合わせると効果が高まることもあるものの、副作用が強まったり、逆に効果を打ち消し合うこともあります。そのため抗てんかん薬はなるべく

1剤のみを使用し、それで発作が抑えられないときは別の薬を追加し、その効果があれば最初の薬を少しずつ減らすという手順を踏みます。

こうした方法で患者の半数は発作を完全に抑え込むことができ、30パーセントは発作の頻度を減らしてほぼ正常な日常生活を送れるようになります。つまり抗てんかん薬は、ほぼ80パーセントの患者に有効なのです。

てんかん患者は、自分に合った薬を見つけた後は、毎日規則的に薬を服用します。薬が多すぎると強い眠気やめまい、吐き気が起こることがあり、副作用が顕著なときや一部の薬は、使用量を調整するために血中濃度を測定する必要があります。また一部の薬は胎児に奇形を生じさせる危険性をもつため、患者の女性は妊娠にも慎重に臨まなくてはなりません。妊娠を予定したときや妊娠が明らかになったときには、薬を変えたり減量する必要も出てきます。

てんかん発作は薬を飲んでいても起こることがあり、ほとんどの患者は、その人固有の前兆を感じ取ります。耳鳴りや異臭がする、変な味を感じる、光が視野の中を飛ぶ、胸を突き上げるような吐き気を感じる、以前見た光景が突然目に浮かぶなどです。冒頭の『白痴』の主人公ムイシキン公爵にとっては、急激な知覚の増幅とその後に訪れる歓喜に満ちた平穏が発作の前兆でした。これらは脳内で過剰な放電が始まっていることを意味し、放電の開始部位（発作の焦点）を示唆しています。

発作の前兆を感じたら患者はすぐに危険なものから遠ざかり、腰かけたり横たわったりして、発作が始まってもケガなどを負わないようにします。しかし薬をきちんと飲んでいれば、前兆だけで発作にまで至らないこともあります。

てんかん患者は一生、薬を飲み続ける？

てんかん患者は一生、薬を飲み続けることになるのでしょうか？　そのような患者も少なからずいるものの、半数はいずれは服用を中止できます。専門医（脳神経科医）は、薬を3年以上飲み続け、その間に発作や脳波の異常が見られなければ、薬を少しずつ減量して服用をやめてもよいと考えています。この場合の発作の再発率は数パーセントにすぎないからです。とりわけ子どもの特発性てんかんで、脳全体の発作*（大発作）を起こしたことがない患者は、てんかんが治る確率が高いとされています。ただし、不安が残る患者は服用を続けることになります。

発作を抑えるには薬の使用のみが大事なのではありません。てんかんは脳内の現象であり、睡眠不足や睡眠覚醒リズムの変調（昼夜逆転など）、過労などで神経伝達物質のバランスが崩れたり精神的緊張が続くと、すぐに発作の確率は高まります。患者

***脳全体の発作**
脳全体が発作を起こす全般性てんかんの発作には、意識を失い全身的な発作を起こす大発作、数十秒間だけ動作が突然止まる欠神発作、体の一部を繰り返しけいれんさせるミオクローヌス発作などがあります。

てんかんの症状

●部分発作

（発作が始まる部位によって症状は異なります）

- 同じ動作を繰り返す
- よだれを流す
- 顔面が紅潮したり青白くなったりする
- 汗をかく
- 吐き気や腹部の不快感がある
- 幻聴が聞こえたり幻覚が見えたりする
- 片手や片足のみがけいれんする
- 大声をあげる
- ぼーっと一点を見つめる
- 手足や顔の片側がチクチクする
- 眼球や首を左右どちらかに極端に傾ける
- その他

●脳全体の発作

- 意識を失い、四肢を突っ張らせて倒れる
- 突然動きが止まり、数十秒間意識を失う
- 全身がけいれんする
- 唇や爪が青白くなる
- 失禁する
- その他

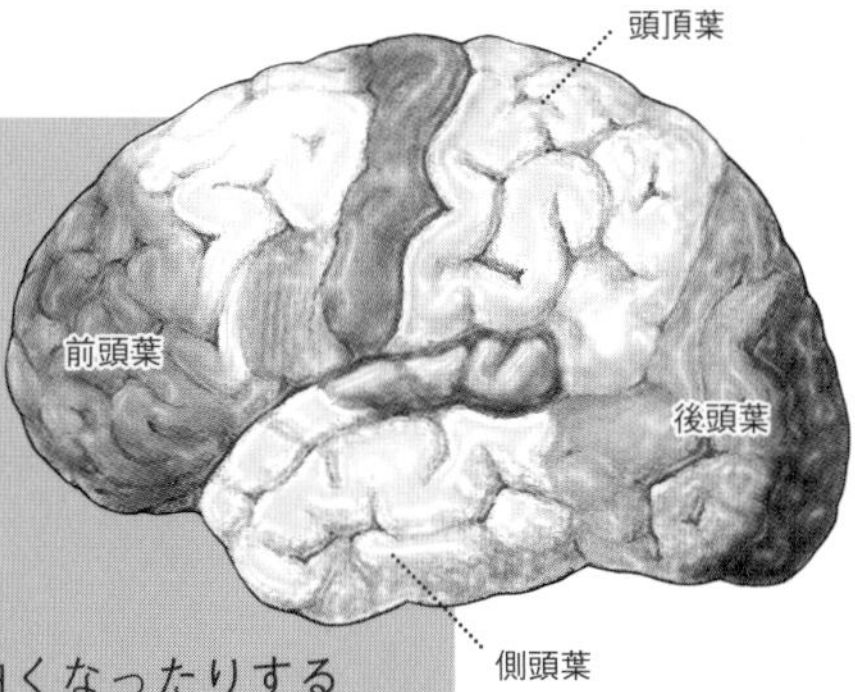

頭頂葉
前頭葉
後頭葉
側頭葉

脳の一部が発作を起こしたときと脳全体に発作が広がったときとでは、現れる症状が異なります。

は早寝早起きによる十分な睡眠と規則的で平穏な生活を送ることが絶対的に必要であり、周囲の人間にも患者への配慮が求められます。こうして抗てんかん薬や規則正しい生活習慣によって脳のはたらきを安定化させ、脳の過剰放電しやすい傾向が収まれば、患者も発作を起こしたことのない人とほとんど同じように、健康的に生活することができます。

抗てんかん薬は発作を抑える対症療法薬であり、治癒に導く薬ではありません。とりわけ特発性てんかん患者は、遺伝子の変異によって脳の神経細胞が過剰放電しやすいと見られており、発作が収まっても治ったと確信することはできません。

なお、患者の中には抗てんかん薬の効果があまりなく、危険な発作の続く人が20〜30パーセントいます。このような患者には脳の外科手術が検討されます。異常興奮が始まる脳内の場所は決まっているので、その部位を切除したり、興奮が脳全体に広がらないように脳の一部を切断する手術です。これはとりわけ側頭葉てんかん*に対しては非常に高い治療効果を示すため、欧米では一般的治療となっています。

日本でも最近ようやく、薬物の治療効果がなく日常生活に重大な困難をもつ患者に対してこの治療が行われるようになり、2002年からは健康保険の対象となっています。■

＊側頭葉てんかん
おもに側頭葉の内側にある海馬を発作の焦点とするてんかんです。

第9章

インフルエンザ治療薬

タミフルは感染直後のウイルスの増殖を阻止する

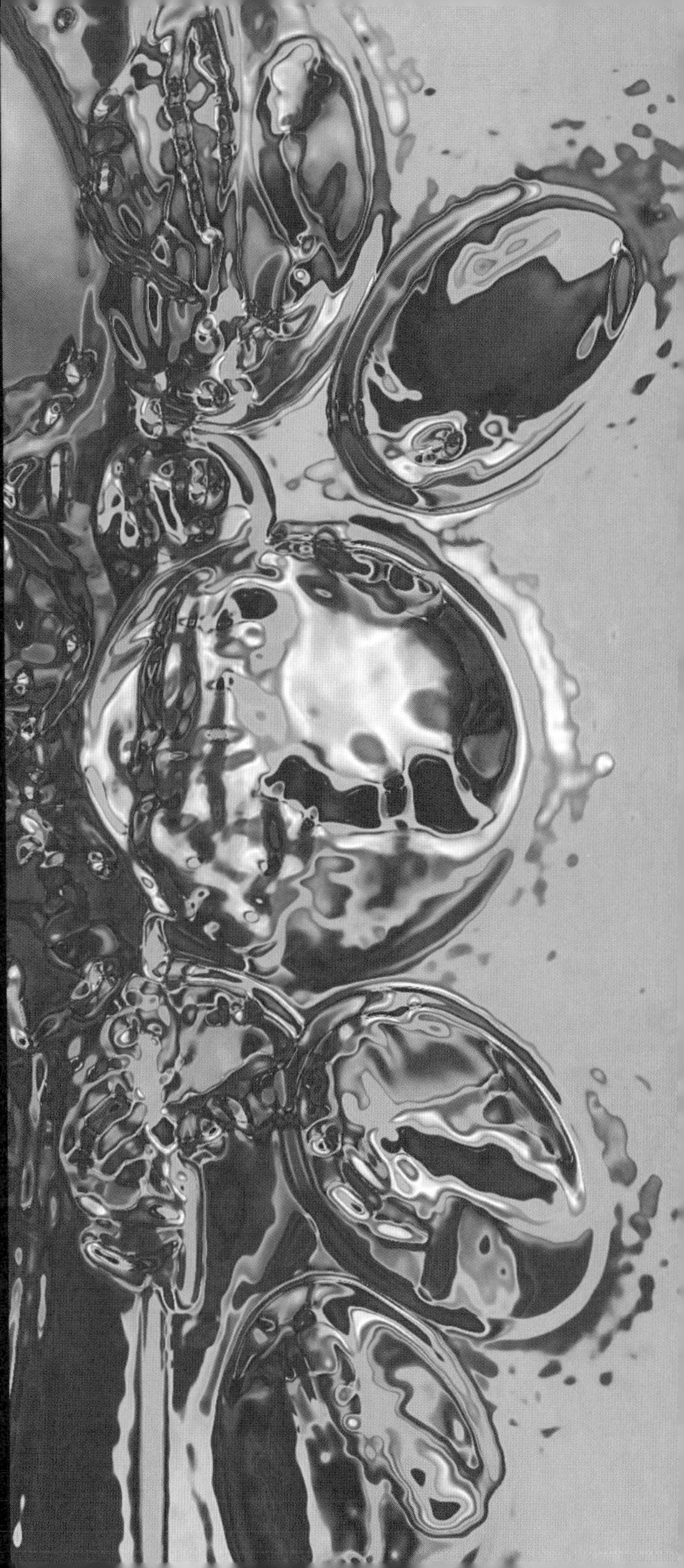

9-1 インフルエンザ治療薬

世界的大流行を引き起こす新型インフルエンザウイルス

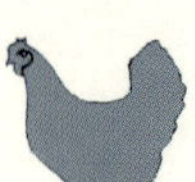

ふつうのかぜとインフルエンザの違い

ふつうのかぜとインフルエンザがどう違うかを理解するには、まずかぜがどんな病気かを知っておく必要があります。あまり知られていないものの、かぜには次のような定義があります。

「病原体の感染による上気道の急性炎症」

すなわちかぜは、ウイルスや細菌に感染してのどが腫れる病気のことです。熱やくしゃみ、鼻水などが出るといったかぜの症状は、実際には、のどの粘膜で病原体が繁殖したために起こる合併症にすぎません。

かぜの原因となる病原体の90パーセントまではウイルスです。とりわけ、ふつうのかぜを引き起こすウイルスの大半はライノウイルスと呼ばれるタイプであり、これはさらに１００種類くらいに分けることができます

しかしこれらのウイルス以外にも、一部のかぜの原因となる病原体が存在します。

マイコプラズマ、クラミジア（いずれもウイルスと細菌の中間的な微生物）、細菌などです。ほかにも、アレルギーや寒さがかぜと同様の症状を引き起こすことがあります。

非常に多くの人が、かぜは寒いときにひくと思っています。しかし、寒いという理由だけでのどが炎症を起こすことはほとんどありません。ウイルスの繁殖に好都合の環境は、寒さよりもむしろ乾燥です。またいくら寒くて乾燥していても、

インフルエンザウイルス

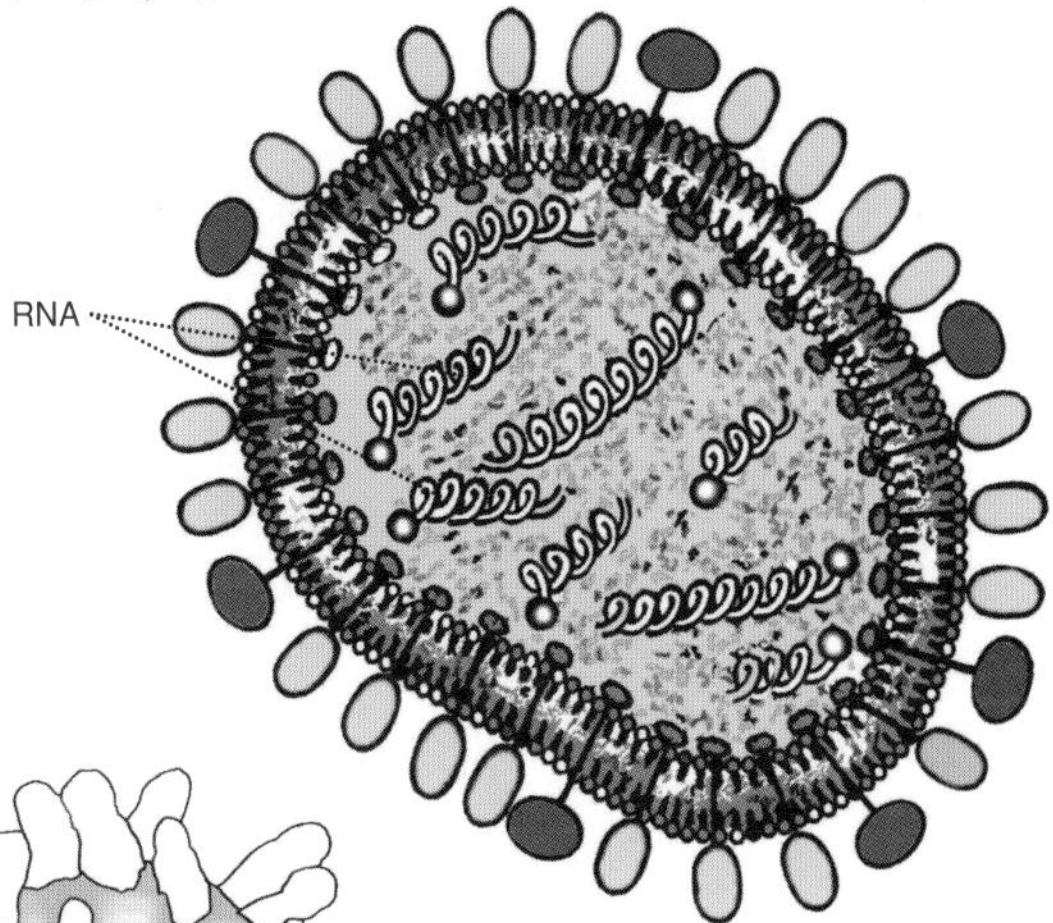
RNA

ライノウイルス

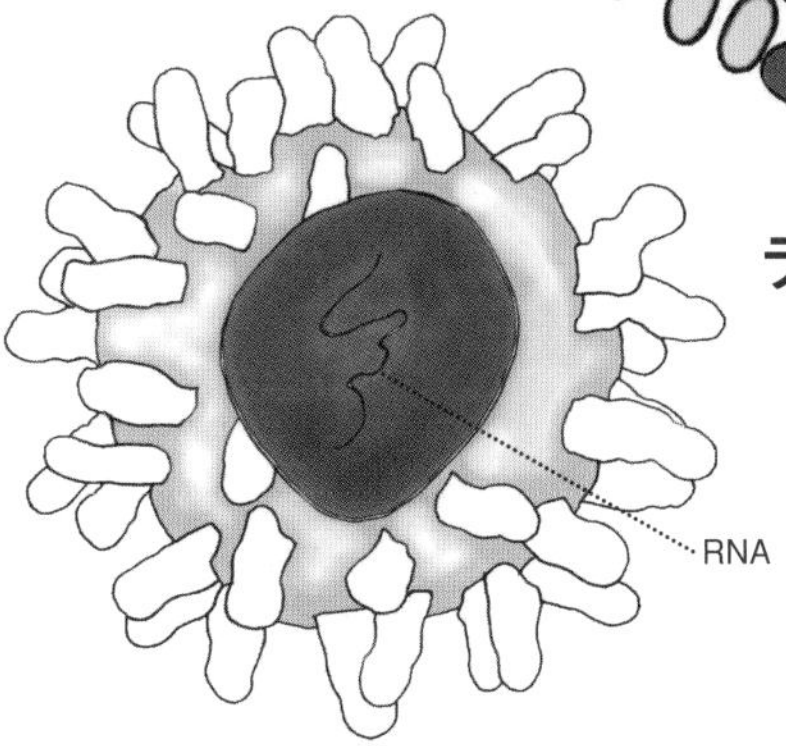
RNA

ふつうのかぜウイルスであるライノウイルスはＲＮＡを１本しかもちませんが、インフルエンザウイルスは８本のＲＮＡをもっています。

原因となる病原体に感染しなければかぜをひくことはないのです。

それでもかぜをひいた人はたいていかぜ薬を飲みますが、かぜ薬を飲んでもかぜは治療できません。

一般にかぜ薬と呼ばれているものは、実際には単に熱を下げたりのどの炎症を鎮めたり、あるいは鼻水やせきを抑える薬物を混ぜたものです。つまり、かぜのさまざまな症状を抑える対症療法薬なのです。ふつうのかぜは生命を危機に陥れるような危険性が低いので、さしあたりの不快な症状を抑えることができれば、薬の効用としては十分ということになります。

これに対してインフルエンザは、やはりウイルス感染によって引き起こされるものの、ふつうのかぜと同列には語れないほど緊急かつ悪質です。インフルエンザウイルスも、上気道の急性炎症を引き起こす点では通常のかぜの病原体と変わりません。しかしインフルエンザウイルスはライノウイルスなどと比べて感染力と毒性がはるかに強く、いったん流行し始めると、国内だけで毎冬1000万人もの人々が感染し、そのうちの1000人くらいが死亡することがめずらしくありません。

しかもインフルエンザウイルスにはいくつかの変異型、すなわちウイルスのもつ遺伝子がほかとはわずかに違うものが存在します。このようなウイルスは、人々がそれ

＊**天然痘**
DNA型ウイルスの一種である天然痘ウイルスによる伝染病で、痘瘡ともいわれます。高熱や特有の発疹が見られます。イギリスの医師ジェンナーが発見した種痘（ワクチン）の登場によって患者は減少し、現在は根絶したとされています。

＊**ペスト（黒死病）**→176ページ

に対する免疫をもたないために感染しやすく危険ですが、数十年に1度の頻度で出現します。このときには、全世界で何億人もの人々がこの危険なウイルスに感染し、その被害は、中世ヨーロッパで発生したペスト*や天然痘*の流行に匹敵するほど悲惨な状況を引き起こします。

史上最大の被害をもたらしたスペインかぜ

20世紀には、そのようなインフルエンザの世界的大流行（パンデミック）が3回起こっています。もっとも最近発生したのは、年長者には記憶に新しい1968年の「香港かぜ」で、世界で推定100万人が死亡しました。またその10年ほど前の1957年の「アジアかぜ」では200万人が死亡したとされています。しかし1918年の「スペインかぜ」は、これらをはるかに凌駕する被害を出しました。

このインフルエンザは、第一次世界大戦中のヨーロッパで、まず連合国軍の、次いでドイツ軍の陣地を襲い、戦局に重大な影響を及ぼすほど多くの患者と死者を生み出しました。戦争はつねに、

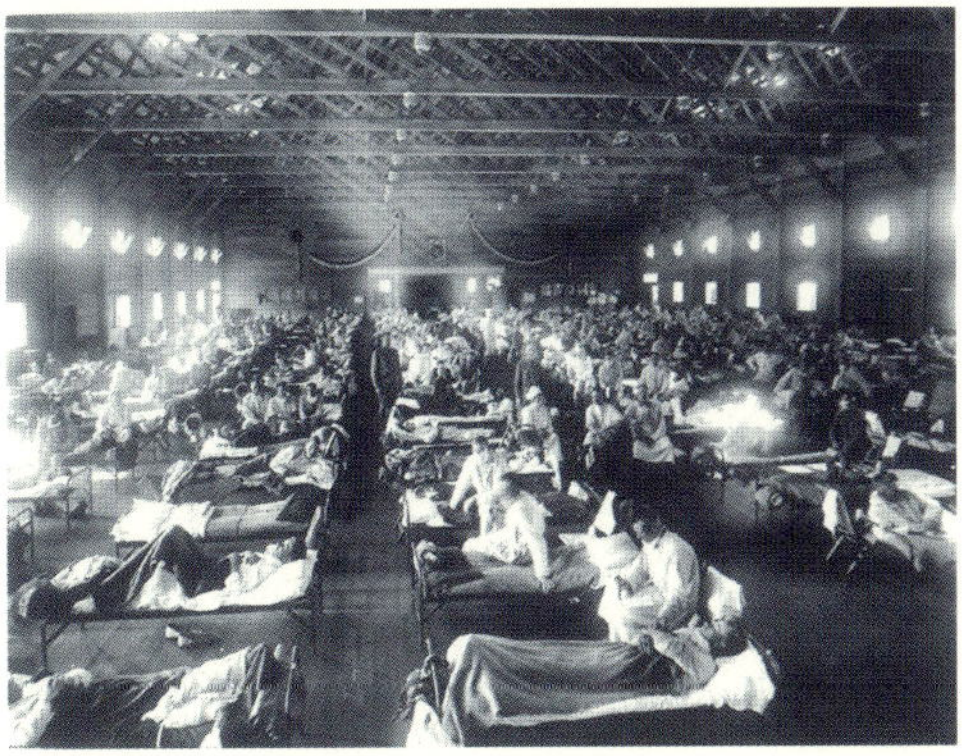

第一次大戦下、スペインかぜの患者であふれる病院内の様子（アメリカ、カンザス州）。写真／Otis Historical Archives

平時とは比べものにならないほど大量かつ高速の人間の移動をもたらします。そのため、このときもウイルス感染がヨーロッパ大陸から全世界へとまたたく間に広がりました。

アメリカの記録では、このインフルエンザによるアメリカ軍兵士の死亡者数は、戦闘による死亡者数を上回ったといいます。そして第一次世界大戦そのものも、この大惨事によって終結が早まったほどでした。このインフルエンザでは、翌1919年に終息を見るまでに感染者が北極圏から南太平洋の小島にまで出現し、人類の感染症の歴史上はじめて、真の全地球的流行となったのです。

いくつかの統計によれば、このわずか2年間の患者総数は4億人、死亡者数は5000万~6000万人と推定されています。当時の世界人口は約12億人でしたから、実に全人類の3分の1が感染し、5パーセントが死んだことになります。当時よりはるかに多くの人間が短時間かつ頻繁に世界中を往来し、人口も65億人を超えている現在の世界でこれと同じ流行が起これば、感染者は20億人以上となり、死亡者は数億人に達するとも予想されています。

このインフルエンザウイルスがいったいどこで生まれどんな経路で広がったのかは、近年まで謎でした。そもそもその症状があまりに激烈であったため（死亡した患者の多くは、発病から48時間以内に肺に血液や体液がたまり、呼吸困難に陥って死亡しています）、当時これは未知の疫病と考えられたほどでした。

結局それがインフルエンザウイルスの強力な変種であることがわかったのは、1933年にこのウイルスが発見され、インフルエンザへの理解が深まってからのことでした。

いずれにせよ、数千万人の命を奪ったこのときのインフルエンザウイルスそのものは20世紀の歴史のかなたへと消えてしまい、その正体は永遠に謎かと思われていました。

スペインかぜウイルスの発見と解明

ところが1995年以降、アメリカ陸軍病理研究所の研究者たちは、最新の遺伝子復元技術を用いて、80年近く前から残されていたわずかな病理標本をもとに、そのくわしい正体を少しずつ明らかにしました。そして、1918年9月にニューヨーク州とサウスカロライナ州の陸軍キャンプで亡くなった2人のスペインかぜ患者の組織標本から、当時のものと見られるインフルエンザウイルスの遺伝子の断片を回収することに成功したのです。

しかしこれだけでは、スペインかぜの原因ウイルスを完全に突き止めたことにはなりません。どうしてもウイルスの完全な遺伝子を入手しなければ、なぜこのウイルスが人間に対して恐るべき毒性を生み出したのかを解明することができないのです。

ところがこのとき、意外な場所から、スペインかぜウイルスの完全なサンプルが現れました。場所は、アラスカ州スワード半島のイヌピアック（エスキモー）の小さな集落テラーミッションです。

1918年11月、どこからかこの村にまで到達したスペインかぜウイルスは、もともとインフルエンザに抵抗力のなかった村人をほとんど全滅させ、72人の住民の遺体は村はずれの共同墓地に埋葬されました。しかし、この場所が北極圏で、遺体の埋葬された場所が永久凍土*の中であったことが、後世の研究者たちに大きな幸運となりました。1997年8月、ここから発掘された若い女性の遺体の肺組織から、完全なウイルスが検出されたのです。

こうして、致死率が通常のインフルエンザウイルスの50倍以上に達した史上最強のスペインかぜウイルスはその全貌を現し、インフルエンザと闘う人類に非常に貴重な情報をもたらしたのでした。

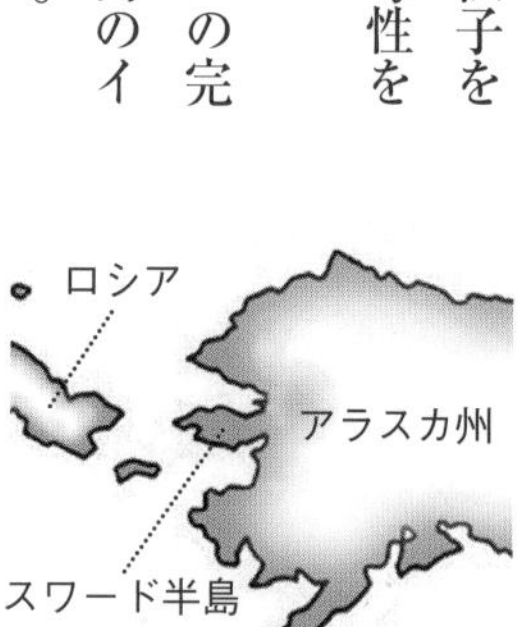

ロシア
アラスカ州
スワード半島

スペインかぜの完全なウイルスは、北極圏のスワード半島で見つかりました。

＊永久凍土
地中の温度が１年中０度Ｃ以下の凍りついたままの土壌。グリーンランドやシベリアなどに広く分布しています。

9-2 インフルエンザ治療薬

インフルエンザウイルスの種類とワクチン製造

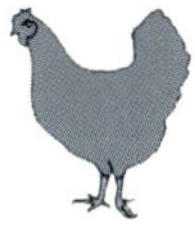

新型インフルエンザウイルスはどのようにして人に感染するか

インフルエンザウイルスは、大きくA型、B型、それにC型に分けることができます。このうちB型とC型はヒト（人間）だけに感染するものの、毒性は低く、過去に世界的流行を引き起こしたことはありません。

一方A型は、野生の水鳥、家禽、ブタ、ウマ、ネズミなどの哺乳類、人間など、非常に広範な生物に感染します。もともとこれは水鳥を第一宿主とするウイルスであり、野生の水鳥の消化管の中にはふつうに見られますが、決して鳥にインフルエンザの症状を引き起こすことはありません。しかしこのウイルスの遺伝子が突然変異を起こしたり、家禽やブタの体内で他のタイプのA型ウイルスと出会って遺伝子が混じり合うと、非常に危険なウイルスに姿を変えることがあります。

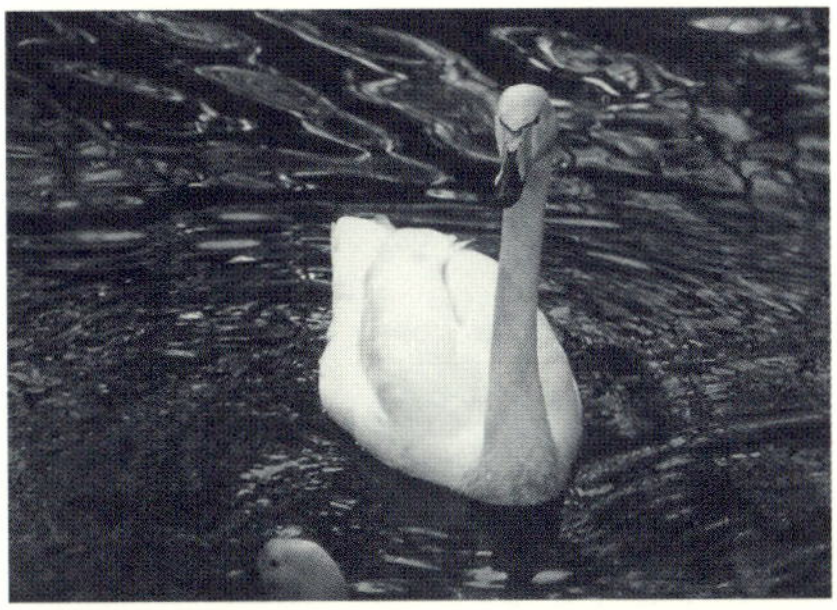

A型インフルエンザは野生の水鳥を最初の宿主とします。

中国の南部はたびたびインフルエンザ流行の発信地となりますが、これは次のような理由によると見られています。

まず、毎年秋になるとシベリアからウイルスをもった水鳥が大挙して中国南部に渡り、そこで糞をします。それが地元のブタの口に入ると、ブタの体内でしばしば悪性のウイルスへと変異します。ブタは、哺乳類のみが感染するウイルスと鳥のみが感染するウイルスの両方に感染する性質をもっています。そしてブタの体は、さまざまな変異型ウイルスを混ぜ合わせてより強力なウイルスを生み出す一種の培養基になるとともに、鳥と人間をつなぐ中継基地にもなるのです。

こうして、ブタの体内で生まれた強力なウイルスがブタから人間に感染し、それが、たとえば人口密度が世界一高く、かつ空の国際交通の要衝でもある香港に侵入すると、そこからわずか1日か2日で世界のあらゆる地域に広がってしまいます。

こうした性質をもつインフルエンザウイルスの対処法で、まず考えられるのはワクチンの製造です。しかし、本当に有効なインフルエンザワクチンを製造することは、実際には容易ではありません。

インフルエンザウイルスは、表面に多数のたんぱく質が突き出した脂質の殻をもつ球体で、その内部には8本のRNAの断片が収まっています。人間の細胞に侵入した

インフルエンザの感染経路

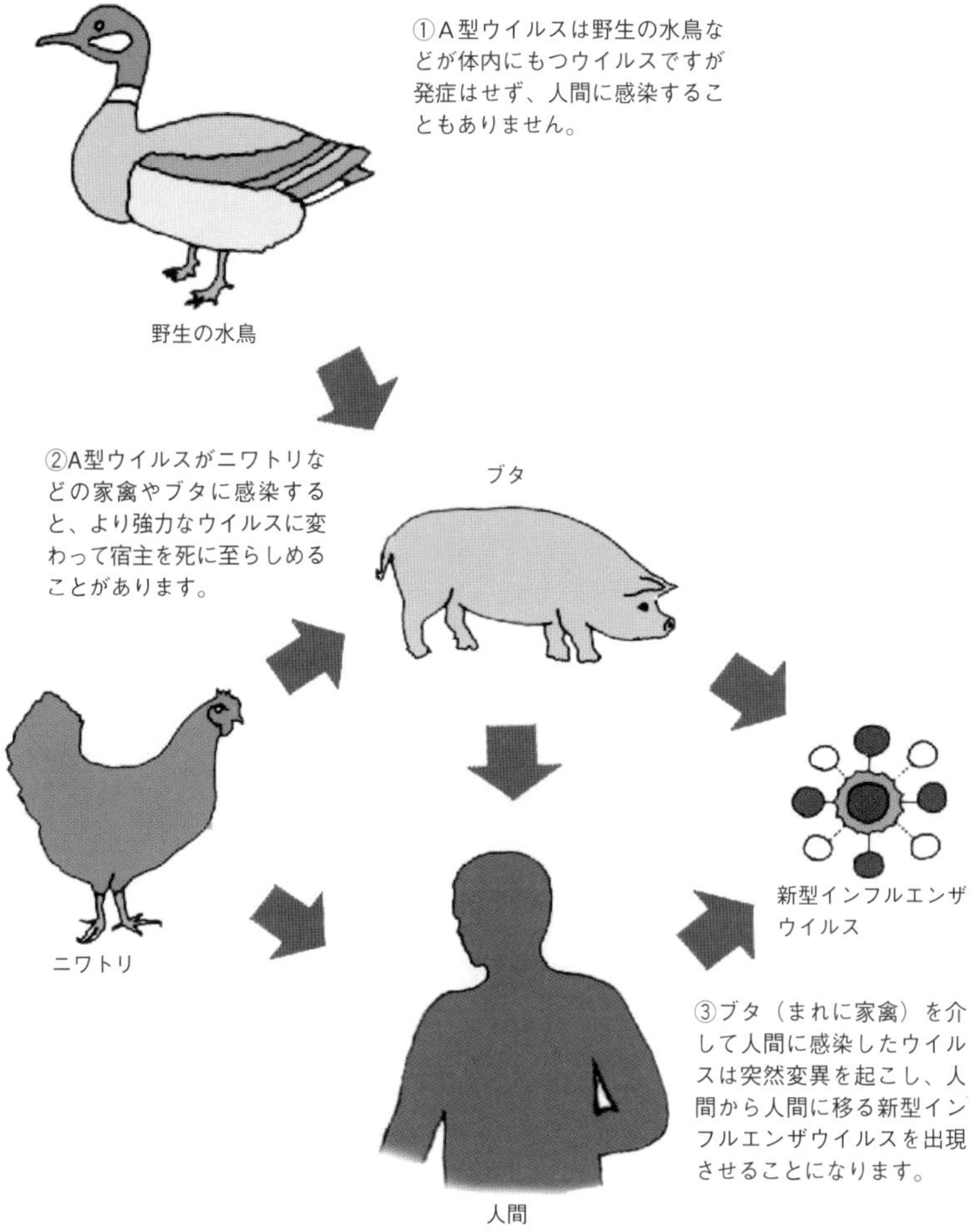
①A型ウイルスは野生の水鳥などが体内にもつウイルスですが発症はせず、人間に感染することもありません。
野生の水鳥
②A型ウイルスがニワトリなどの家禽やブタに感染すると、より強力なウイルスに変わって宿主を死に至らしめることがあります。
ブタ
ニワトリ
新型インフルエンザウイルス
③ブタ（まれに家禽）を介して人間に感染したウイルスは突然変異を起こし、人間から人間に移る新型インフルエンザウイルスを出現させることになります。
人間

ウイルスがこのＲＮＡを放出すると、ＲＮＡは細胞内の物質を利用して新たなウイルスをかってにつくり、増殖します。

ただしインフルエンザウイルスは逆転写酵素をもっていないため、宿主（人間）の細胞のＤＮＡと同化することはありません。つまり、エイズウイルスのようなレトロウイルスではないのです。

A型だけでも百数十種類

ところでインフルエンザにはさまざまな種類があり、たとえばいま問題になっている毒性の強い鳥インフルエンザは「Ｈ５Ｎ１型」と呼ばれますが、この型名に含まれるＨやＮは、ウイルスの表面に突き出たたんぱく質の種類を表す記号です。

Ｈは正確には「ＨＡ（赤血球凝集素）」を、またＮは「ＮＡ（ノイラミニダーゼ）」を示しており、これらはウイルスの性質を決めるうえで重要な意味をもちます。

ＨＡは、宿主の細胞の表面のシアル酸と呼ばれる物質と結合します。ＨＡとシアル酸は鍵と鍵穴の関係にあり、この両者の型がぴったり合ったときに、ウイルスは細胞内に侵入することができます。同じインフルエンザウイルスA型でも、ＨＡには遺伝子のわずかな差によって16種類のサブタイプ（亜型。Ｈ１〜Ｈ16）があり、サブタイプごとにウイルスの感染できる宿主が違います。

一方のNAは、宿主細胞の中で新たに生まれたウイルスがそこから出ていくときに、ウイルスを細胞から切り離すはたらきをもっています。このNAにも9つのサブタイプ（N1〜N9）があります。したがって、インフルエンザA型ウイルスには、16×9＝144のサブタイプが存在することになります。

ちなみに、スペインかぜのウイルスはH1N1型、アジアかぜのウイルスはH2N2型、そして香港かぜのウイルスはH3N2型でした。

これらの順列組み合わせのうち、その年にどれが流行するかはまったく予測できません。しかも、これら以外の新型が現れる可能性もつねに残っています。

つくり置きできないインフルエンザワクチン

インフルエンザワクチンはニワトリの卵を使って製造しますが、長期保存することは難しいため、つくり置きができません。しかも流行の予防に十分な量のワクチンを製造するには数カ月かかるため、インフルエンザが流行し始めてからそのウイルスに適合するワクチンをつくり始めたのでは間に合いません。そこで、毎年春までに研究機関（日本では国立感染研究所）がその年に流行するウイルスの種類を予測し、製薬会社がそれに基づいてワクチン製造を開始することになります。年によっては予測がはずれて、インフルエンザが大流行することもあります。またこの方法では新しいタイプのインフルエンザにはまったく太刀打ちできないため、スペインかぜのような爆発的な蔓延が起こるおそれもあります。

ではワクチン以外の方法はないのでしょうか。考えられる方法は、ウイルスそのものを殺すか、あるいはウイルスのライフサイクルを遮断して増殖できないようにする薬を開発することでしょう。ＨＡとＮＡはインフルエンザウイルスのライフサイクルのもっとも重要な部分を支配するたんぱく質であるため、これらの一方ないし両方の機能を阻害することができれば、インフルエンザウイルスは人間の体内で増殖することができなくなるはずです。

この種の薬の歴史は意外に古く、１９５９年にはすでにアメリカで、抗ウイルス剤として塩酸アマンタジン（商品名シンメトレル）が開発されていました。当時はこの薬がなぜインフルエンザに効果を示すのか確かなことはわかっていませんでした。しかし現在では、この薬物がA型インフルエンザのウイルスのＨＡをブロックしてその増殖を妨げることが知られています。

アメリカでは長い間、インフルエンザに対してはこの塩酸アマンタジンを投与する治療法が実行されてきました。しかし日本では、この薬はパーキンソン病および脳梗塞の治療薬としてのみ用いられ、抗インフルエンザ薬として正式に認可されたのはつい最近（1998年）のことです。ただしこの薬はA型以外のインフルエンザには効果がなく、またこの薬に対する耐性をもったウイルスが頻繁に現れることも知られています。薬剤耐性をもつウイルスにも、この薬は効果がありません。

インフルエンザワクチンのタイプ

注　射	鼻スプレー（日本では未承認）
基本的に大半の人が対象	5～49歳の健康な人が対象
不活性（死んだ）インフルエンザウイルスを使用	弱毒化した生きたインフルエンザウイルスを使用

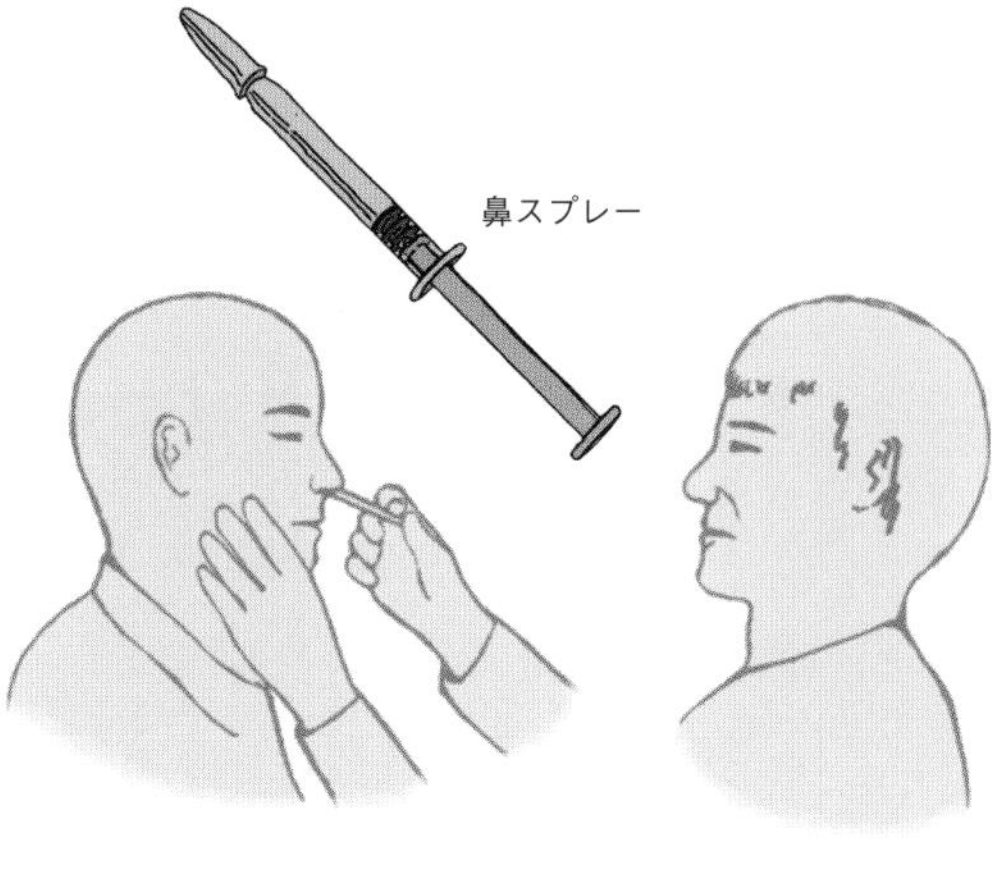
鼻スプレー

現在もっとも有効なタミフルの作用

そして、その後開発された同種の薬の中で現在もっとも注目されているのが、「タミフル」の商品名で知られるリン酸オセルタミビルです。タミフルは、NA（ノイラミニダーゼ）のはたらきを阻害して、ウイルスが成熟・拡散できないようにする作用をもっているとされています。従来の抗インフルエンザ薬がいずれも注射や吸入という投与法をとるのに対し、この薬は初の服用薬として登場しました。

またタミフルは、A型とB型のいずれのインフルエンザにも有効（ただしB型には効きにくく、C型には無効）とされています。タミフルはウイルスの増殖を阻害する作用をもつので、感染直後（48時間以内）のウイルスがまだ少数のうちに服用すれば、症状の悪化を防げるものの、いったん症状が進んでからでは、服用してもあまり効果はありません。なおこの薬は、最近世界を震撼させている鳥インフルエンザに対しても有効とされています。

鳥インフルエンザは、すでにアジア全域に流行し、ヨーロッパや北アメリカにも広がり始めているH5N1型で、おもに鳥に感染します。しかし鳥から人間にも伝染することがあります。このウイルスの毒性はきわめて強く、人間に感染した場合の致死

タミフルの作用のしかた

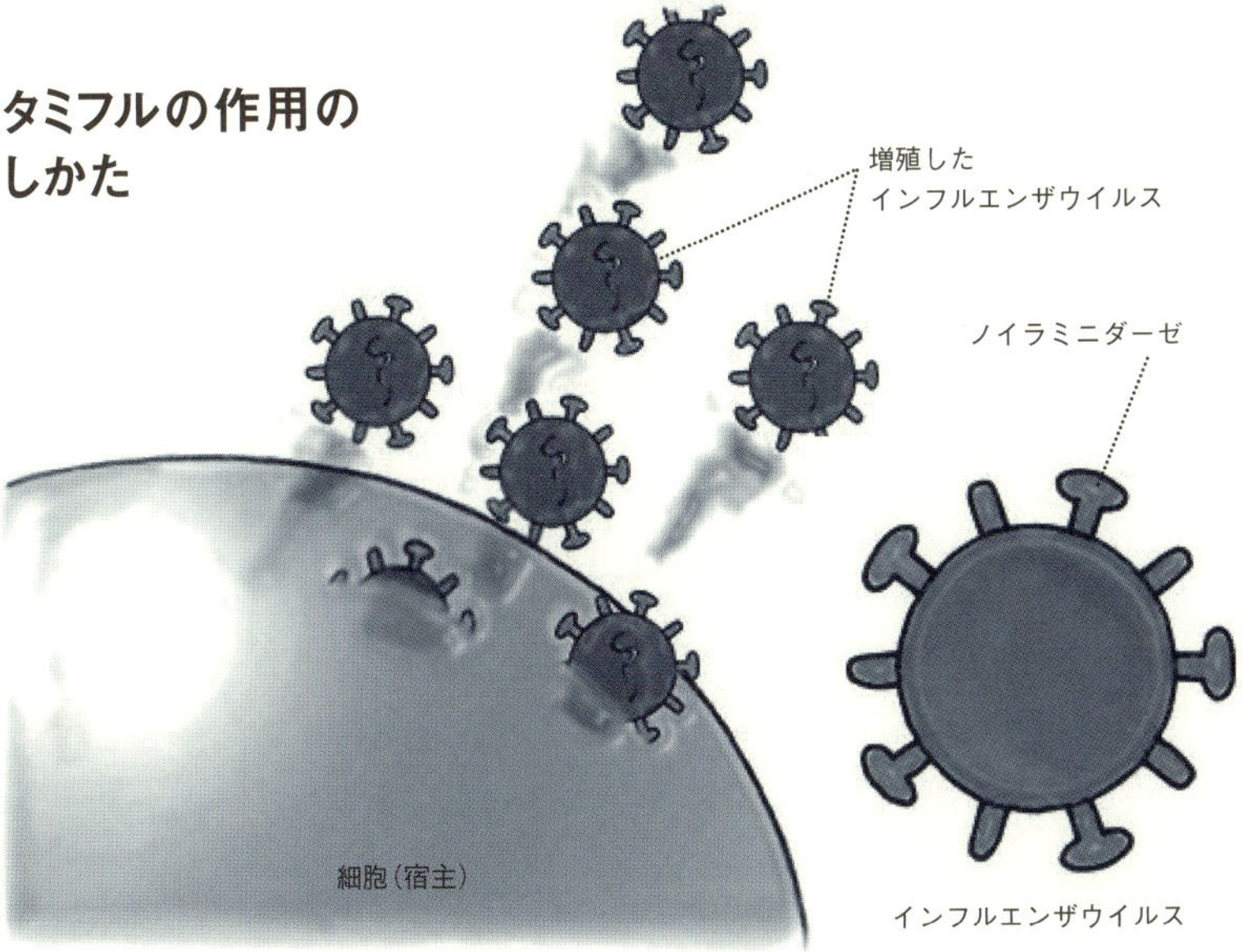
増殖した
インフルエンザウイルス
ノイラミニダーゼ
細胞（宿主）
インフルエンザウイルス

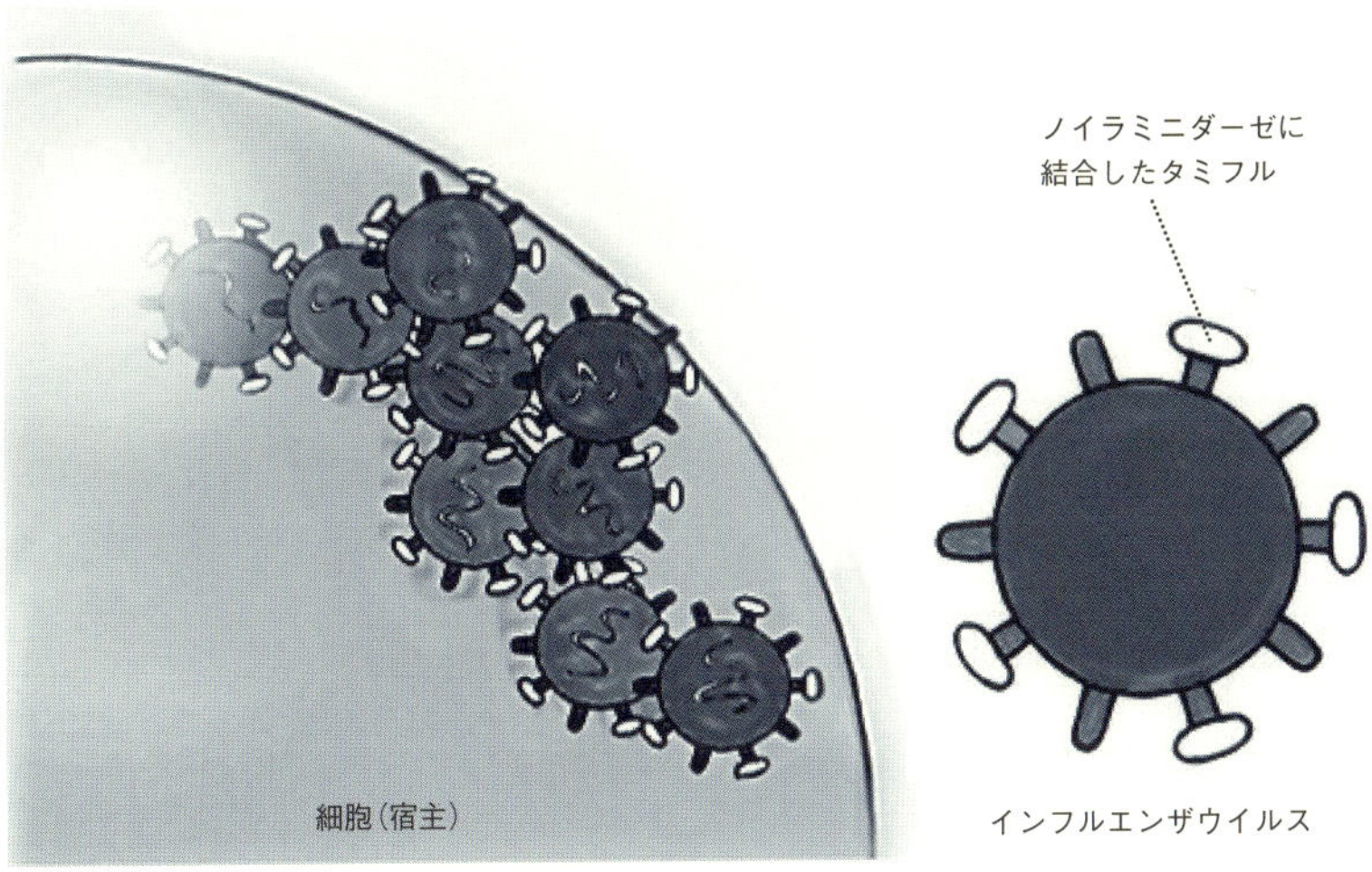
ノイラミニダーゼに
結合したタミフル
細胞（宿主）
インフルエンザウイルス

宿主の細胞内で増殖したインフルエンザウイルスは、細胞を出て他の細胞へと感染を広げていきます（上図）。しかしタミフルがインフルエンザウイルスのノイラミニダーゼに結合すると、ウイルスは宿主細胞から抜け出すことができなくなり（下図）、その結果ウイルスの感染の広がりが抑えられます。

率は50パーセント以上、すなわちスペインかぜの10倍を超えるというきわめて危険な病原体です。

２００６年初頭の時点ではまだ人間から人間への感染は見られず、アジア全域でも死亡者は１００人単位にとどまっています。しかしこのウイルスが突然変異によってヒト型に、すなわち人間どうしの間で感染するようになったら、そのときは、文字通り人類の感染症史上最悪の世界的大流行になる可能性があります。

日本の厚生労働省は２００５年、鳥インフルエンザウイルスがヒト型に変異した場合の国内の死亡者数を17万〜64万人としましたが、これには具体的な根拠がなく、あまりにも過少な推定だとする意見も出ています。

また日本は近年タミフルの最大の消費輸入国で、全生産量の70〜80パーセントを輸入し、毎年１０００万人のインフルエンザ患者に使用してきました。しかし各国がタミフルの備蓄を開始してからは必要量をまったく確保できない状況になったため、製造元のロシュ社は、他の製薬企業や他国にタミフルの製造ライセンスを供与し始めています。

なおタミフルには異常な言動や興奮を引き起こす副作用があるとする報告があり、日本では10数人の子どもの死亡原因としてこの薬の副作用が疑われています。■

第10章

アレルギー治療薬（抗ヒスタミン剤）

アレルギーを引き起こすヒスタミンのはたらきを抑える

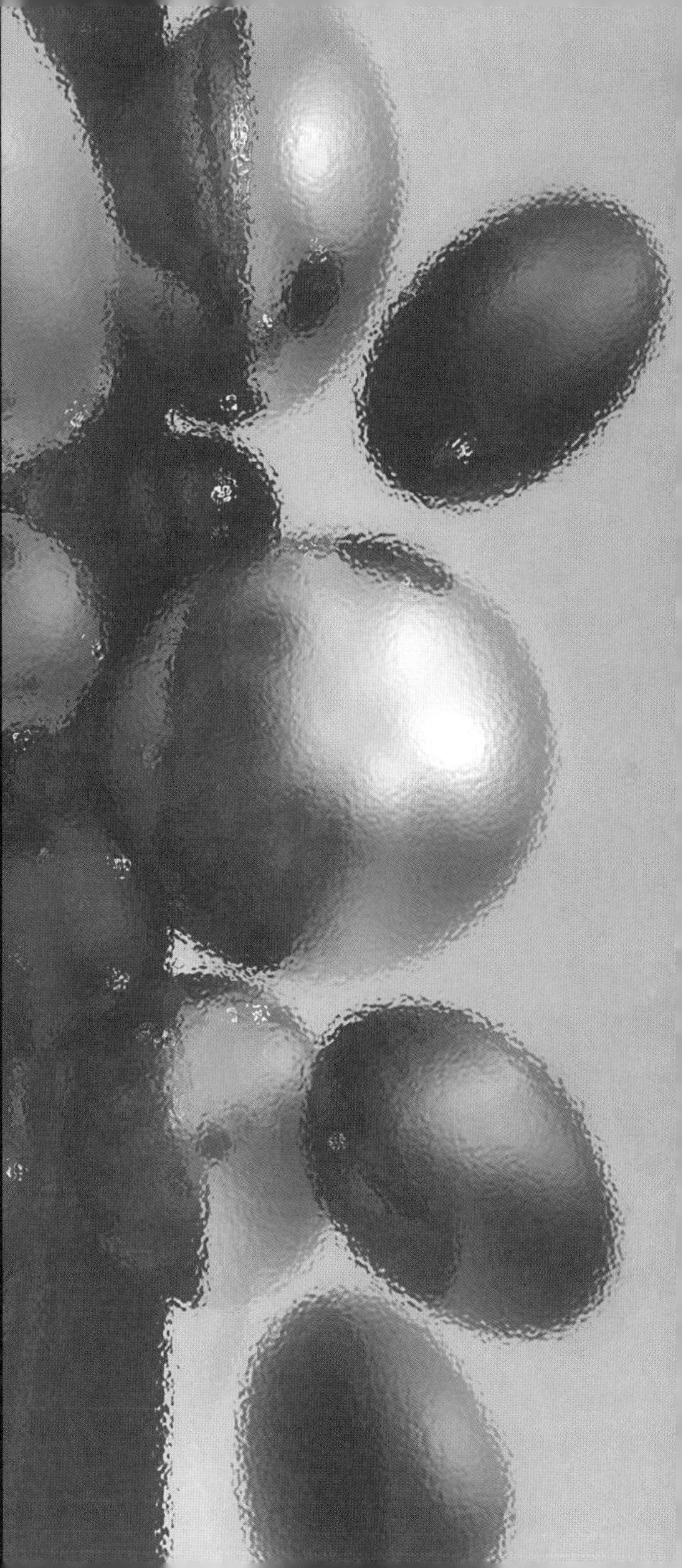

10-1 アレルギー治療薬

ヒスタミンは免疫系が出す危険信号

嫌われ者のヒスタミンは体にとって重要な物質

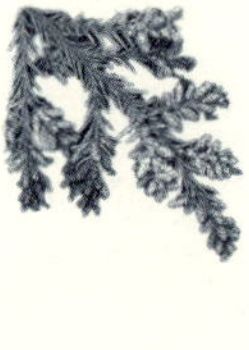

「彼の死因ははっきりしている。1、2ccのヒスタミンを注射されて急性アレルギー反応を起こしたんだ」

これは、ジュディス・デイリーという作家の作品に出てくる会話の断片です。誰かが誰かをヒスタミンを使って殺したと言っているようなのです。そんなことができるのでしょうか。

ヒスタミンは青酸カリのような明らかな毒物とはまったく異なります。ところが、体内にヒスタミンに対する抗体をもっている人は、外部からヒスタミンを投与されるとしばしば即時性のアレルギー反応*を起こしてショック死することがあります。この作家は、ヒスタミンのアレルギー反応で人を殺せると言っているのです。いったいヒスタミンとは何でしょうか。

昔から夏になると、「ハチに刺されてショック死」といったニュースが新聞やテレ

＊即時性のアレルギー反応
症状がすぐに現れるアレルギーで、アナフィラキシーもその一種です。アレルギー反応にはほかに、細胞傷害性、免疫複合体性、それに遅延性と呼ばれる種類があります。

アレルギーの原因

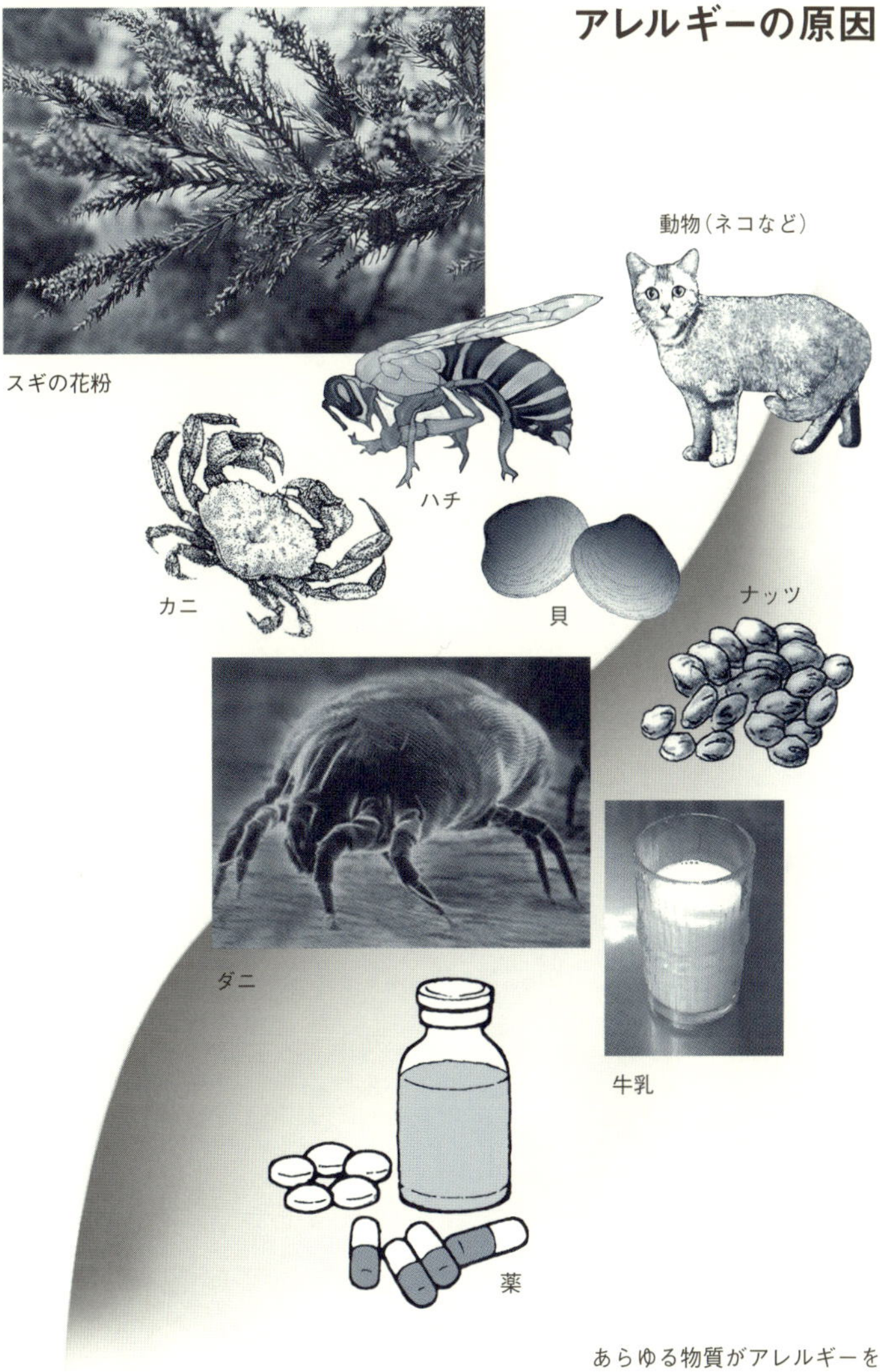
動物（ネコなど）
スギの花粉
ハチ
カニ
貝
ナッツ
ダニ
牛乳
薬

あらゆる物質がアレルギーを引き起こす原因となり得ます。

ビの片隅で報じられます。

日本では毎年30~40人がハチに刺されたときに起こるアナフィラキシーショックで死亡するとされています。このアナフィラキシーショックにも、しばしばヒスタミンが関与しています。以前ハチに刺されて体内にハチ毒に含まれるヒスタミンに対する抗体ができている人は、再度ヒスタミンが体内に入ってくると体が過剰なアレルギー反応を起こし、急激な血圧低下や上気道の浮腫（ふしゅ）などで呼吸困難となり、死亡することがあるのです。

このような話から想像すると、ヒスタミンは非常に危険な物質のように聞こえます。しかしこれは、アレルギーをもつ人、とりわけ冬から春にかけて花粉症に悩まされる人にとっては日常的な名前でもあります。この物質が、鼻水や涙、くしゃみ、じんましん、激しいかゆみなどを引き起こす犯人として知られているからです。

たしかに嫌われる理由のあるヒスタミンではあるものの、この物質は本来、重要な役目をもっています。それはこの物質が、私たちの体内に病原体などが侵入したときに免疫系*の細胞が送り出す危険信号だからです。

最近では、ヒスタミンには神経伝達物質としての役割があることも明らかになっています。

＊免疫系と免疫細胞

外部から異物が入ってきたときに体を守ろうとするシステムです。このはたらきを担うおもな細胞がリンパ球（B細胞やT細胞など）、単球、好塩基球などの白血球です。

免疫系はたいへん複雑でデリケートなしくみであるため、いつでも適切にはたらくとはかぎりません。ときとして外部からの刺激に対して過剰反応を示します。その結果、たいして危険でもないはずの花粉などが体内に入っただけで、免疫細胞が大量のヒスタミンを放出し、ときとして生命に関わるような激しいアレルギー反応を引き起こすのです。

ヒスタミンが放出されると体はどう反応するか

ヒスタミンは、あらゆる動植物の生体組織に分布していますが、人間の場合はおもに、白血球の一種の好塩基球や、肥満細胞（別名マスト細胞。血球の仲間で組織内を動きまわる性質をもつ）の内部でつくられます。とくに肥満細胞には高濃度に含まれるほか、皮膚や肝臓、肺などの臓器、皮膚下や粘膜下の細い血管の周辺などにも存在します。

私たちの体内に免疫反応を引き起こすスギ花粉のような物質（抗原）が入ってくると、おもに血管周辺の結合組織に存在する肥満細胞がヒスタミンを放出します。放出されたこの物質は、末梢神経や粘膜、血管内壁などの細胞の表面にあるヒスタミン受容体（Ｈ１受容体～Ｈ４受容体まで４種類のたんぱく質）に結合します。

ヒスタミンが細胞のヒスタミン受容体に結合すると、その細胞は、強力な血管拡張作用をもつ一酸化窒素（ＮＯ）を放出します。

一酸化窒素は細い動脈を拡張させますが（ペニスの勃起もこれによって起こります）、他方で細い静脈を収縮させる作用も合わせもつので、結果的に毛細血管の圧力が上昇して、局所的なむくみ（浮腫）が生じることになります。

ヒスタミンの放出

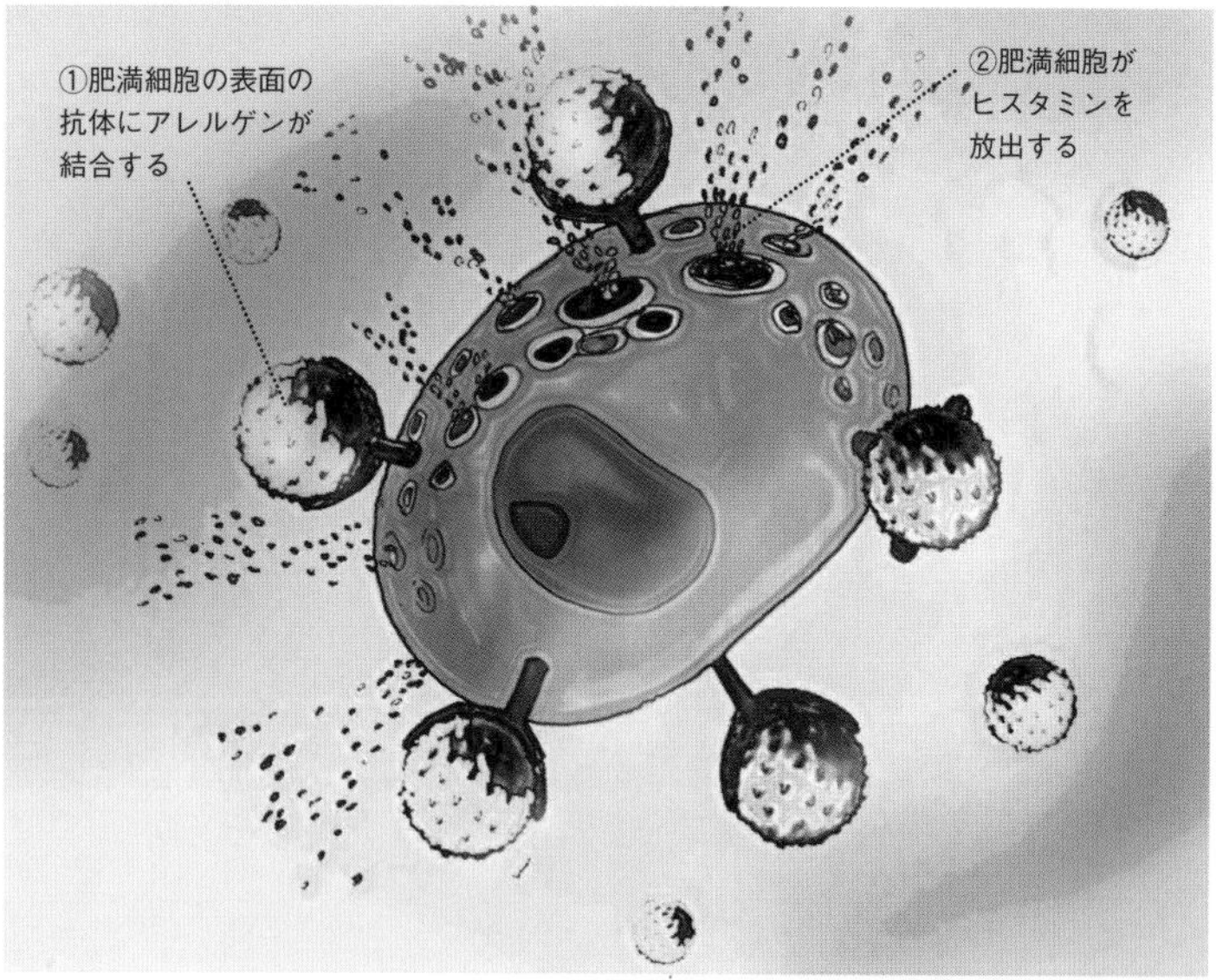
①肥満細胞の表面の
抗体にアレルゲンが
結合する
②肥満細胞が
ヒスタミンを
放出する

スギ花粉のような異物（抗原）が体内に入ると、その異物と闘う抗体がつくられます。抗体は肥満細胞の表面に結合し、次に同じ異物が侵入したときにこの抗体から危険信号を受け取った肥満細胞はヒスタミンを放出します。肥満細胞は全身に分布するので、アレルギーを起こした場所によって、咳、くしゃみ、じんましんなど現れる症状が異なります。

こうした反応は、神経の末端や気管支の平滑筋を刺激するため、かゆい、くしゃみや咳が出る、炎症が生じるなどの症状を引き起こします。またヒスタミンが中枢神経（脳）の細胞のヒスタミン受容体と結合すると、頭痛や神経の興奮を引き起こすとされています。

ヒスタミンによるこれらの反応は本来、体が有害な病原体を追い出そうとする自然な作用です。ところが前述のように、免疫系はときに暴走し、病原性をもたない花粉やハウスダストなどに対しても過剰反応するため、多くの人がアレルギー反応に苦しむことになります。ハチに刺されたりある種の食べ物によってアナフィラキシーショックが起こり、死亡することがあるのは、このアレルギー反応がもっとも急速かつ激しく現れた結果です。

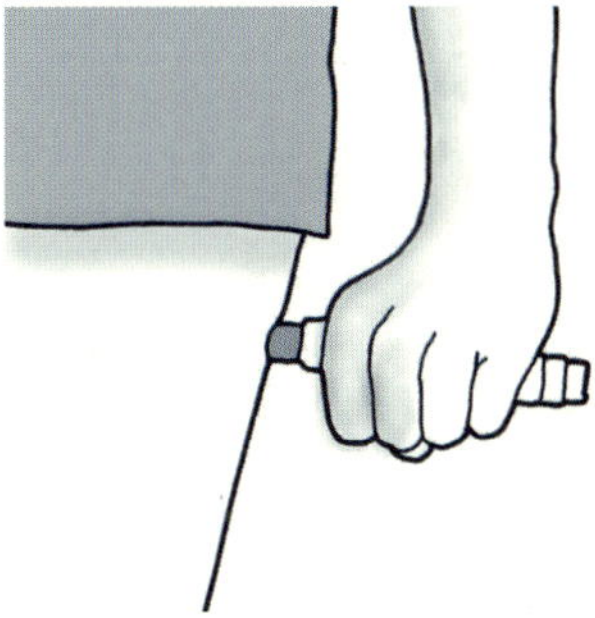

エピネフリンを自分で筋肉注射し、アナフィラキシーの症状を抑える方法です。

なぜ免疫系の過剰反応が起こるのか

アレルギーを引き起こす原因（アレルゲン）は個人によってさまざまです。スギやブタクサの花粉、牛乳、青魚、カニやエビなどの甲殻類、室内に漂うダニの死骸、ペットの皮膚や唾液中の成分など、実際にはどんな物質でもそのような反応を引き起こす可能性があります。冷気や日光が原因となることさえあるのです。

免疫系の過剰反応とは、外から何らかの物質が体内に入ったときに、それが生体に無害のものでも免疫系が有害と認識してしまうということです。このような反応が生じるのは一般に、その人の免疫系が花粉などの物質を異物（非自己）と認識して抗体をつくってしまう、あるいは抗体をつくりやすい状態になっているためと考えられています。

しかしほかにも、免疫細胞の遺伝子が変異しており、無害の物質に対してまで反応してしまうこともあります。

このような遺伝的変異は、生まれつきの場合も、また後天的に生じる場合も考えられます。そのため、それまで何の問題も起こさなかったサバがあるとき突然激しいじんましんを引き起こし、以後はサバに対してつねにアレルギーが生じるといったことが起こります。

逆に、それまでエビを食べるたびにアレルギーを起こしていた女性が、妊娠・出産を経験した後、同じエビに対してまったく異常を起こさなくなるということが起こり得ます。

10-2
アレルギー治療薬

抗ヒスタミン剤はヒスタミンの偽者

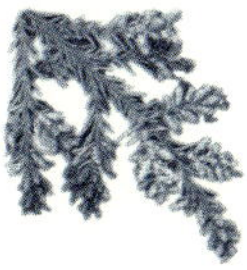

ヒスタミン受容体と結びついてヒスタミンをブロック

ヒスタミンは、胃の粘膜細胞を刺激して胃酸の分泌を促す、食欲や体温、平衡感覚などを正常に保つ、けいれんを抑制するなど、人間が生きていくうえで重要なさまざまな役割も担っています。

ところが、その作用がわずかに過剰になると、たちまちアレルギーのような弊害を引き起こします。そのため、正常な免疫反応としての咳やくしゃみ、鼻水も、それらがあまり激しかったり長引いたりすると、今度はそれらの症状が体力を消耗させ、かえって回復を遅らせることになります。

抗ヒスタミン剤は、ヒスタミンのこのような過剰な作用を抑えるために開発されたのです。

さきほど見たように、すべてのアレルギー反応は、細胞の表面に現れている受容体にヒスタミンが結合することによって起こります。なかでも、炎症反応や血管拡張で

抗ヒスタミン剤のはたらき方

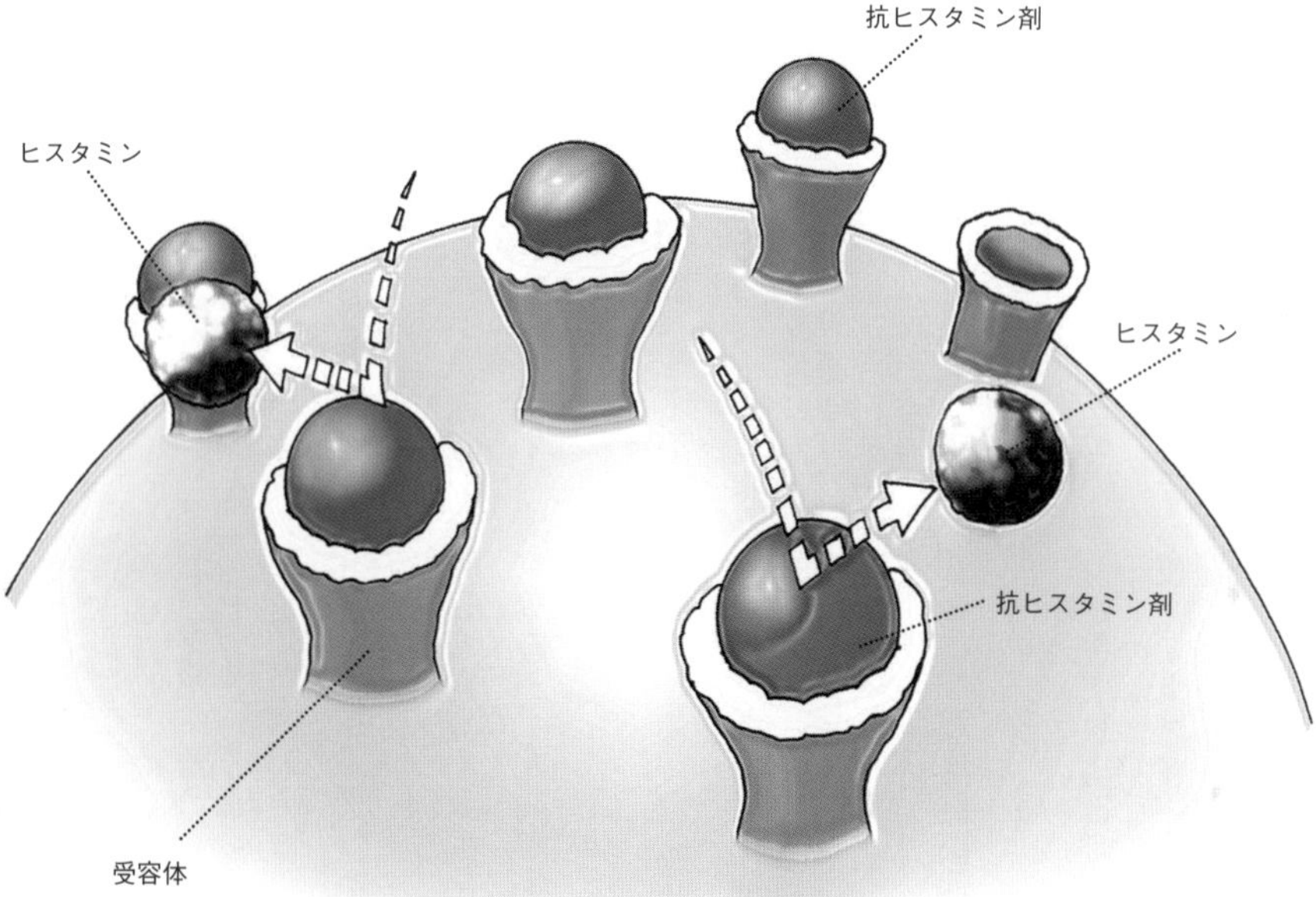

抗ヒスタミン剤
ヒスタミン
ヒスタミン
抗ヒスタミン剤
受容体

抗ヒスタミン剤は、ヒスタミンがヒスタミン受容体に結合する前にこれに結びついて、ヒスタミンをブロックします。

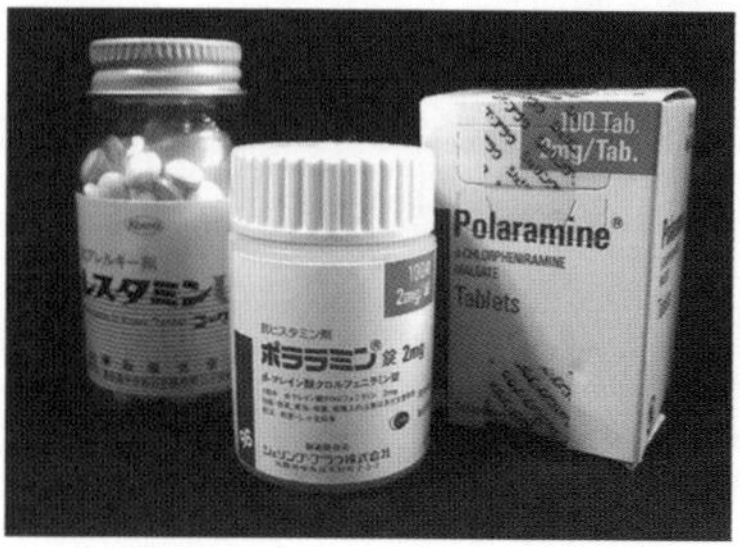

100 Tab.
2mg/Tab.
Polaramine
Tablets
ポララミン錠 2mg

市販の抗アレルギー薬。

おもな役割を果たすのはH1受容体です。とすれば、ヒスタミンに似た構造の物質（薬）を体内に送り込んで、ヒスタミンとヒスタミン受容体、とくにH1受容体との結合を妨害することができればアレルギーは起こらないはずであり、それが抗ヒスタミン剤になることがわかります。

ヒスタミンは1910年に発見されました。麦の穂につく細菌のかたまり（麦角（ばっかく）*）から分離されたのです。以後、この物質が人体に与えるさまざまな障害が明らかになるにつれて、ヒスタミンの作用をブロックする薬を開発しようとする研究者が次々に現れました。

抗ヒスタミン剤は現在第3世代

こうして1933年にはじめて登場した薬フェノキシエチラミンは、もともとは神経伝達物質のひとつであるアドレナリンのはたらきを抑えるために開発された物質でした。ところが偶然にも、この物質が抗ヒスタミン剤としての作用ももつことがわかったのです。

ただこの薬は毒性が非常に強く、さまざまな改良を重ねたものの、ついに実用にならないまま消えていきました。その後同様の作用をもつさまざまな物質が発見され、

＊麦角（エルゴット）
麦という名がつくものの被子植物ではなく、麦に寄生する菌種。麦角に寄生された麦の穂には黒い角状のものが顔を出します。毒麦と呼ばれることもあります。

アレルギー反応の検査

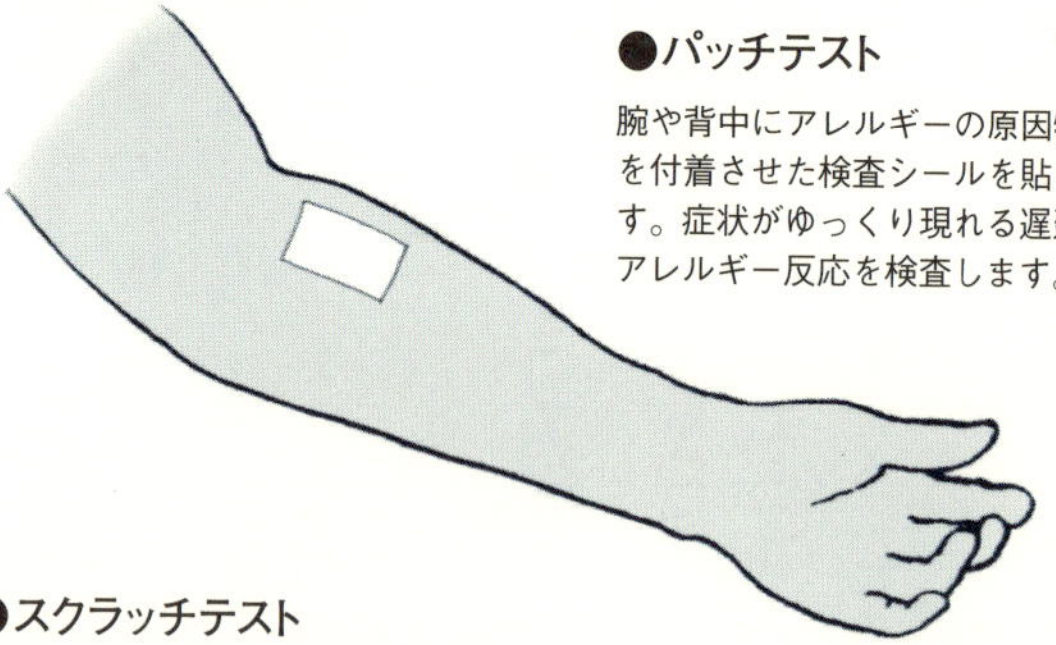

●パッチテスト

腕や背中にアレルギーの原因物質を付着させた検査シールを貼ります。症状がゆっくり現れる遅延性アレルギー反応を検査します。

●スクラッチテスト

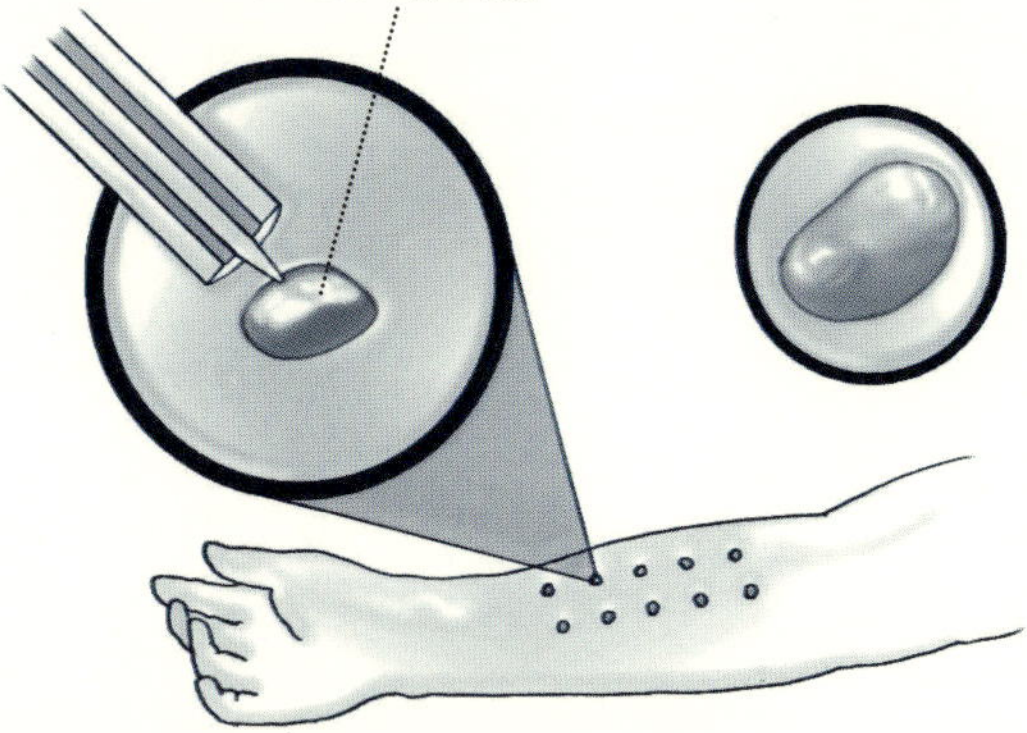
アレルゲンとなり得る物質

少し傷つけた皮膚に数種類の物質を接触させ、皮膚が反応を示す物質があれば、それがアレルゲンです。症状がすばやく現れる即時性アレルギー反応の検査に用います。

●皮内テスト

皮膚内に少量のアレルギー原因物質を注射するため、アナフィラキシーを起こすおそれがあります。即時性アレルギー反応の検査に用います。

1960年代からようやく実用に耐える抗ヒスタミン剤が現れました。このころ登場した抗ヒスタミン剤には、ジフェンヒドラミン、プロメタジン、ヒドロキシジン、クロルフェニラミンなどがあり、総称して「第1世代抗ヒスタミン剤」と呼ばれます。

これらの薬は分子量が小さいため、脳内への異物の侵入を防ぐしくみである血液脳関門をすり抜けて脳内に入り込み、副作用を生じさせるという欠点がありました。

というのも、脳の神経細胞にもヒスタミン受容体があり、ヒスタミンが神経細胞を刺激すると、覚醒や興奮を引き起こします。ところが抗ヒスタミン剤はこれらのヒスタミン受容体の入口をふさいでしまうため、覚醒とは逆に強い眠気や倦怠感を生じさせるのです。

そこで、このような性質をむしろ利用して別の用途の薬とすることが考えられました。日本でも、たとえばヒドロキシジンなどは、早くから乗り物酔い止めの薬として市販されました。またジフェンヒドラミンも、2003年から睡眠導入剤として使用されています。

しかし、これらの第1世代の抗ヒスタミン剤はヒスタミン受容体のみに結合するのではなく、ヒスタミンに構造が似ている神経伝達物質*アセチルコリンの受容体にも結合してしまいます。そのため全身の粘液の分泌が低下して口の中や目が渇く、便秘や

＊**神経伝達物質**→59ページ

閉尿が起こるなどの副作用が生じます。

そこでこの副作用を抑えるために、血液脳関門を通過せず、かつＨ１受容体のみに結合する抗ヒスタミン剤の開発が求められました。こうして１９８０年代に第２世代の抗ヒスタミン剤として、オキサトミド、ケトチフェン、アゼラスチン、メキタジンなどが登場したのです。現在日本でスギ花粉症やアレルギー性鼻炎などの治療薬として普及している薬の多くは、この第２世代です。

さらに近年になり第３世代の抗ヒスタミン剤が登場しました。これは脳にはまったく侵入せず、体の細胞のＨ１受容体にのみ結合してかゆみを鎮め、さらに肥満細胞のヒスタミンの放出そのものをも抑える作用をもちます。テルフェナジン、アステミゾールなどがそれです。

抗ヒスタミン剤のもうひとつの作用として、胃酸の過剰分泌を抑えて胸焼けを鎮めるというものがあります。胃の粘膜細胞の表面には多数のＨ２受容体が分布しており、これらにヒスタミンが結合すると、前述のように胃酸の分泌が促されます。そこで日本では、ヒスタミンのＨ２受容体への結合を遮断する強力な新型の胃酸分泌抑制剤（Ｈ２ブロッカー）が次々と発売されることになりました。これはいまでは胃薬の主流であり、胃潰瘍治療の第一選択薬にもなっています。■

第11章

エイズ治療薬

エイズウイルスの増殖を抑えて免疫系の完全崩壊を防ぐ

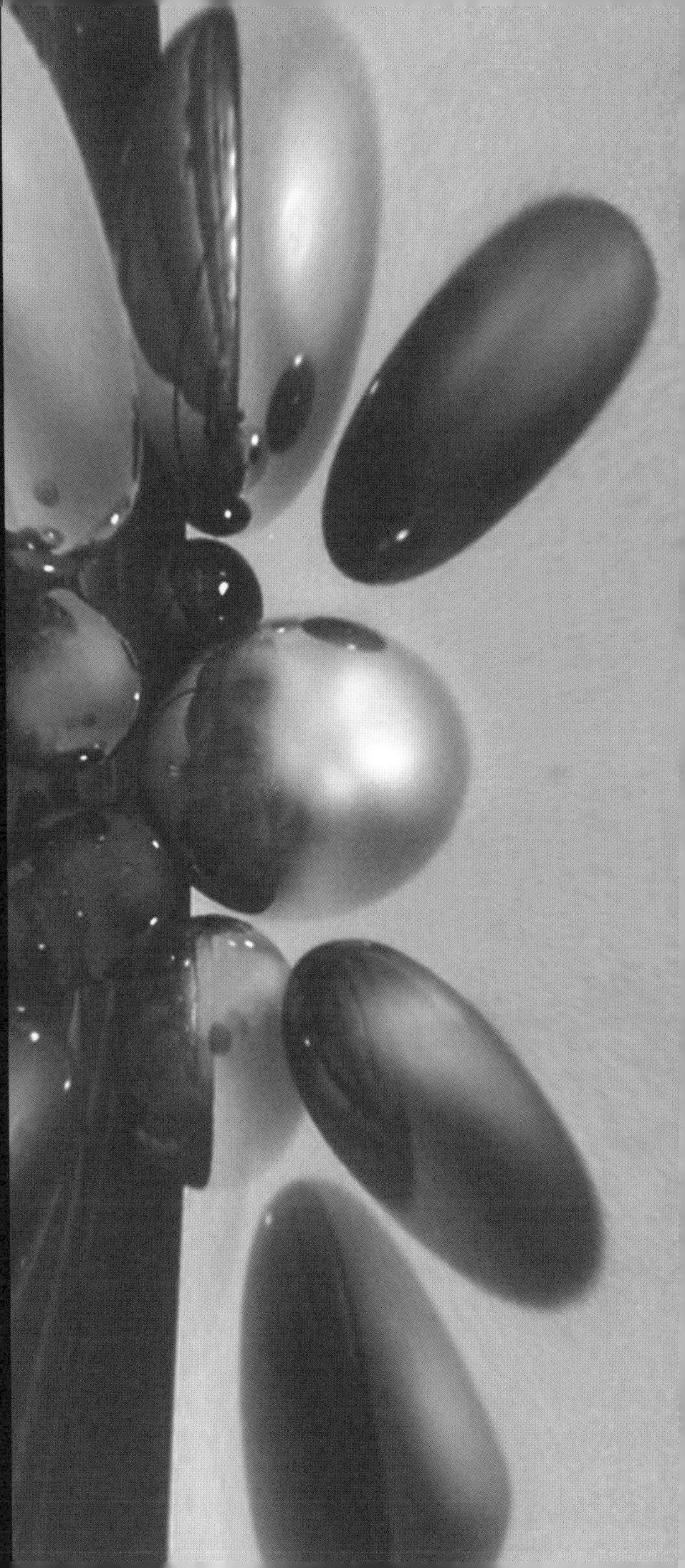

11-1
エイズ治療薬

先進国で唯一、HIV患者が増えている日本

免疫力の低下でさまざまな感染症を発症

エイズの正しい病名は、「後天性免疫不全症候群（＝ＡＩＤＳ）」です。

エイズという病名を聞いたことがないという人は、いまではほとんどいないでしょう。しかし日本では、これがどんな病気で、なぜ恐ろしいかを正しく理

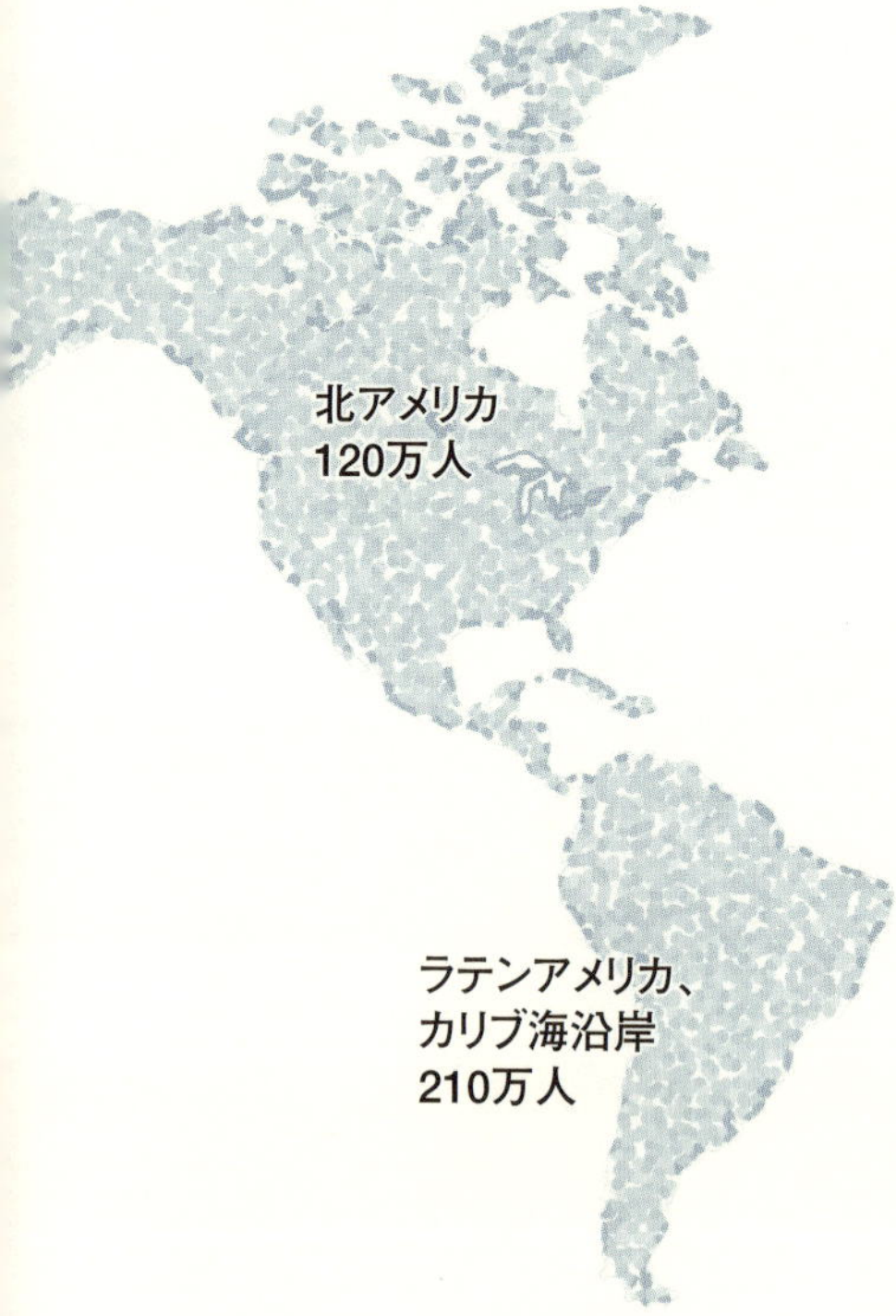
北アメリカ
120万人
ラテンアメリカ、
カリブ海沿岸
210万人

2005年末現在の世界のHIV感染者数は、子どもを含めて4000万人以上にのぼると推計されています。また、この年のエイズによる死亡者は310万人と報告されています。

資料／国連合同エイズ計画／世界保健機関

解している人は非常に少ないようです。

　多くの人は、エイズを、不特定の相手とセックスを行った者や、ホモセクシュアルの男性がかかる新型の性病くらいにしか考えていません。つまり、エイズについての知識が非常に貧しいのです。そのため、保健教育が十分に受けられるはずの先進諸国の中で、日本はいまや唯一、エイズウイルス（HIV（エイチアイブイ））の

世界のHIV感染者数

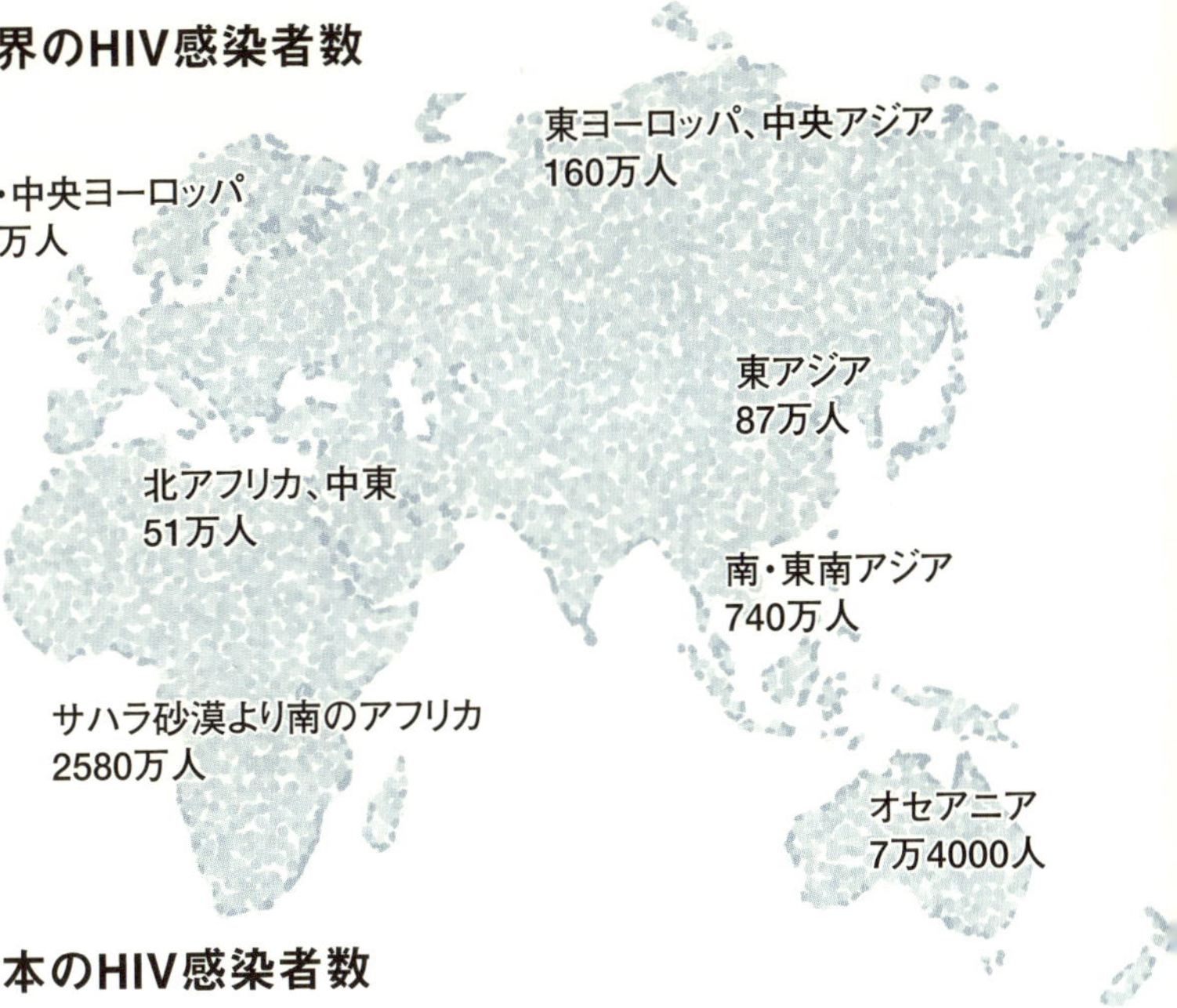
東ヨーロッパ、中央アジア
160万人
西・中央ヨーロッパ
72万人
東アジア
87万人
北アフリカ、中東
51万人
南・東南アジア
740万人
サハラ砂漠より南のアフリカ
2580万人
オセアニア
7万4000人

日本のHIV感染者数

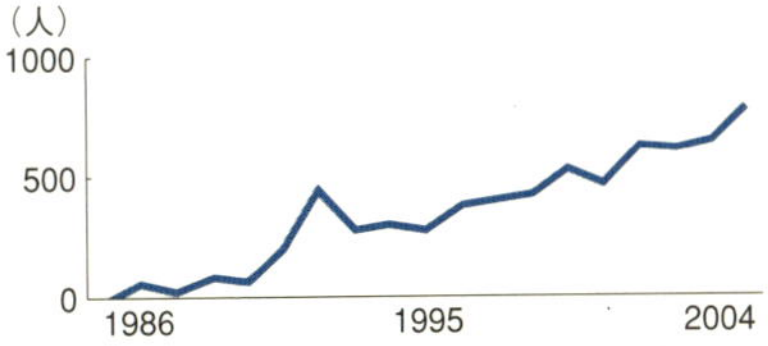
（人）
1000
500
0
1986
1995
2004

日本国内で報告されているHIV感染者数の推移を表しています。
資料／厚生労働省エイズ動向年報

新しい感染者が急速に増え続けている国となっています。国内の新規感染者数は１９９５年には２７７人でしたが、２００４年には７８０人と、８年間で倍増しています。

　また、エイズの病原体がウイルスであることを知らなかったり、ウイルスと細菌の区別がつかないために、著名な芸能人がラジオ番組などで繰り返し〝エイズ菌〟などという言葉を使っていることもあります。

　逆説的にいうと、エイズウイルスすなわちＨＩＶ自体は、それほど危険な病原体ではありません。

　ふつうのかぜを引き起こすライノウイルスは、くしゃみの飛沫を通じてでも簡単に人から人へと感染します。しかしＨＩＶは、血液や体液が直接触れ合わないかぎり決して感染しないのです。またたとえ感染しても、このウイルスには毒性がほとんどないため、それだけで感染者が死ぬようなことにはなりません。

　問題は、ＨＩＶへの感染が免疫力の低下を引き起こし、その結果さまざまな感染症を発症することです。

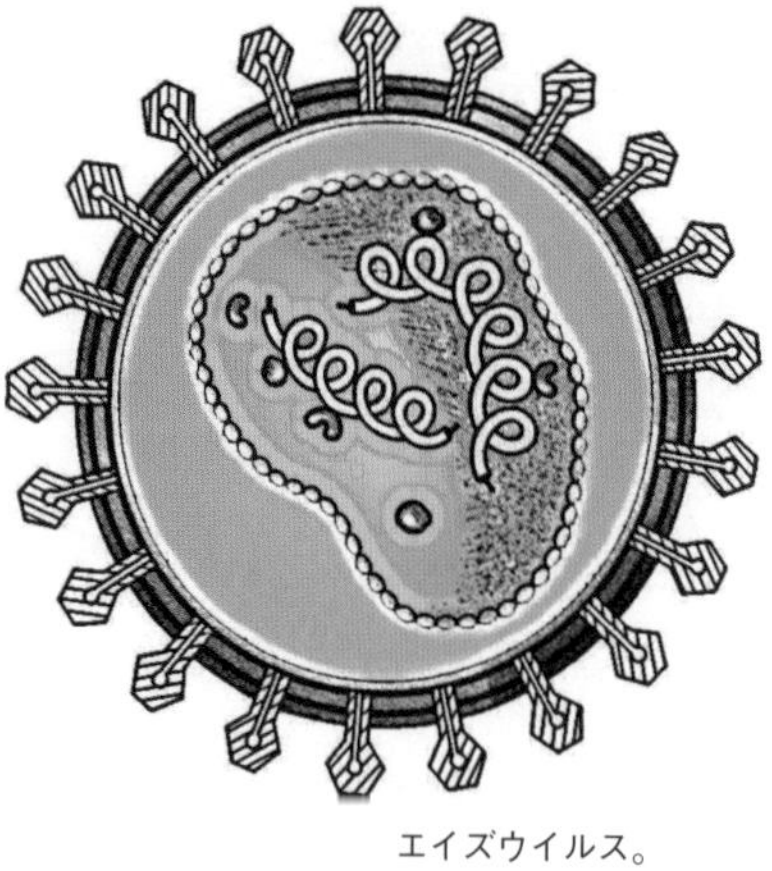

エイズウイルス。

私たちの体にはふだんからさまざまな病原体が存在するものの、免疫系*が正常にはたらいているかぎり問題は起こりません。しかし何らかの原因で免疫力が衰えた途端に、これらの病原体はいっきに勢力を強め、多様な疾患を引き起こします。こうして起こる感染（日和見感染）は通常、複合感染となります。つまり、もともとはあまり有害ではない何種類かの病原体により、いくつかの異なる感染症が重複して起こるのです。複合感染はしばしば激しい症状を引き起こすため、患者の体は急速に蝕まれ、死亡する確率が非常に高くなります。

世界を震撼させたエイズの登場

エイズという病気の存在が明らかになったのは、1981年でした。きっかけは、それまできわめてまれにしか見られなかった原虫による感染症「カリニ肺炎」が、カリフォルニアの男性同性愛者の間で次々と見つかったことでした。

そしてこれらの患者は、カリニ肺炎だけでなく、結核、カンジダ症、クリプトコッカス髄膜炎、あるいはカポジ肉腫と呼ばれるまれな腫瘍などを重複して発症し、次々と死んでいったのです。これが、まもなく世界を震撼させることになるエイズ蔓延の序曲でした。

*免疫系→160ページ

このような重複感染が発症すると、個々の症状を抑える対症療法以外に打つ手がなく、患者はほぼ確実に死に至ると考えられるようになりました。そのため、エイズは現代の黒死病*として恐れられただけでなく、当時の世界が東西冷戦の只中にあったことから、これはソ連（当時）が開発した新型の生物兵器だという噂も流れたのでした。後にこのような噂にはまったく根拠がないことが明らかになっています。

しかし、世界中のウイルス研究者がＨＩＶ研究に取り組み、発見から十数年後にはＨＩＶの感染から発病までのしくみがほぼ明らかになり、同時に有効な対処法も考え出されたのです。

エイズを予防する第一の戦略は、いうまでもなくＨＩＶへの感染リスクを低下させることです。セックスの際には必ずコンドームを使用する、医療現場では直接血液に触れるすべての医療器具を使い捨てにするなどはすでに常識化しています。

それでも世界的に見ると、とりわけアフリカや中国などでＨＩＶ感染者の数はいまも増える一方です。

とくにアフリカでは、２００４年までのＨＩＶによる死者は１５００万人以上に達し、２００４年だけで２３０万人、毎日６３００人のおとなや子どもがエイズ死したと国連が報告しています。

＊黒死病

中世ヨーロッパで大流行した伝染病で、発症すると皮膚が黒くなることからこう呼ばれました。この感染症はペストとされ、細菌に感染したネズミに寄生するノミから人間に移って広がったとされていますが、最近、ウイルス出血熱であった可能性が指摘されています。

人間のゲノムに侵入して同化するレトロウイルス

エイズの病原体は、ヒト免疫不全ウイルス（＝HIV（エイチアイブイ））と呼ばれるウイルスです。このウイルスがきわめて危険な理由は、人間の体を病原体から守る免疫系そのものを集中的に破壊するという性質をもっているからです。しかも、HIVは、病気を引き起こすウイルスの中でもとりわけ性質の悪い「レトロウイルス」の一種です。

ウイルスは一般に、自分の遺伝子をたんぱく質の殻で包んだだけの構造をもっています。いわばパソコンのソフトを収めた一枚のCD-ROMのようなものです。CD-ROM自体は単なる情報を記録した媒体であり、それだけでは何もできません。パソコンでその中の情報を読み出したときにはじめて意味をもってきます。

このときパソコン本体に相当するのが、人間をはじめあらゆる生物の体をつくっている細胞です。細胞は、1個が分裂して2個に、2個が4個にと増えていく自己増殖能力をもっています。

細胞の内部には、ひとつの個体、つまりひとりの人間の体をつくり、さらにその人間が生きていくのに必要な遺伝子全体（ゲノム）がしまい込まれています。このゲノムの正体が、DNAと呼ばれる化学物質です。細胞の中では、人体がその時々に必要とするたんぱく質をつくり出すために、つねにゲノムのどこかが活性化し、スイッチが入った状態になっています。このとき、ＤＮＡに記録された遺伝情報はそのまま読み出されるのではなく、いったんＲＮＡと呼ばれる別の分子にコピー（転写）されて、そこから細胞内のたんぱく質をつくる場所に運ばれます。

ＲＮＡはＤＮＡと違って、自力で自分の複製をつくり出すことができ、ＤＮＡよりずっと融通のきく分子です。そのため生物進化の歴史の初期には、おそらくこれが遺伝子の主役だったのです。なぜそのように考えられるかというと、ここで問題にしているＨＩＶ（エイズウイルス）などのレトロウイルスでは、ＲＮＡが遺伝情報を運ぶ唯一の物質となっているからです。

人体に感染してさまざまな病気を引き起こすウイルスの多くは、レトロウイルスではなくＤＮＡ型ウイルスです。これらのウイルスは内部にＤＮＡによる遺伝子をもち、人体の細胞に侵入すると、そこにあるいろいろな材料や道具を借用して自己増殖を行います。しかしウイルス自体はあくまでも人体のゲノムとは別に存在するので、感染したウイルスを検査で容易に見分けることができます。

ところが、ＨＩＶなどの少数のレトロウイルスは、遺伝子としてＤＮＡではなくＲＮＡをもっているため、自分の遺伝情報をＲＮＡから逆にＤＮＡに移し換え、人間

DNAとRNA

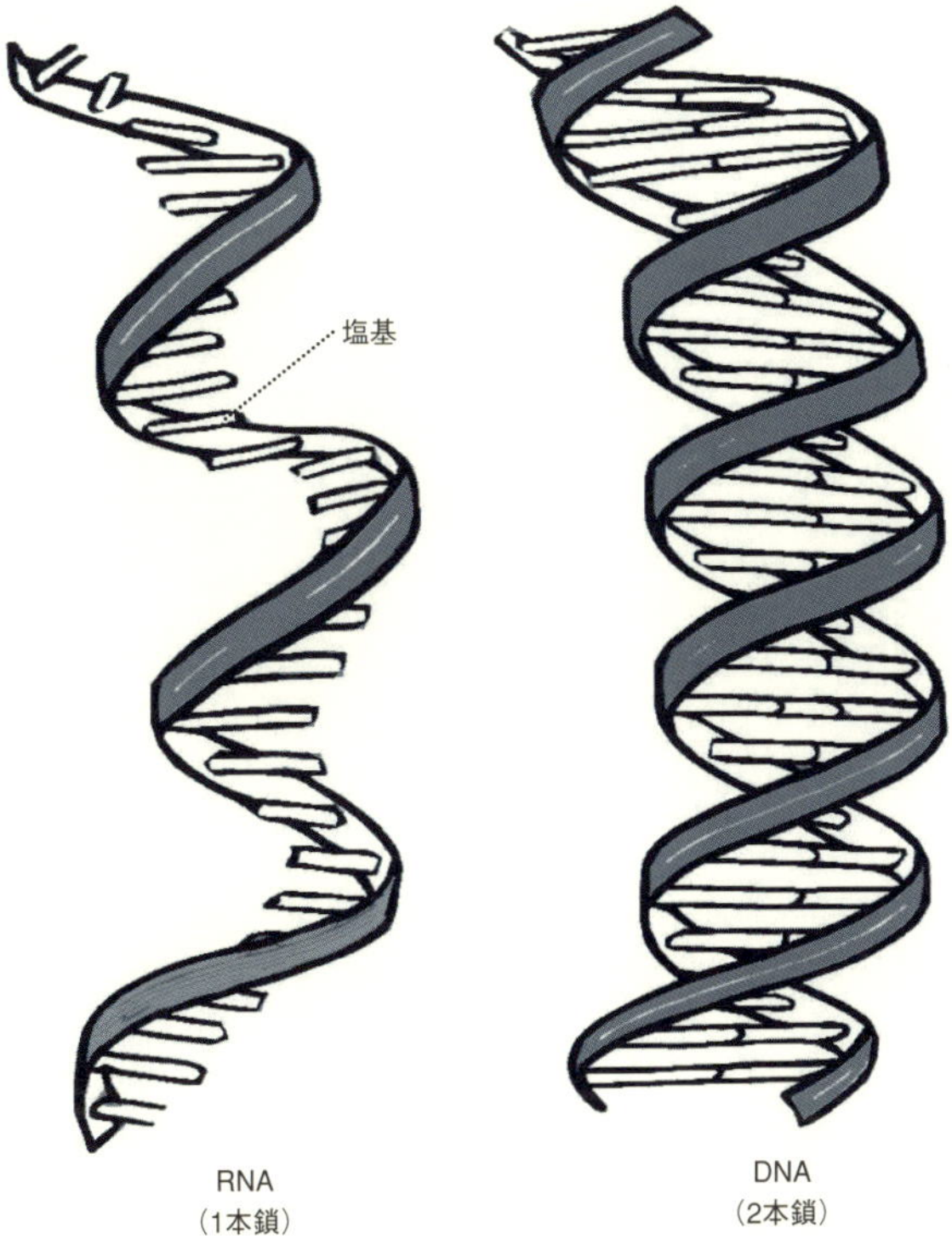
塩基
RNA
（1本鎖）
DNA
（2本鎖）

あらゆる生物の遺伝情報を担うDNAは二重らせん構造をつくっています。しかしエイズウイルスはRNAが遺伝情報を運び、１本鎖の構造をもっています。

（宿主）のゲノムに入り込んでしまうという性質をもっています。

かつて、すべての生物で遺伝情報はつねにＤＮＡからＲＮＡへと一方的に流れるのであり、その逆はあり得ないと考えられていたため、１９７０年にレトロウイルスが発見されたときには、生物学者たちは仰天したのです。しかしこのことは、単にそれまでの生物学の常識を覆したという以上に私たち人間にとって重大な意味をもっていました。というのも、いったんＨＩＶに感染すると、このウイルスは私たちのゲノムに自分自身を組み込んで一体化してしまうため、ウイルスを駆除することが本質的に不可能になるからです。

ウイルスの標的は免疫細胞であるヘルパーT細胞

さらにこのウイルスは前述のように体の正常なはたらきを守る免疫系の中枢を狙い撃つように攻撃してきます。

人間などの動物のあらゆる細胞の表面には「組織適合性抗原（ＨＬＡ）＊」と呼ばれるたんぱく質が存在し、その型は1人1人みな違っています。

つまりこれは、自分と他人を見分ける目印です。そして、もし体内に自分の目印をもたないものが侵入すると、免疫細胞や抗体と呼ばれるたんぱく質はそれを異物と見

＊組織適合性抗原（ＨＬＡ）
赤血球の血液型ＡＢＯ式に対する白血球の血液型のことで、免疫系が個体を識別するときの目印となります。赤血球の型よりはるかに多くの種類があります。

ていっせいに攻撃し、排除しようとします。これが免疫のしくみであり、臓器移植を受けた患者に生じる拒絶反応も、免疫系が正常にはたらいていることを示しているのです。

このとき、異物の侵入を感知して体内の免疫系にその存在と特徴を告げるのが、免疫細胞のひとつ、「ヘルパーT細胞」です。ところがＨＩＶは、このヘルパーT細胞に入り込み、その遺伝子に溶け込んでしまいます。

つまりＨＩＶは、人体の免疫系を乗っ取ってその中枢に居座り、免疫系そのものを破壊してしまうのです。この性質が、エイズの治療をきわめて困難にしている最大の理由となっています。

免疫のしくみ

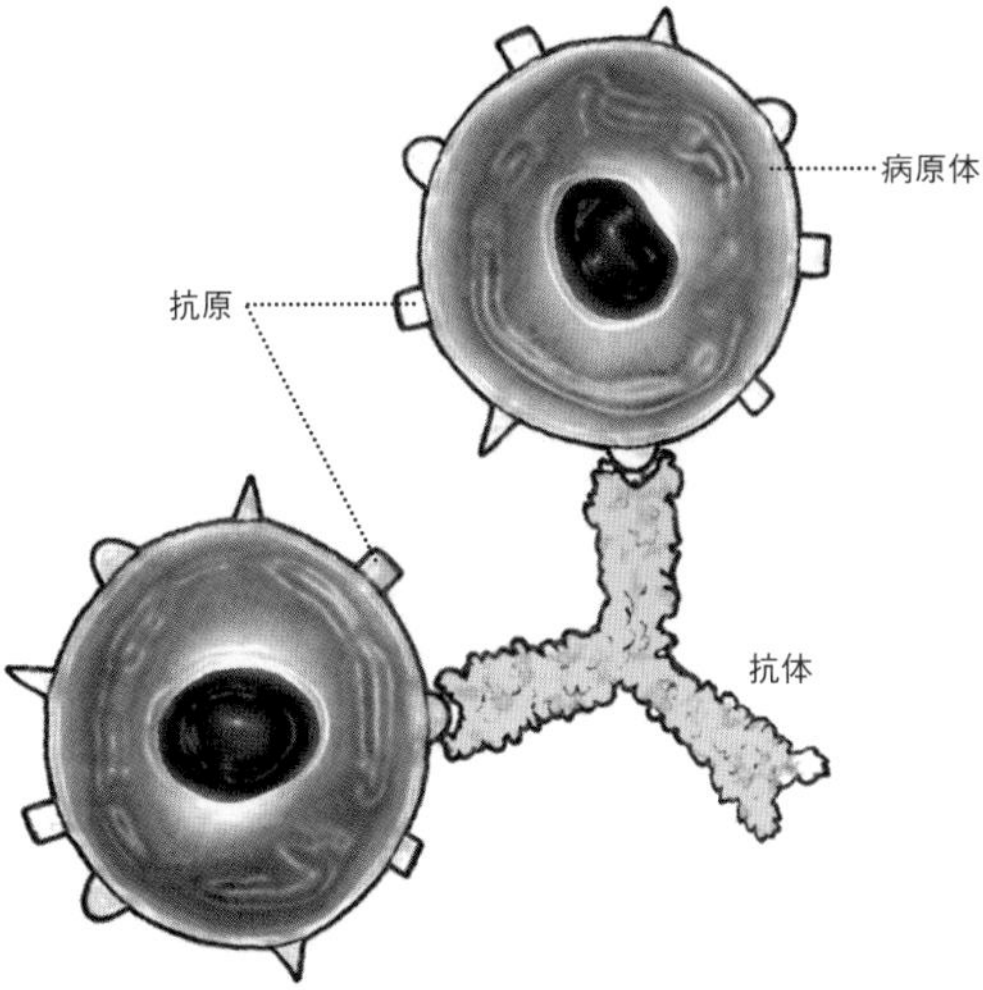
病原体
抗原
抗体

体内に病原体が侵入すると、抗体がその表面の抗原に結合して病原体を排除します。

11-2
エイズ治療薬

エイズ治療薬はどうすればつくれるか？

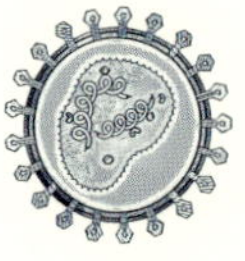

着目したのはウイルスのＲＮＡレベルのはたらき

ＨＩＶ感染を起こした場合の現在の対処法の目的は、ウイルスの増殖をなるべく抑えて、免疫系が完全に破壊されることを防ぐことにあります。それによってエイズの発症（日和見感染や腫瘍の発生など）を少しでも抑え、延命期間を延ばそうとするものです。

この病気の研究者たちがまず着目したのは、ＨＩＶが宿主のゲノムに同化する過程でした。ＲＮＡを遺伝子にもつウイルスは、ＲＮＡに書き込まれた遺伝情報を、「逆転写酵素」*と呼ばれるたんぱく質を使ってＤＮＡに翻訳し、これを宿主のゲノムに割り込ませます。そこで、この逆転写酵素のはたらきを妨げる薬を開発することができれば、エイズウイルスに感染しても、それがヘルパーT細胞に侵入して免疫系を破壊することは阻止できるはずです。

また、ＨＩＶを攻撃する別の方法として注目されたのが、ウイルスの成熟の過程で

＊**逆転写酵素**
ＲＮＡの情報に基づいてＤＮＡをつくり出す酵素で、各種のＲＮＡウイルスがもっています。これによって、遺伝情報はＤＮＡ→ＲＮＡ→たんぱく質へと伝わるという概念に例外があることが明らかになりました。

重要な役割を果たす「プロテアーゼ」と呼ばれるたんぱく質分解酵素です。

　ＨＩＶは、ヘルパーＴ細胞に侵入すると、この細胞のはたらきを利用して自分の遺伝子とそれを包む殻をつくり、大量の新しいウイルスをつくり出します。このときＨＩＶのプロテアーゼは、ヘルパーＴ細胞の内部でつくられるたんぱく質の長い鎖を切断して、ウイルスの殻の素材として利用します。そこで、プロテアーゼに結合してそのはたらきを阻害する物質があれば、ウイルスは成熟することができず、増殖も抑えられるはずです。

　こうして各国の研究者が精力的に取り組んだ結果、１９９０年代半ばには、ジダノシン、ラミブジン、デラビルジンな

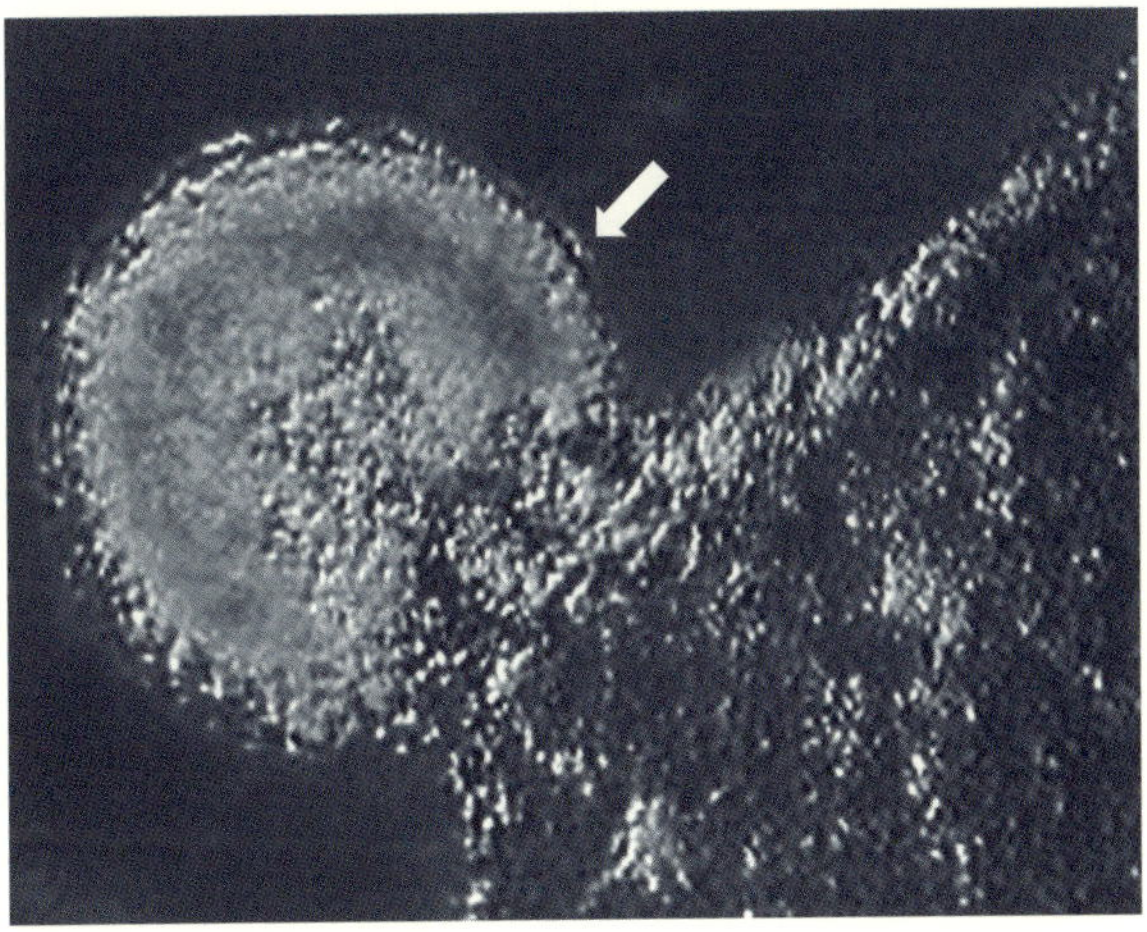

免疫細胞のひとつヘルパーＴ細胞に侵入するエイズウイルス（矢印）。

ど、さまざまなタイプの逆転写酵素阻害剤が合成され、さらに、インジナビル、ネルフィナビルなどのプロテアーゼ阻害剤も開発されました。

これらの薬は、エイズ治療薬（抗ＨＩＶ薬）として数多くの臨床試験を経た後、複数の薬を組み合わせた「カクテル療法」によって使用されることになりました。それはおもに、2種類の逆転写酵素阻害剤と1種類のプロテアーゼ阻害剤を組み合わせるというものです。

この療法が実行に移された１９９６年から翌97年までに、アメリカではエイズ患者の死亡率が44パーセントも低下するという劇的な効果が得られたとされています。エイズはついに、短期間に死を約束された病ではなくなったということができます。

エイズの根本的克服にはまだ時間を要する

しかしこれは、エイズ克服と呼ぶにはほど遠い状態です。

さきほどの多剤併用療法は、ＨＩＶの増殖を一時的に抑え込むという方法を繰り返すだけです。治療をやめればＨＩＶは増殖を再開し、使用法によってはウイルスが薬に対する抵抗力（耐性）をもつため、それ以後の治療が無効になります。

またこれらの薬には強い副作用を引き起こすものがあり、肝臓障害、腎臓結石、高脂血症、末梢神経障害、吐き気、貧血、好中球減少症、躁うつ症などから、極彩色の夢を見るというものまで、多種多様な副作用に苦しめられます。

さらに薬の価格の問題もあります。多剤併用療法が始まった当初、薬代は1人年間約120万円もかかっていました。その後、いわゆるコピー薬（アジアやアフリカ諸国で製造される既成薬の複製品）が普及すると、薬代は3万円台まで低下したとされています。

しかしこれでもなお、圧倒的に多数でかつ貧しい途上国のエイズ患者にとっては手の届かない薬です。とりわけ、4000万人を超える世界のHIV感染者の70パーセントが集中するとされているサハラ以南のアフリカ諸国では、ほとんどの患者にこれらの薬は届いていません。

加えて最近では、状況をいっそう困難にする出来事が起こっています。薬の特許についての国際的認識が変わり、コピー薬の最大生産国であったインドが2005年に、先進国の製薬企業が保有

HIVの診断器具

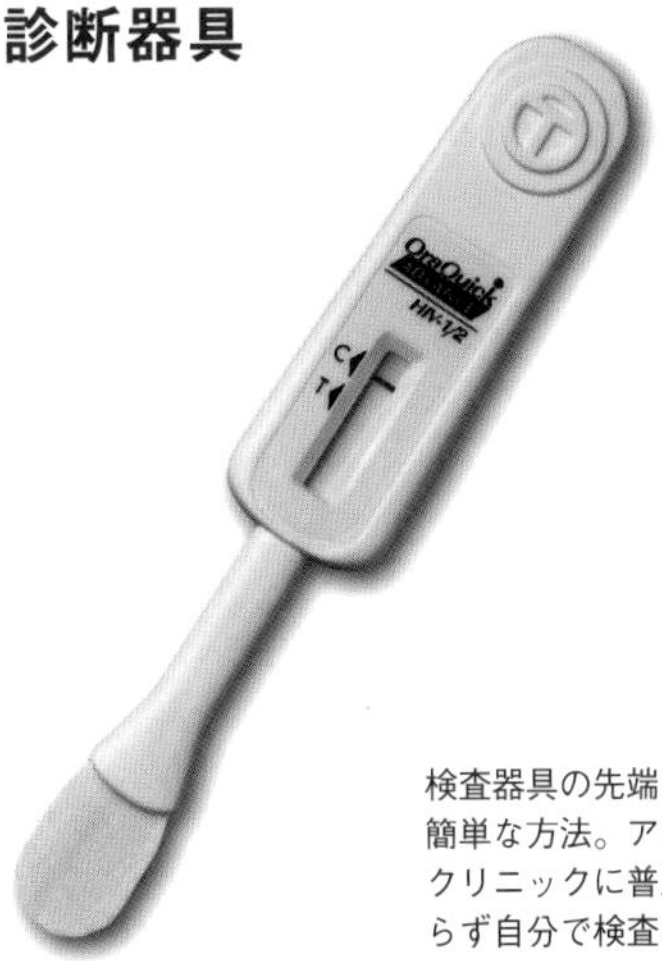
OraQuick
HIV-1/2
C
T

検査器具の先端を歯ぐきに当てる簡単な方法。アメリカではすでにクリニックに普及しており、遠からず自分で検査もできるようになりそうです。

する薬の特許権を認める法律を制定したのです。このため、最新の抗HIV薬のコピー製品は今後入手できなくなるかもしれません。

これらの問題を根本的に解消するには、人間がはじめからHIVに感染しないようにする「エイズワクチン」を開発する必要があります。エイズワクチンは、免疫系にあらかじめHIVの特徴を教え込んでおき、HIVが侵入してきたら、それがヘルパーT細胞に感染する前に免疫系によって撃退するしくみです。

一般的にワクチンとしては、無害化した病原体あるいはその特徴をもつ病原体の断片を使用します。しかしHIVに関しては、そのようなワクチンの開発がきわめて困難であることがわかっています。というのも、HIVは他のどんなウイルスよりもすばやく変異する、つまり自分の遺伝子の一部を次から次へと変えていく性質をもっているからです。

これまでに30種類以上のエイズワクチンが開発され、臨床試験が行われてきたものの、このような理由から期待できる結果は得られていません。最近では、免疫効果を高める他のウイルスや病原体の一部と、HIVのたんぱく質の一部を結合させたワクチンもつくられているものの、効果は不明です。エイズは依然、もっとも危険な病気のひとつとして私たちを脅威にさらしているのです。■

第12章

パーキンソン病治療薬

「L-ドーパ」の問題点と新薬への期待

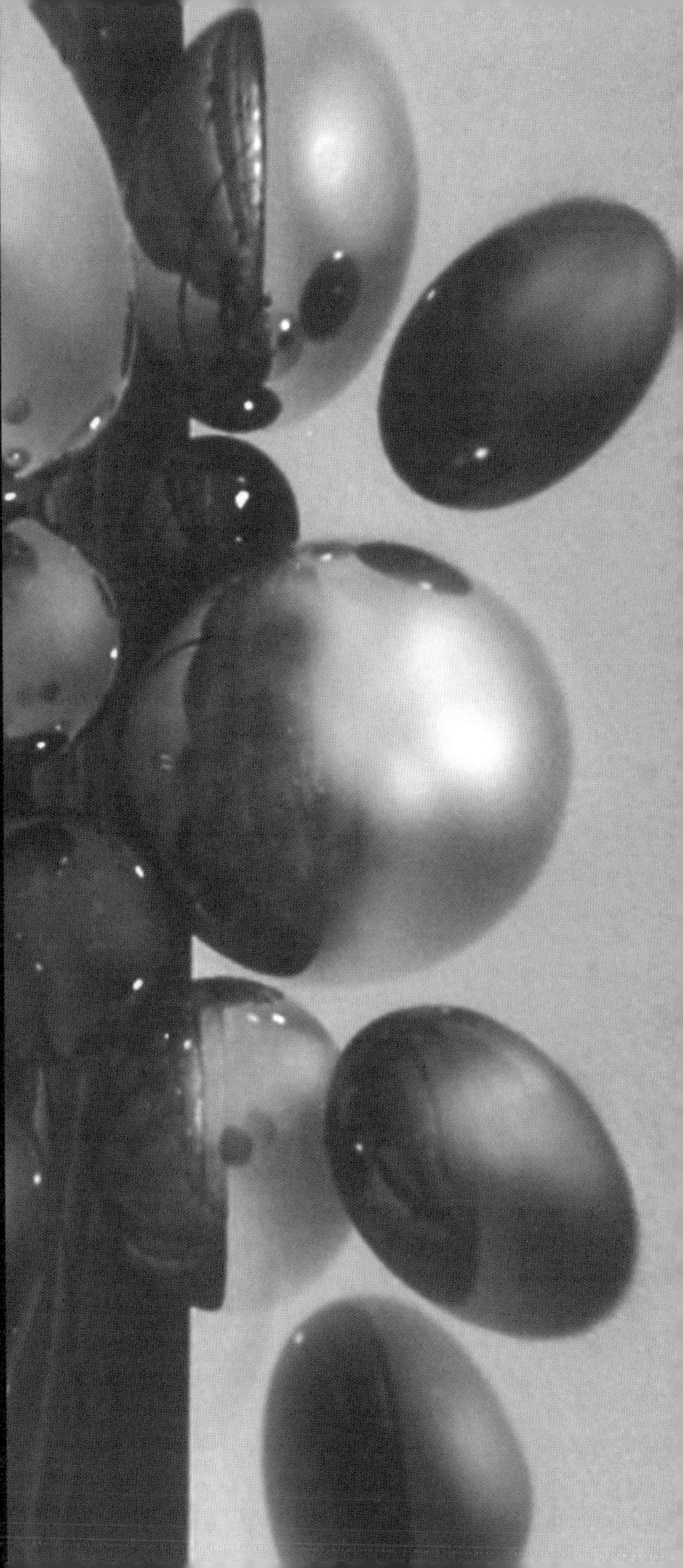

12-1 パーキンソン病治療薬

抑えられないふるえが全身に広がる

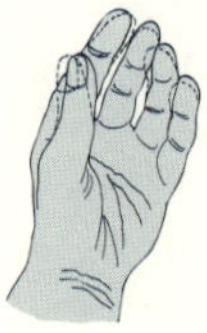

パーキンソン病の進行過程

イギリスの医師ジェームズ・パーキンソンは、反社会的な人物と目されていました。18世紀半ばに生まれた彼は、若い頃にはフランス革命の思想に共鳴して、イギリス政府を批判する匿名のパンフレットをばらまいたり、国王ジョージ3世の暗殺計画に荷担したとして逮捕されたりしたこともあります。パーキンソンはしかし、反逆的というよりむしろ、進取の気性に富んだ観察眼の鋭い人物でした。ロンドンで開業した彼は、イギリスではじめて盲腸の切除手術を行ったり、神による天地創造説*を覆す地質学や化石に興味を抱いて、その入門書を書いています。

1817年、パーキンソンは『振戦麻痺（しんせいまひ）について』という小冊子を発表しました。彼はそこで、意図しない筋肉のふるえや制御困難な体の動きについて論じたのです。そして、中高年にまれに現れるこうした症状の原因は中枢神経（脳や脊髄）の病気にあると考え、振戦麻痺と名づけました。

＊天地創造説
旧約聖書「創世記」の記述で、唯一の神が無から万物をつくり出したと説くもの。キリスト教やユダヤ教ではこの世界の見方の大前提として信じられています。

後にパーキンソン病と呼ばれることになる振戦麻痺について克明に記したこの小冊子は、実はわずか6人の患者の観察に基づくものでした。そのうち2人は彼自身の患者ではなく、彼が開業していた部屋の窓からときどき見かける人々でした。しかしその記述は的確であり、病気についての説明は現在でも十分に通用するほど正確なものでした。

パーキンソン病は多くの場合、片手または片足の小さなふるえから始まります。1990年代に30歳でこの病気に冒されたハリウッドの映画スターのマイケル・J・フォックスが自ら表現したように、そのふるえは〝蛾のはばたき〟に似た、規則的ですばやく、止めることのできない動きです。

パーキンソン病の症状

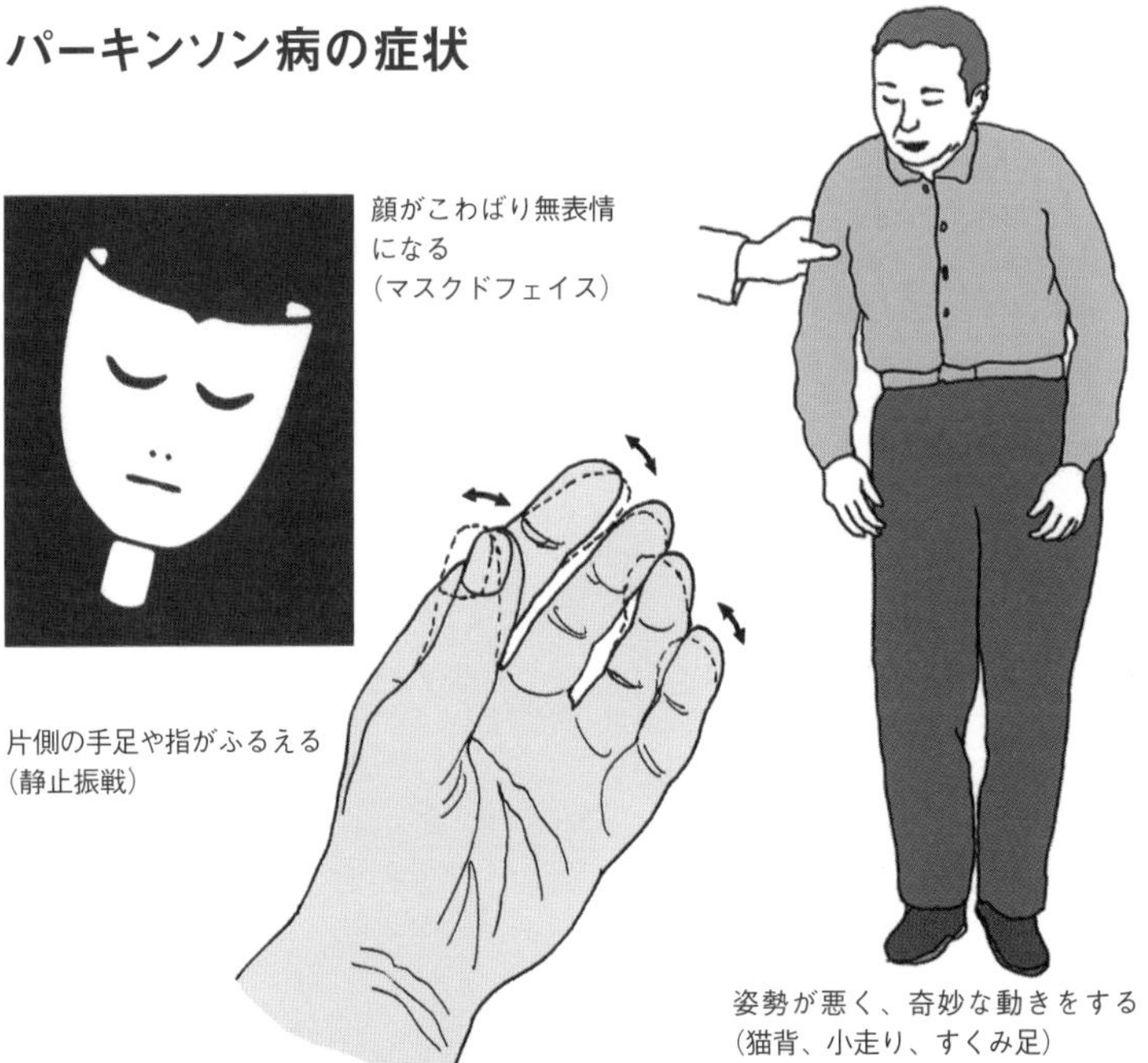

顔がこわばり無表情になる（マスクドフェイス）
片側の手足や指がふるえる（静止振戦）
姿勢が悪く、奇妙な動きをする（猫背、小走り、すくみ足）

たいていの患者は、これは体のちょっとした変調にすぎず、しばらくすれば治るだろうと考えます。実際ふるえはつねに起こるわけではなく、ふるえの起こる手や足を自分の意思で動かせばふるえは止まり、しばらくはそのままになります。しかしまもなく、これが一時的な現象ではないことを悟ることになります。片手や片足だけだったふるえは、もう一方の側にも伝染し、さらには四肢すべてがふるえるようになってきます。人によっては全身的なけいれん発作のように見えることもあります。

そのうち顔もこわばって無表情になり、見た目には無感情となります。英語で〝マスクドフェイス（仮面をかぶった顔）〟と呼ばれる状態です。同時に声が低く小さく、

パーキンソン病の症状の重さ

資料／HoehnとYahr

重症度分類	生活機能障害度
ステージ1：一側性の障害。体の片側だけの振戦（ふるえ）、強剛（筋肉のこわばり）を示す。軽症例。	**1度**：日常生活や通院に介助をほとんど必要としない。
ステージ2：両側性の障害。姿勢の変化がかなり明確となり、振戦、強剛、無動とも体の両側に生じるため、日常生活がやや不便。	
ステージ3：明らかな歩行障害。方向変換の不安定など、立ち直り反射障害がある。日常生活での動作障害もかなり進み、突進現象も見られる。	**2度**：日常生活や通院に介助を必要とする。
ステージ4：起立や歩行など日常生活での動作の低下が著しく、労働能力は失われる。	
ステージ5：完全な動作不能状態。介助による車椅子移動または寝たきり状態になる。	**3度**：日常生活に全面的介助を必要とし起立不能である。

早口で発音も不明瞭になり、書く文字も小さくなって、病気発症の前と後の筆跡を比べると、同じ人間が書いたとは思えないほど違ってしまいます。周囲の人も、患者が著しく不器用になり、棚にものを置こうとして落としたり床の上で突然転んだりすることに気づきます。

姿勢も悪くなって猫背が目立つようになり、歩くときも前かがみで、歩き始めはゆっくりでもしだいに小走りになるという奇妙な動きが目につくようになります。目の前に小さな障害物があるだけで全身の動きがぴたっと止まって、〝すくみ足〟になったり、よろけながら歩いたりします。そしてついに患者は立ち上がることも困難になります。こうして発症から十数年後、多くの患者は自分では食事もできなくなり、食べ物が気管に入って肺炎を起こすなどにより死亡することになります。

世界的に知られた人々の中にも、パーキンソン病を発症した人々は少なくありません。ボクシングの元ヘビー級世界チャンピオンのモハメド・アリ、前記の俳優マイケル・J・フォックス、アメリカの元司法長官ジャネット・リノなどがよく知られています。すでに亡くなった人物では、前ローマ法王ヨハネ・パウロ2世、中国の最高政治指導者鄧小平、PLO（パレスチナ解放機構）のアラファト議長、「芸術は爆発だ」で知られた画家の岡本太郎、シュールレアリスムの画家ダリなどはパーキンソン病で

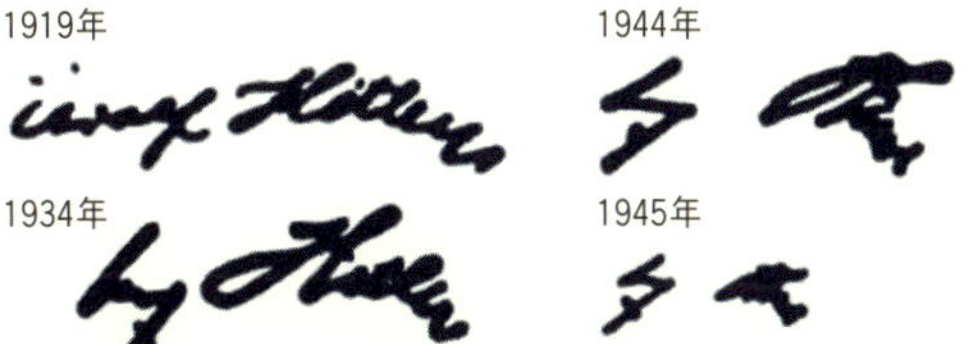
1919年
1944年
1934年
1945年

晩年はパーキンソン病だったといわれるヒトラーのサイン。自殺した1945年に書かれた文字は小さく縮んでいます。

した。ナチスドイツの総統アドルフ・ヒトラーもパーキンソン病であったことが、生き残った側近たちの証言に残されています。

日本では現在、約14万人の患者がこの病気と闘っています。高齢になるほど患者数は増加し、70歳以上では100人に1人がこの病気を発症すると見られています。もし誰でも120歳まで生きるとすると、理論上はすべての人がパーキンソン病になるとする研究者もいるほどです。

原因は脳の黒質の破壊

本人の意思と無関係に体がかってに激しく動いたり、逆に動かしたくても動かないというこの病気は、パーキンソンが正しく推測したように、いまでは中枢神経すなわち脳の異常が引き起こすことが明らかになっています。正確には、脳の下方にある親指大の「黒質（こくしつ）」と呼ばれる部分が破壊されることが原因です。黒質の神経細胞はメラニン色素を多く含んでおり、黒っぽく見えることからその名があります。

ここにある神経細胞は、軸索（じくさく）*と呼ばれる長い腕を脳の他の領域まで伸ばしています。私たちが意図的な運動をする際には、脳内で複雑な信号のやりとりが行われてから体の各部に命令が出されますが、黒質はその信号ネットワークの一部をなします。黒質

＊軸索
神経細胞が周囲に伸ばしている多数の枝のうちもっとも長く、他のニューロンに信号を伝える役割をもちます。これ以外は樹状突起と呼ばれ、他のニューロンから信号を受け取ります。

はとりわけ、体のさまざまな動きを無意識的に協調させる（立ち上がるときに上半身で体重移動しながら腕でバランスをとって足を前に出すなど）うえで重要と見られています。

パーキンソン病の患者が最初の自覚症状として小さなふるえを示す頃には、黒質の神経細胞はすでに60〜80パーセントが死んでいると考えられています。事故などで急死した健康な人の脳を解剖すると、黒質が黒々と見えます。しかしパーキンソン病で死んだ人の脳を解剖すると、この部分が脱色して、脳の他の領域とほとんど見分けがつかないといいます。

パーキンソン病を引き起こす脳の部位

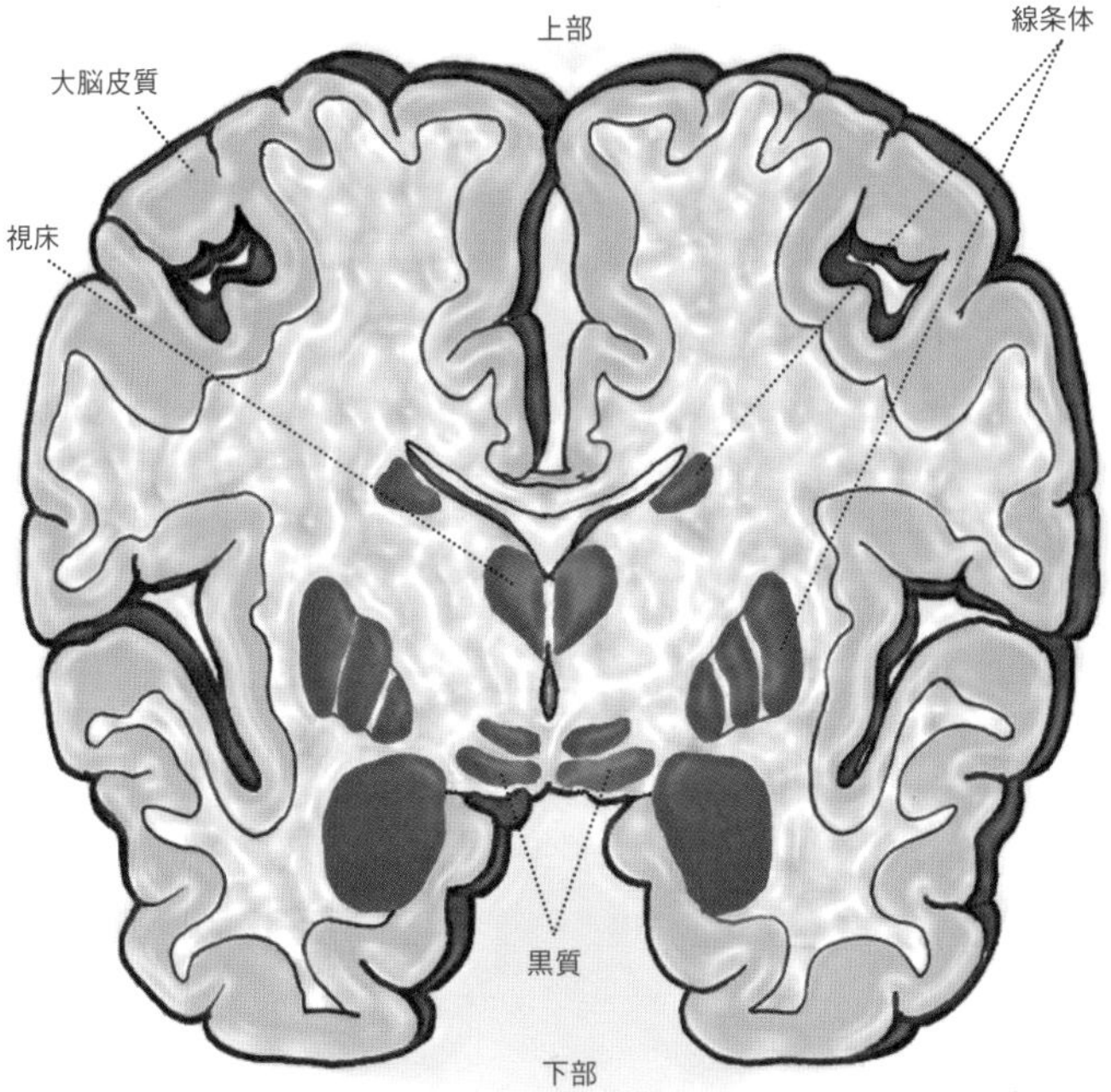
上部
線条体
大脳皮質
視床
黒質
下部

パーキンソン病は脳の下方にある黒質の神経細胞が破壊されて起こります（図は大脳を垂直に切断したところ）。

12-2

パーキンソン病治療薬

症状を劇的に改善するL・ドーパとは？

脳内に到達するとドーパミンに変わる

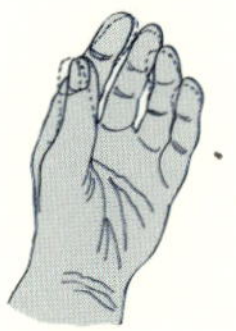

パーキンソン病に対する画期的な薬が現れたのは、1960年代のことでした。

パーキンソン病の患者では、黒質の神経細胞が破壊されていると同時に、黒質が信号伝達に使う物質（神経伝達物質）＊であるドーパミンも減少しています。では、ドーパミンを外部から補給すればパーキンソン病は治るのでは？

残念ながら、ドーパミンを口から飲んだり血管内に注入しても、それは脳内には届きません。というのも、脳血管の壁は他の血管より緻密にできており、脳に有害な物質が血管壁を通って脳内に入り込まないようになっているためです。このしくみは「血液脳関門（のうかんもん）」と呼ばれます。

そこで、L‐ドーパ（レボドーパ）という薬が開発されました。この物質は分子量が非常に小さいために血液脳関門を通過して脳に入ることができ、脳内で代謝されてドーパミンに変化します。ドーパミンが黒質に到達すれば、黒質の神経細胞の信号伝

＊神経伝達物質→59ページ

達が再開されるかもしれません。こうして、パーキンソン病の患者たちに、Ｌ‐ドーパの投与が開始されました。

結果は期待以上でした。話すことはおろか、寝返りもまばたきさえも困難だった重症の患者たちが、投与の数日後には医師や見舞客と元気よく会話していたのです。多少ふらつきながらも、ベッドから起き上がって散歩する患者も現れました。

１９６９年にニューヨークで開かれた世界神経学会では、医師や研究者たちの集まりで寸劇が行われ、ひとりの若い医師が高齢のパーキンソン病患者に扮しました。医師が演ずる患者ははじめ死にかけたような状態でしたが、Ｌ‐ドーパの投与によって突如立ち上がってベリーダンスを踊ったり

血液脳関門

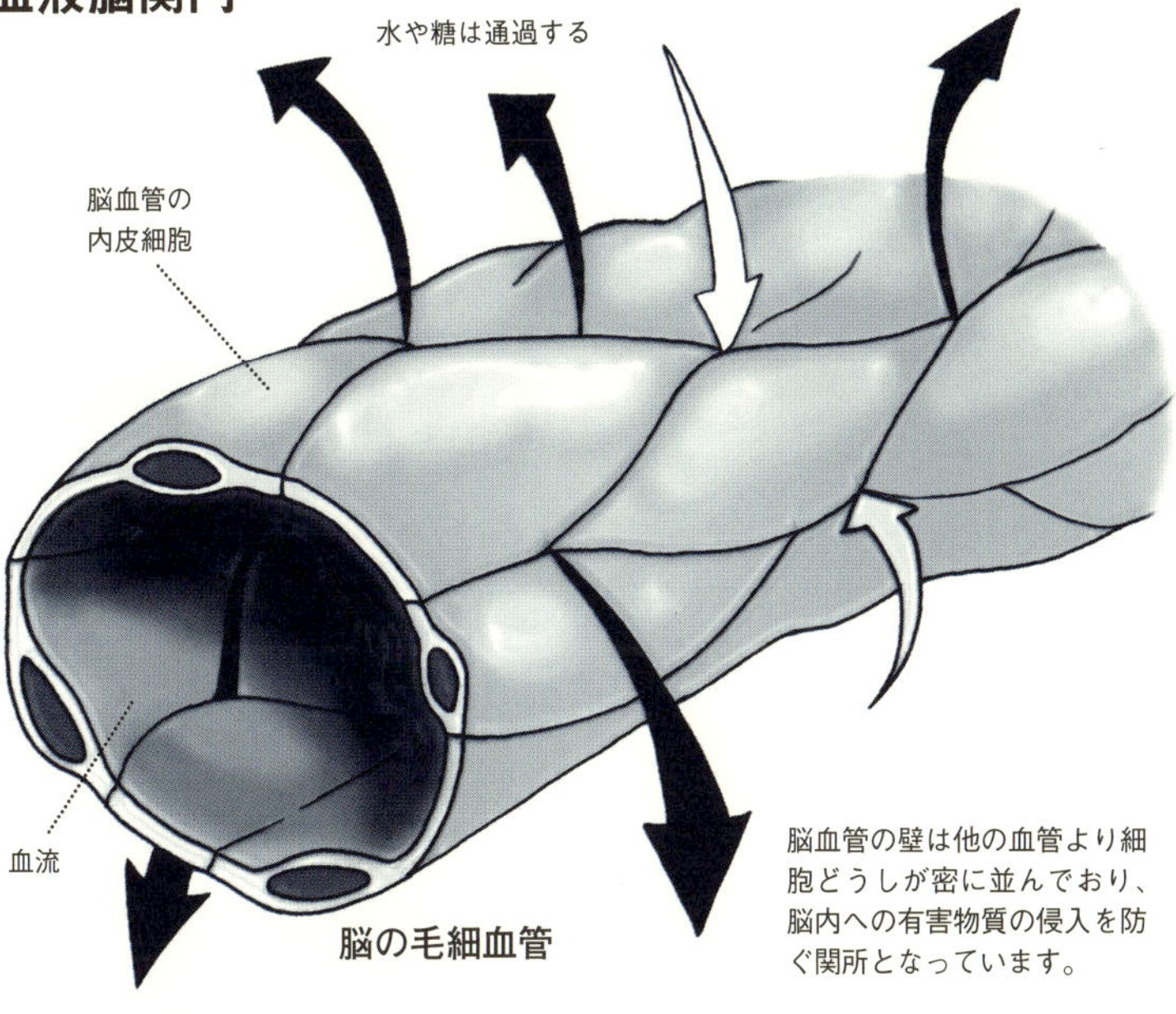
水や糖は通過する
脳血管の
内皮細胞
血流
脳の毛細血管

脳血管の壁は他の血管より細胞どうしが密に並んでおり、脳内への有害物質の侵入を防ぐ関所となっています。

するのでした。しかし、後に明らかになったことですが、L-ドーパの治療成功を喜んで行われた寸劇は、この奇跡の薬の暗い側面をも同時に示唆していました。

患者はたしかに体を動かし、しゃべったり笑ったりできるようになったものの、一部の患者は投与後、強い吐き気や激しい動悸に襲われたのです。極度の興奮状態に陥って過剰な愛情表現を示したり、被害妄想を抱いて金切り声をあげたりする患者もいました。異常な性的欲求によって誰彼かまわず抱きついたひとりの患者は、ついには拘束されたのでした。多くの患者には、舌をぺろぺろと突き出すとか、手で体のあちこちに触れるなどの異常な動きが現れました。

劇的に効果のあるL-ドーパの問題点

実は、投与されたL-ドーパのうち、実際に脳に到達してドーパミンに変化するのはわずか1パーセントにすぎなかったのです。残りの99パーセントは脳に入る前にドーパミンに変わって血流とともに全身を巡り、胃腸や心臓などに作用して、吐き気や嘔吐、動悸、めまいなどを引き起こしたことが明らかになりました。

この現象はまた、脳内に到達するドーパミンの量の調節を困難にします。ドーパミンの量が不十分なら、患者はパーキンソン病の症状である異常なふるえや無動状態か

ドーパミンの不足と過剰

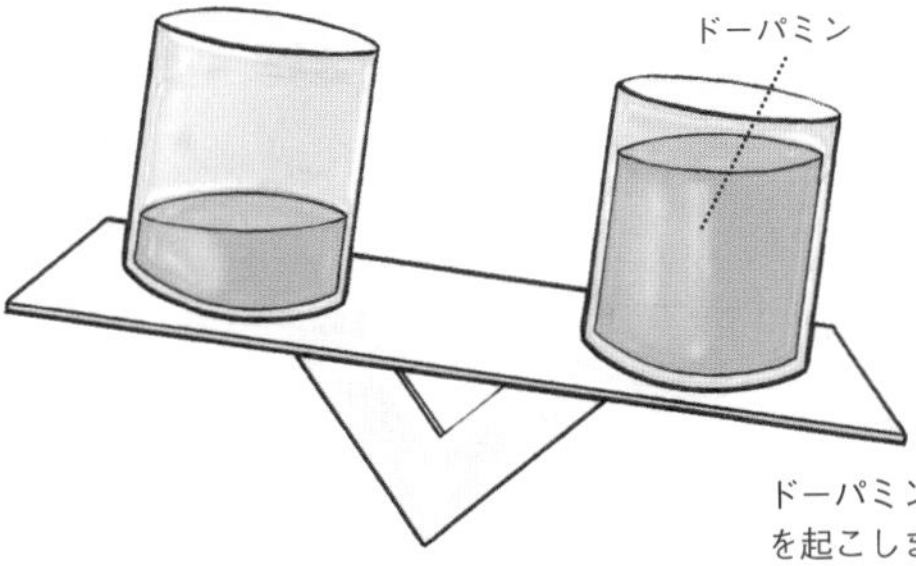
ドーパミン

ドーパミンは多すぎても少なすぎても問題を起こします。不足するとふるえが改善されず、過剰になると幻覚やうつが生じます。

L-ドーパの作用のしかた

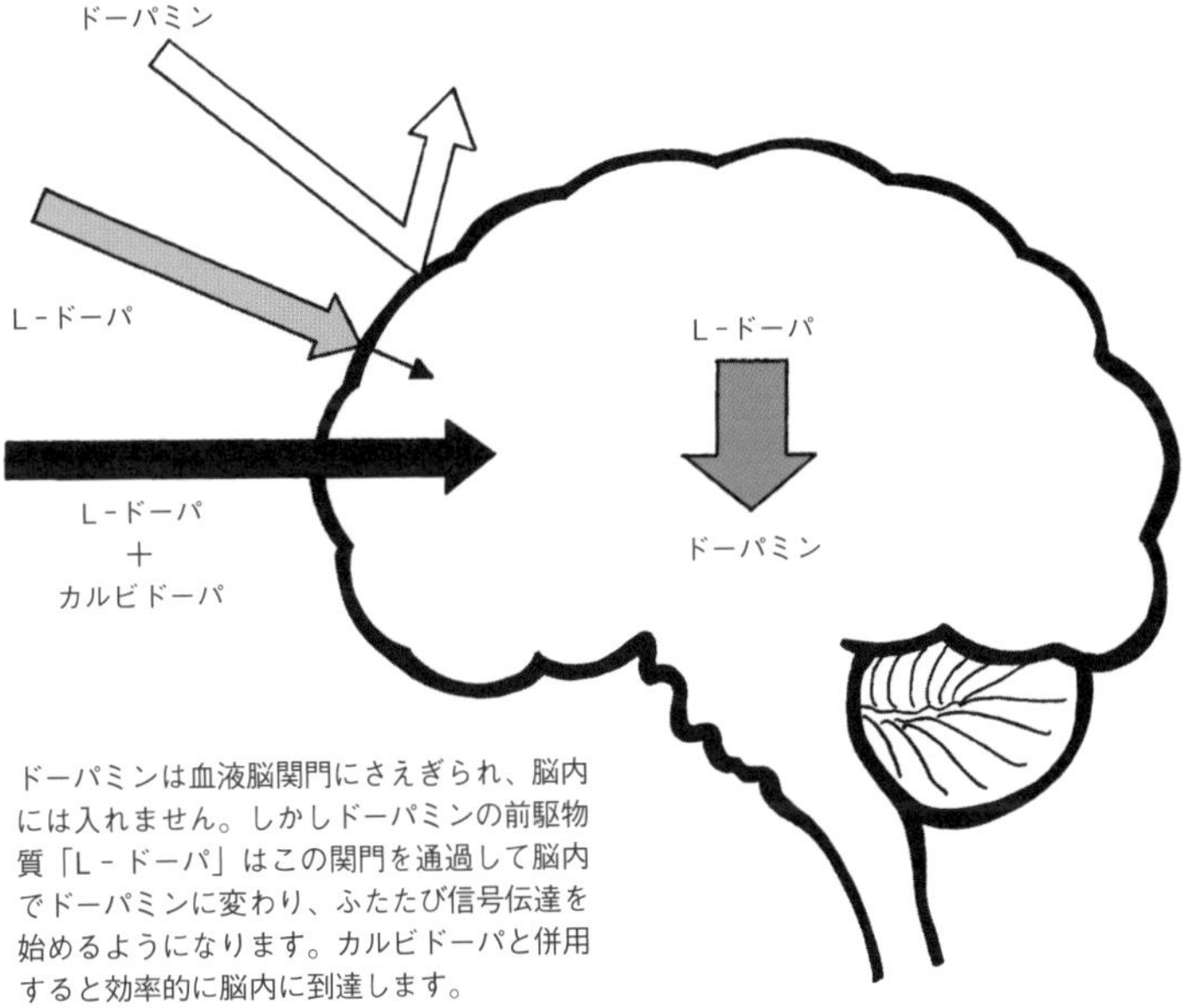
ドーパミン
L-ドーパ
L-ドーパ
＋
カルビドーパ
L-ドーパ
ドーパミン

ドーパミンは血液脳関門にさえぎられ、脳内には入れません。しかしドーパミンの前駆物質「L-ドーパ」はこの関門を通過して脳内でドーパミンに変わり、ふたたび信号伝達を始めるようになります。カルビドーパと併用すると効率的に脳内に到達します。

ら解放されません。しかし量が多すぎれば、ドーパミンが脳の黒質以外の部位にも作用し、異常な興奮や幻覚、うつ、性的欲求を引き起こすことになります。

この問題は後に、カルビドーパやベンセラジドなどと呼ばれる別の薬を併用することである程度解決されました。これらの薬は、血液中でL‐ドーパがドーパミンに変わるのを妨げるので、脳内にドーパミンが効率的に移行するようになるのです。またこの併用療法によってL‐ドーパの服用量を減らすことができ、強い吐き気や嘔吐などの副作用も抑えられるようになりました。

L‐ドーパの効果は劇的ではあるものの、ほかにも問題があります。まずこの薬を長期間使用すると、「すり切れ現象」が始まります。はじめのうちは薬を服用すると半日以上は効いていたのに、しだいにその時間がすり切れて短くなり、2時間くらいしか効かなくなるのです。

それ以上に患者を困惑させるのは「オンオフ現象」です。電灯のスイッチがついたり消えたりするように、いきなり薬の効果がなくなったり現れたりする現象です。それまでふつうに歩いたり会話していた患者の全身が突然こわばって、動かなくなります。と思うとまた、何の前触れもなく体が動くようになります。このオンオフ現象が原因で入浴中に溺死した患者もいます。しかし、この状態を改善する手法はいまのところありません。原因がわからないからです。

しかし、L-ドーパの最大の問題は、この薬を使用しても症状が改善されるだけで、パーキンソン病そのものは治療できないということでしょう。

パーキンソン病は、脳の黒質の神経細胞が死んでいく病気です。L-ドーパは、この神経細胞が使用する神経伝達物質ドーパミンを補給することにより、残された神経細胞が活発にはたらくようにします。ただし、この薬によってとりあえず症状は軽くなるものの、この薬が死んだ黒質の神経細胞をよみがえらせることはできず、神経細胞が死んでいくのも止めることはできません。黒質の神経細胞がすべて死んでしまえば、ドーパミンを補給しても何の役にも立ちません。パーキンソン病はいまのところ、不可逆に進行する治療不能の病気なのです。

すり切れ現象

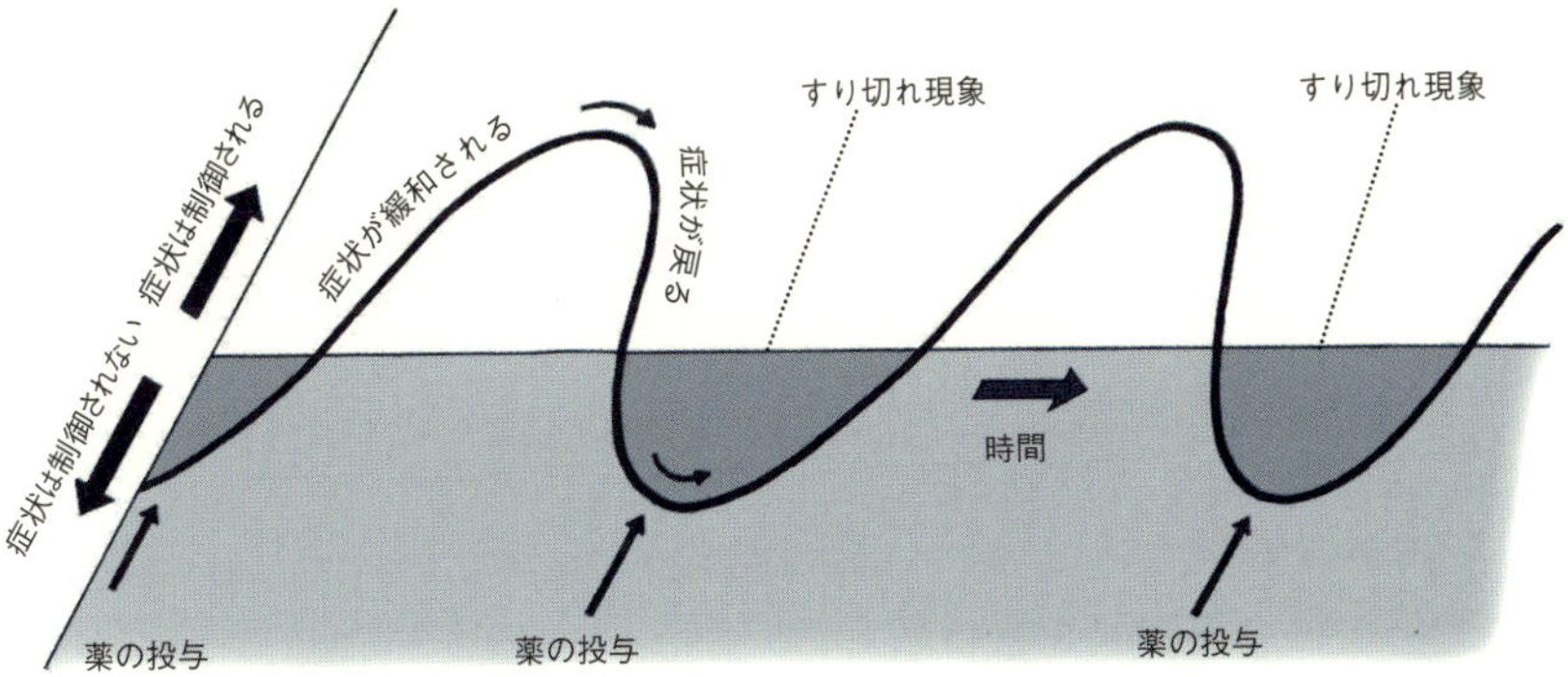
症状は制御されない
症状は制御される
症状が緩和される
症状が戻る
すり切れ現象
すり切れ現象
時間
薬の投与
薬の投与
薬の投与

L-ドーパを長期間投与すると、薬の効果の持続時間がしだいに短くなり、次の投与前に症状が現れる「すり切れ現象」が起こるようになります。

待たれる、破壊された脳を修復する薬

いま、パーキンソン病患者の前にひとつの希望が見え隠れしています。それは「GDNF」と呼ばれる新しい薬です。

GDNFは神経細胞の成長を促す一種の神経栄養因子＊で、正しくは「グリア細胞由来神経栄養因子」といいます。動物実験では、この物質を脳に投与すると黒質の神経細胞が成長することが明らかになっています。問題は、この物質はドーパミン同様、血管内に投与しても血液脳関門によって阻止され、脳内には入れないことです。そこで、脳内に直接送り込む方法が考えられました。細いチューブ（カテーテル）を脳に刺し込み、GDNFを入れたポンプを腹部に設置するというものです。

イギリスで行われた最初の臨床試験では、椅子から立ち上がることもできなかった患者が、薬の投与開始から2〜3カ月後には室内を歩き回るようになったといいます。その後アメリカで行われた臨床試験でも患者の症状は著しく改善され、体を満足に動かすこともできなかった患者が大工仕事を始めたり旅行に出かけたりしたといいます。

ところが2004年、臨床試験を行っていた製薬会社アムジェンが突然、臨床試験は失敗であり、治療はすべて中止すると発表しました。実は、本物の薬を投与された

＊神経栄養因子
複雑な回路をつくっている神経細胞の成長や修復に必要な物質（アミノ酸がつながってできた神経ペプチド）です。

患者と、偽薬（プラシーボ）を与えられていた患者の症状には明らかな違いが見られないというのです。

誰でも経験することですが、私たちは医師に診断してもらったり処方された薬を飲んだりすると、それだけで病気がよくなったように感じることがあります。心理的な効果によって実際に病気の症状が軽くなることも少なくありません。そこで、症状の改善が本当に薬の効果によるものかどうかを見分けるため、臨床試験では、患者の一部にただの栄養剤や生理食塩水など偽の薬を与え、本当の薬を投与された患者とその後の変化を比較することがあります。

アムジェン社の臨床試験では、ＧＤＮＦを与えられた患者にはたしかに症状の改善

パーキンソン病治療薬の種類

種　類	おもな商品名	作　用
L-ドーパ	メネシット	脳内でドーパミンに変化する物質。ドーパミンの不足を補う。
抗コリン薬	アーテン、パーキン	ドーパミンの減少により相対的に高まったアセチルコリンのはたらきを抑える。
ドーパミン放出促進薬	シンメトレル	黒質の細胞からのドーパミンの放出を促す。
ドーパミン受容体刺激薬	パーロデル、ペルマックス	ドーパミンアゴニスト。ドーパミン受容体を刺激してドーパミンと同じ効果を示す。
ドーパミン分解抑制薬	エフピー	ドーパミンを別の物質に変える酵素のはたらきを妨げてドーパミンの寿命を延ばす。
ノルアドレナリン補充薬	ドプス	ノルアドレナリンに変化する物質。不足したノルアドレナリンを補う。

が見られたものの、だまされて生理食塩水を与えられた患者も同じように症状が軽くなったというのです。

同社は、この薬は安全性にも問題があったとしています。70頭のサルの脳内にこの薬を投与したところ、4頭が脳に損傷を受けたというのです。臨床試験の中止に、患者側は落胆し絶望しているようです。彼らは、偽薬を投与された人たちも含め、とにかく症状が改善していたからです。投薬を打ち切られた患者の症状は、以前の状態に戻ってしまいました。患者のひとりはこう抗議しています。

「安全性が不十分というが、薬を奪われれば私たちは死を待つだけだ」

臨床試験が中止された後、イギリスでこの試験を受けたある男性患者の脳で、GDNFによって神経細胞が成長していたことが明らかになりました。心臓発作で死亡した彼の脳が解剖され、その事実がわかったのです。患者側はいま薬の投与再開をアムジェン社側に要求しており、訴訟を起こした人々もいます。同社はいま、大規模な手術を必要としないGDNFの投与法を検討しているようです。

GDNFがパーキンソン病の治療薬になるかどうかはまだ明らかではありません。しかし患者の多くにとってこの薬は、脳の手術という大きな危険をも受け入れるに値する唯一の希望となっているようです。■

第13章

ピル（経口避妊薬）

世界標準から遅れた日本女性の抵抗感とピルの効用

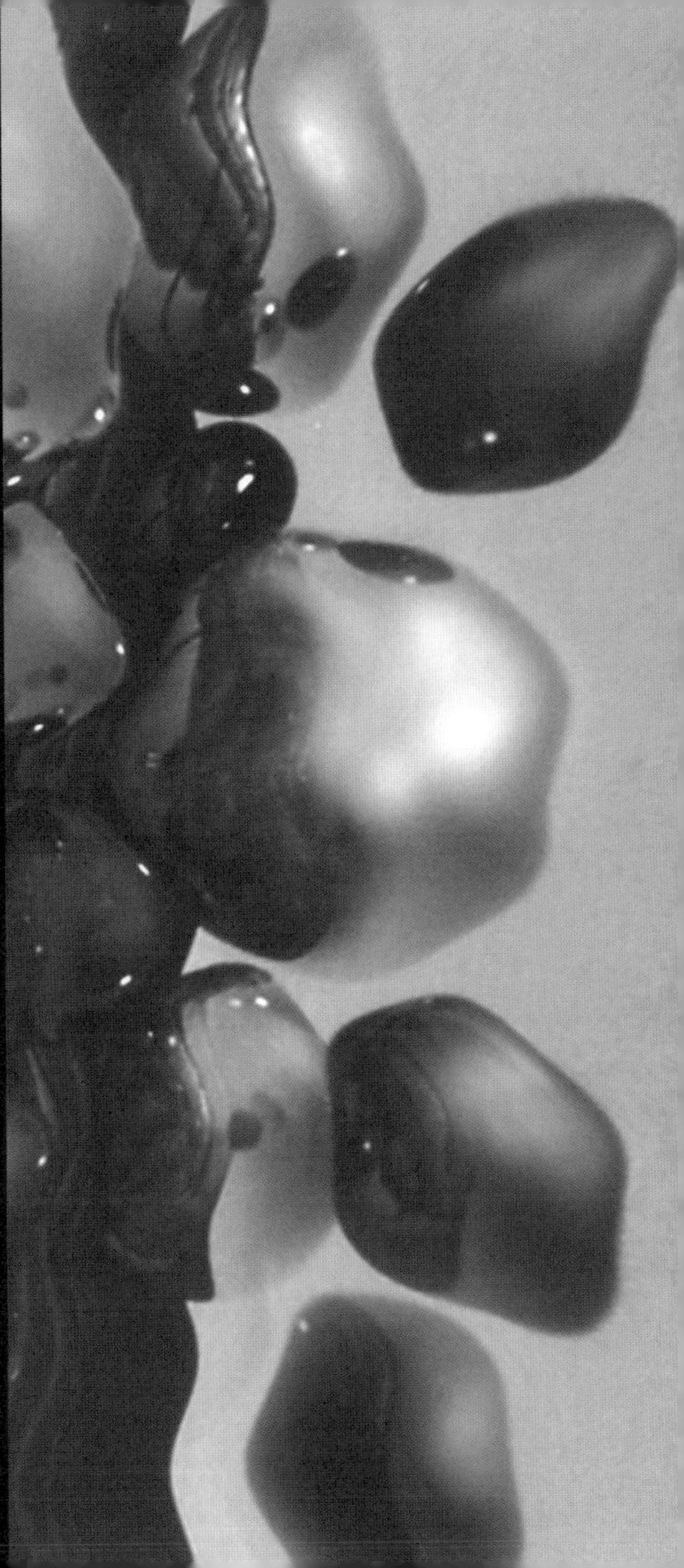

13-1

ピル（経口避妊薬）

ピルの避妊効果についての正しい知識

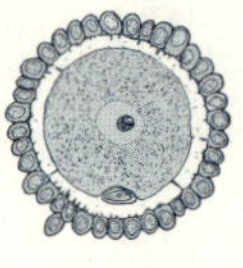

日本は世界にもまれな中絶大国

妊娠は、男にとっても女にとっても複雑な問題です。あるときは人間の本能的な喜びとして強く望まれ、またあるときはさまざまな困難を引き起こす頭痛のたねとなります。

すべての動物は、子孫を残すという明確な目的のために生殖行為を行います。オスはメスの体内に精子を送り込んで受精させ、メスもまたオスの精子によって自らの卵子を受精させ、それぞれが自らの子孫を残すために生殖器どうしを交えます。

にもかかわらず、人間はなぜ、しばしばその結果としての妊娠を忌避するのでしょうか。問題をさかのぼるなら、それは人間が生殖という本来の目的から乖離（かいり）したところで頻繁に性行為を行うようになったという、進化史的な過去に注目しなくてはなりません。生殖以外の目的で性行為を行う、ということの意味を問い直さなくてはならないのです。

おもな避妊法

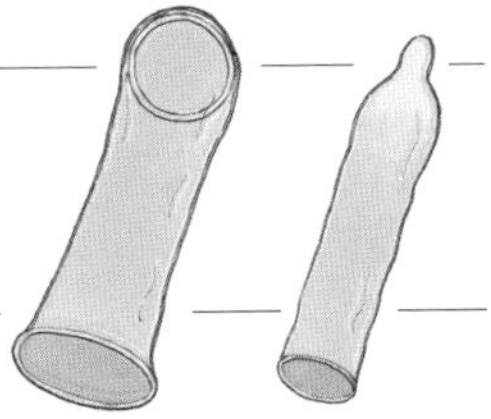
女性用
男性用

①コンドーム

女性用は男性の勃起に関係なく、また女性の意思で装着できます。

②リズム式(オギノ式)

女性の体温の変化をもとに、妊娠しやすい時期を避けて性交します。

③ピル(経口避妊薬)

人工的に合成した女性ホルモンを投与して排卵を抑えるなどします。

④ペッサリー

子宮の入口をペッサリーでふさいで精子の進入を防ぎます。

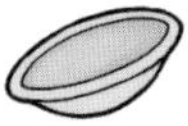
ペッサリー

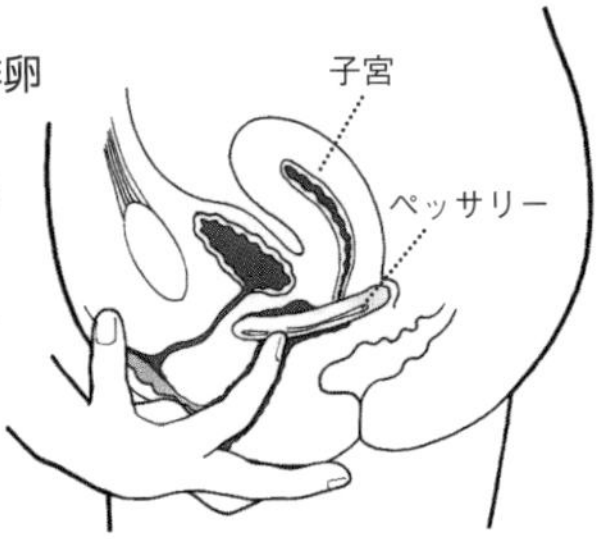
子宮
ペッサリー

⑤子宮内避妊具(ＩＵＤ)

右図は銅を付加したＩＵＤで、高い避妊効果があります。

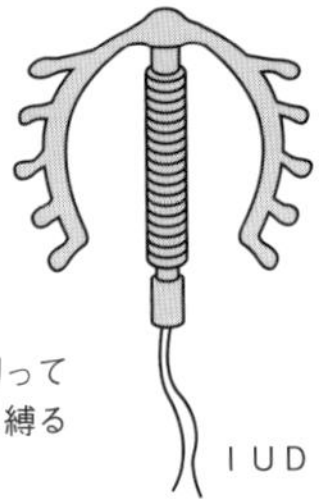
ＩＵＤ

⑥不妊手術

卵管や精管を縛ったり切断したりします（図は男性の場合)。

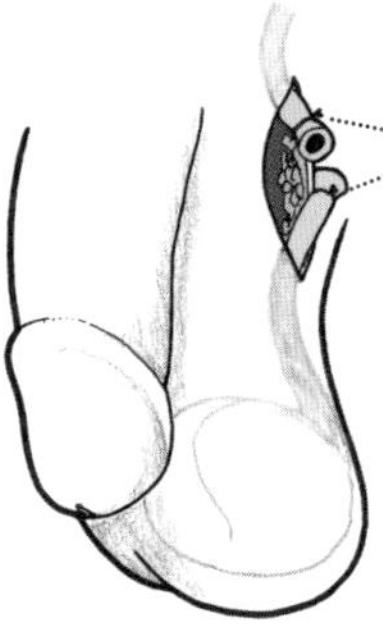
精管を切って
切り口を縛る

しかしここではさしあたり、人間は生殖を目的としない愛情表現や性欲のみによっても性行為を行う生き物であり、その望まれざる結果としてしばしば妊娠が生じるという避け難い現実から出発することになります。

日本は世界にもまれな中絶大国であり、いまでも毎年約35万人の女性が人工妊娠中絶を受けています。これは統計に示されている数字であり、統計に表れないものまで含めるとその数は100万件以上といわれます。かつては年間200万件以上とされた時代が長く続いていました。

日本でこれほど中絶が多いひとつの原因は、経口避妊薬すなわちピルの普及が、諸外国に比べて著しく遅れていることです。

避妊法として日本人が一般的に実行しているのは、ひとつはコンドームの使用であり、いまひとつはリズ

避妊の失敗率

避妊法	失敗率（避妊を１年間継続したときの妊娠率）
ピル（経口避妊薬）	1～2%
男性用コンドーム（ラテックス／ポリウレタン）	11%*
女性用コンドーム	21%
子宮内避妊具（IUD）	1%未満
リズム式	20%

＊６カ月間の調査の結果。
資料／アメリカ食品医薬品局（2003年）

ム式（オギノ式）とされています。オギノ式というのは、女性の体温の変化から妊娠しやすい時期（排卵期）を見分け、その時期を避けて性交を行うというものです。また最近では、避妊法とされてはいない膣外射精によって妊娠を回避しようとする男女が非常に増えているとされています。

しかし、避妊の失敗率が高いとされている膣外射精だけでなく、コンドームでもリズム式でも男性側の協力が不可欠であるうえ、やはり確実な避妊法ではありません。コンドームは実際には10パーセント程度、リズム式は20パーセントという高い確率で避妊に失敗していることが報告されています。アメリカのある大学の調査は、コンドームは膣外射精より避妊失敗率がやや低い程度だと報告しています。

これに対してピルは女性側が主体的かつ簡便に実行できるだけでなく、避妊の確実性が他のどの方法よりはるかに高いことが明らかになっています。ただし、セックスをめったに行わない女性にとっては面倒であるばかりでなく無意味かもしれません。これはある程度頻繁に性行為を行う女性の避妊法ということになります。

ピルは欧米では1960年代から広く普及しており、アメリカでは、中絶を許されないカトリック教徒の女性の80パーセントが使用しているとされています。

近年では、巨大な人口を抱える中国でもピルがもっとも一般的な避妊法となっており、世界的には現在、1億人以上の女性が避妊にピルを使っていると考えられています。

日本は、ピルが長い間承認されなかったという点で世界にもまれなピル後進国であり、1999年にようやく最初の薬が厚生省（現厚生労働省）によって認可されました。それまでは、病気治療の目的で使われる他の薬が経口避妊薬として転用されていたのです。

月経は2種類のホルモンでコントロールされている

ピルには40年の歴史*があり、現在では安全性の高い避妊法として世界的に広く認められています。しかし日本人女性にはいまでもピルに対して漠然とした不安を抱く人が少なくありません。そのような不安を拭い去るには、まず女性の生殖器と妊娠のしくみ、それにピルの避妊効果について正確な知識をもつ必要があります。

女性の生殖器の主役は、親指大の2つの卵巣とこぶし大の子宮です。卵巣にはふだん、多数の卵子（卵（らん））が存在します。これらの卵子は卵胞と呼ばれる膜に包まれており、この卵胞をつくっている細胞は女性ホルモン*の一種エストロゲン（卵胞ホルモン）を分泌します。

＊1960年代に登場以来たびたび改良され、80年代には作用の強い黄体ホルモンを使って含有量を減らした第3世代が普及しました。現在は第4世代が登場しています。

＊女性ホルモン
一生を通して分泌されますが、思春期～30歳代半ばまでの分泌量がもっとも多く、その後は減少に向かいます。

排卵と受精

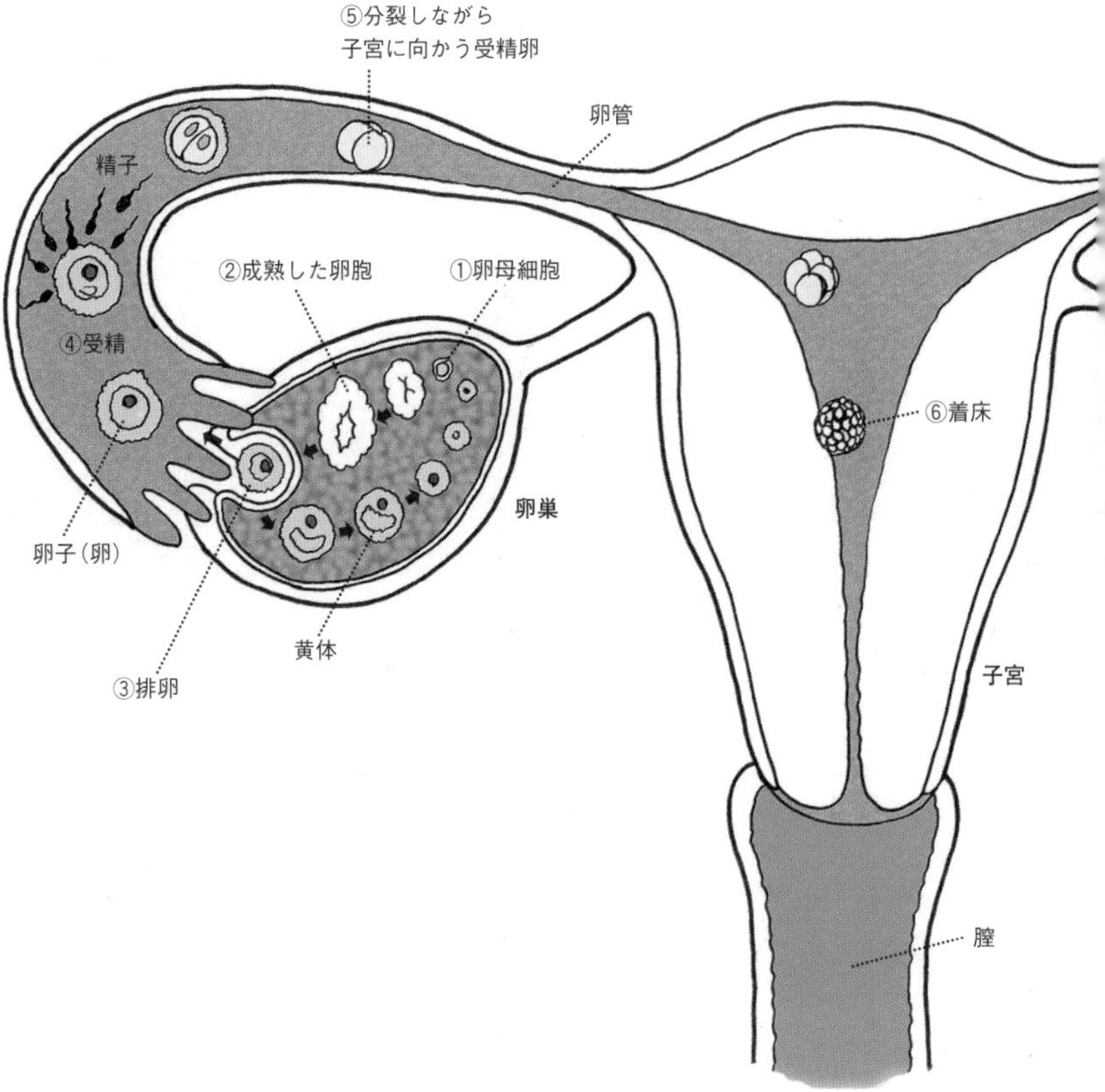
⑤分裂しながら
子宮に向かう受精卵
卵管
精子
②成熟した卵胞
①卵母細胞
④受精
⑥着床
卵巣
卵子（卵）
黄体
子宮
③排卵
膣

女性は約４週間に１度排卵し、妊娠可能の状態となります。

卵巣の中では約4週間ごとにエストロゲンのはたらきによって1個の卵子だけが成長し、卵胞を破って卵巣の外に出ていきます（排卵）。この卵子が卵管を通って子宮に移動する途中で精子と出合うと、受精して妊娠することになります。その間、子宮も受精卵を着床させる準備を整えます。卵胞が分泌するエストロゲンのはたらきで、子宮の内側を覆う粘膜（子宮内膜）が厚くなるのです。粘膜の内部では無数の毛細血管や分泌腺が伸びて、受精卵がやってくるのを待ちます。

排卵後、卵巣に残されていた卵胞は黄体となり、それがプロゲステロン（黄体ホルモン）とエストロゲンを分泌します。しかしたいていは受精も着床も起こらないので、無用となった黄体は壊れてしまいます。

この結果、プロゲステロンとエストロゲンの子宮への供給が止まるために子宮内膜の血管はしぼんで、粘膜組織は死んでしまいます。こうして死んだ子宮内膜は子宮壁からはがれ落ち、血液とともに膣を通って体外へと排出されます。これが月経とか生理と呼ばれるものです。成熟した女性の体がほぼ4週間ごとに繰り返すこのような生理的プロセスは、いま見たようにプロゲステロンとエストロゲンという2種類の女性ホルモンの作用によって進行します。そこで、これらのホルモンのはたらきを上手に利用して妊娠を阻止する——これが経口避妊薬です。

13-2

ピル（経口避妊薬）

"飲む避妊薬"が女性の生き方を変えた

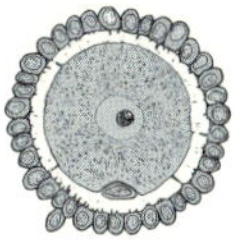

アメリカの社会背景から生まれたピル

経口避妊薬が１９５０年代に誕生した背景には、マーガレット・サンガーというアメリカの看護婦の存在を忘れることができません。彼女はアメリカのタイム誌によって「20世紀のもっとも影響力の大きかった１００人」に選ばれたと同時に、他方では、「人種差別思想によって産児制限を強引に推進した女性」という厳しい批判をも受けてきたという政治的背景をもっています。

アイルランド系移民の労働者を両親にもつサンガーは、妊娠という宿命を背負った女性の悲劇を目の当たりにして育ちました。彼女の母親は18回妊娠して11人の子を産み、そのために健康を損ねて死亡したのです。看護婦となったサンガーは、母親に似た境遇の多くの女性に接し、女性の健康と自立のためには産児制限を行わなければならないという信念をもつようになりました。

アメリカでは現在でも避妊や中絶の是非が重大な政治問題になっており、大統領選

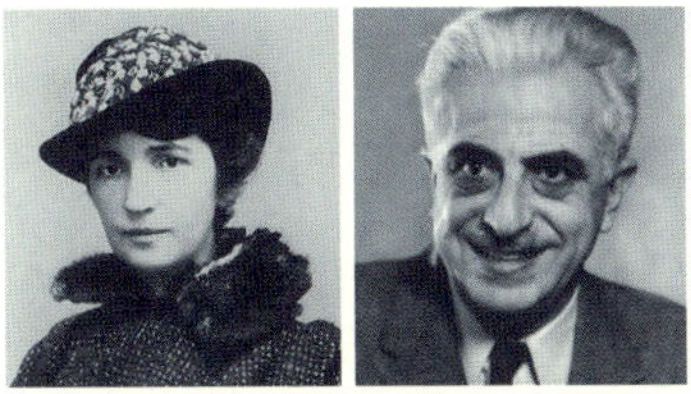

マーガレット・サンガー（左）とグレゴリー・ピンカス。

挙や最高裁判所の判事の選任の際には、議会もメディアも、候補者が中絶容認の思想をもつかどうかが最大級の議論の対象になります。これは、アメリカ市民の多数を占めるカトリック教徒が「人工中絶は殺人」という立場をとっているためです。

1951年、サンガーはグレゴリー・ピンカスという生物学者に会い、〝飲む避妊薬〟の開発を打診します。ピンカスは世界ではじめて動物の人工授精を成功させ、〝フランケンシュタイン博士〟と呼ばれてハーバード大学を追放されていました。

サンガーの要請と女性資産家キャサリン・マコーミックの莫大な資金提供を受けたピンカスは、中国系生物学者M・C・チャンとともに経口避妊薬の研究を行います。

ピルの飲み方

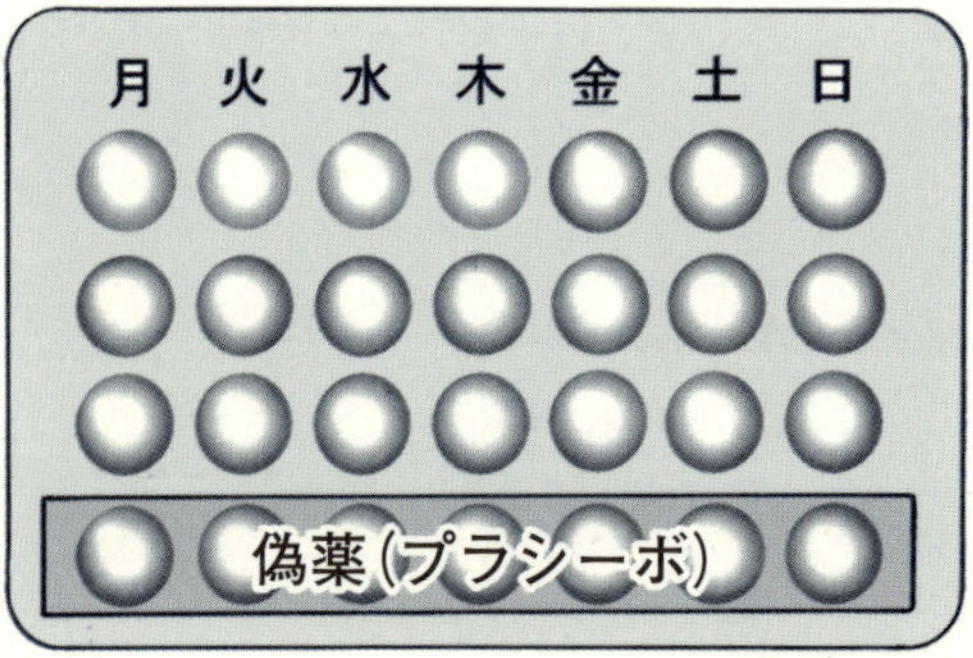
月
火
水
木
金
土
日
偽薬（プラシーボ）

低用量ピルは28日周期で服用します。一般に月経第1日から21日間続けて服用し、その後7日間休薬するか、飲み忘れを防ぐために効果のない偽薬を飲みます。この休薬期間中に月経が始まります。ピルは月経周期を安定させるので、旅行や仕事上のスケジュールを優先させたいときに月経開始日を調節することができます。休薬期間中にピルを飲み続けると、その日数（数日間以内）だけ月経の開始を遅らせることができます。

当時プロゲステロンがウサギの妊娠を妨げることが明らかになっていたことから、ピンカスらは、女性の体内にプロゲステロンを余分に投与すると体がすでに妊娠していると錯覚し、妊娠は起こらないはずだと考えました。そこで、この頃すでに合成に成功していた人工ホルモンのひとつを経口避妊薬として使用し、その効果を確認することにしました。そして1956年、中米の島国プエルトリコで、プロゲステロンを成分とするピルの世界初の臨床試験が行われ、参加した女性全員が避妊に成功しました。まもなくエストロゲンをも配合したピルが完成し、60年にはアメリカ食品医薬品局(FDA)がこれを世界最初の避妊薬として承認したのです。

エストロゲンの量の違いで3種類のピルがある

その後ピルはたちまちアメリカの女性の間に広がったものの、まもなく問題が浮上します。ピルを使った多くの女性が脳卒中や心臓障害に見舞われ、なかには死亡する女性まで現れました。調査の結果、最初の避妊薬には、避妊に必要な量の4~10倍ものホルモンが含まれていたことがわかりました。

こうした経験から、その後の経口避妊薬ではホルモン量が大幅に減らされました。1970年代以降に登場した避妊用ピルはすべて「低用量ピル」*と呼ばれ、副作用が

＊低用量ピルの種類
1相型と多相型(2相型、3相型)の2種類に分けられます。1相型では1種類、多相型では2~3種類の薬を21日間飲みます。多相型の成分は同じものの、女性のホルモン分泌の周期に合わせて成分比が少しずつ違います(日本では1相型と3相型のみ使用)。

大幅に緩和されて安全性も高いとされるようになったのです。

ピルの成分は、人工的に合成されたプロゲステロン（プロゲストーゲン）とエストロゲンを組み合わせたものです。

低用量というのは本来、薬中のホルモン量を必要最小限に抑えたという意味ですが、現在では、これに組み合わせるエストロゲンの量の違いから、高用量、中用量、低用量に分けられています。これらのうち避妊用は低用量ピルであり、中用量や高用量は婦人科の病気治療用として使用されます。

ピルを服用すると、プロゲストーゲンとエストロゲンが血液中に流れ込み、その信号が脳に伝えられます。すると脳は、

ピルの3つの作用

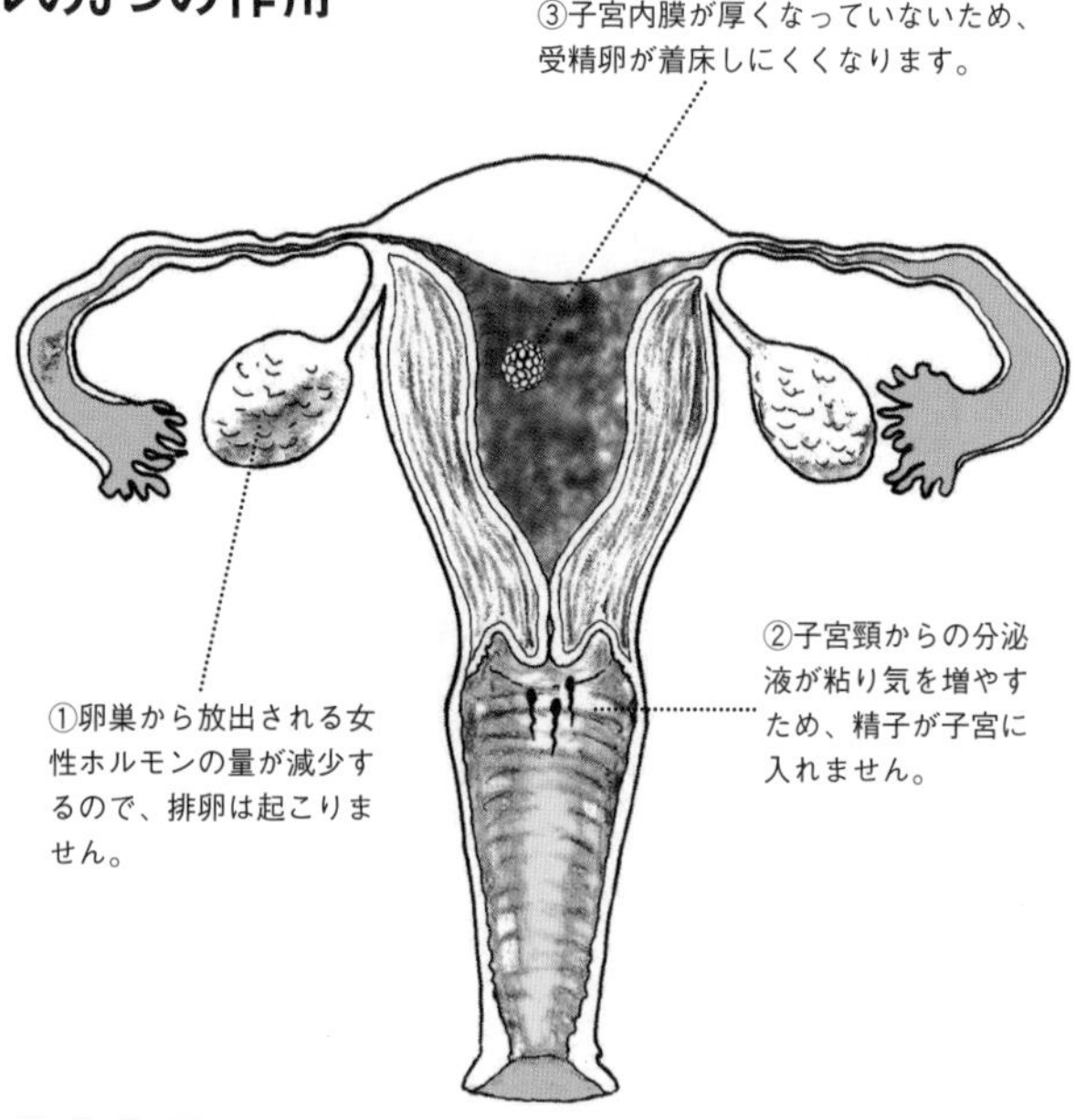
③子宮内膜が厚くなっていないため、受精卵が着床しにくくなります。
②子宮頸からの分泌液が粘り気を増やすため、精子が子宮に入れません。
①卵巣から放出される女性ホルモンの量が減少するので、排卵は起こりません。

卵巣が十分な量の女性ホルモンを分泌していると勘違いして、卵巣に女性ホルモンの放出命令を出しません。排卵は卵巣からプロゲステロンが急激に放出されることによって起こるので、ピルによって血液中にプロゲストーゲンが存在する状態になると排卵は起こらないことになります。

仮に排卵が起こっても、ピルの別の作用が妊娠を妨げます。そのひとつは、プロゲストーゲンにより子宮頸から分泌される粘液がより粘り気を増すことです。その結果、たとえ膣内に精子が放出されても、それは子宮頸を通って子宮に入ることができません。もうひとつは子宮内膜の増殖をある程度抑えることです。子宮内膜が十分に厚くなっていないと、たとえ卵と精子が出合って受精卵となっていても、子宮内膜への着床が起こらないのです。つまりピルは、①排卵を抑え、②精子の子宮への進入を妨害し、③受精卵の着床を阻止するという3つの作用によって妊娠を回避することになります。

ピルは、服用をやめると体が妊娠できる状態に戻ります。服用停止から遅くても3カ月以内には排卵をともなう月経が再開されます。さらに、ピル服用後に妊娠した場合には死産の確率が減ることも知られています。まれに排卵が起こらなくなること（閉経）もありますが、これはピルを使用しなくてもほぼ同じ確率で起こるため、ピルの影響ではないとされています。

ちなみに近年、避妊用ではない高用量ピルが〝モーニングアフター・ピル〟として使用されることがあります。これは緊急避妊用、すなわち女性が望まない特殊な状況で膣内に射精されたときに妊娠を防ぐための手段です。

ピルを避ける日本の特殊な事情

ところで、日本でピルの普及が遅れている理由に、かつてコンドームのメーカーや産婦人科医がピルの副作用をことさら強調し、日本人女性の間にピルに対する不信感を植えつけたからとする指摘があります。また、ピルが普及すると不注意なセックスが増大して性感染症*が増えるともいわれました。しかし実際にピルが普及しているヨーロッパでは1980年代以降性感染症が減少していることを見ても、国内でのこれらの主張の根拠は怪しいといわねばなりません。

ピルにも他の薬と同様、副作用があります。女性によっては最初に服用を始めて1週間～1カ月たつと体内のホルモンのバランスが変化するため、顔や手足にむくみが現れる、吐き気や乳房の痛みが生じる、月経期以外に出血することがあるなどです。ただしこれらの症状は長くても3カ月以内に消えるようです。

＊性感染症
ある種のウイルスや細菌、寄生虫などの感染によって引き起こされる病気で、梅毒、淋病、尖（せん）形（けい）コンジローム、性器ヘルペス、エイズなどがあります。

ピルの副作用として一般的にもっとも問題になるのは血栓症です。これは、エストロゲンの作用によって静脈の血液が固まりやすくなり、血栓が生じる可能性が高まるというものです。体のどこかで生じた血栓が心臓や脳の血管を詰まらせると、心筋梗塞や脳梗塞を引き起こす可能性があります。

がんもこれまで、ピルの副作用と関連づけられて話題になってきました。とくに乳がんの発症率が上昇するという指摘は、厚生労働省の「経口避妊薬の安全性についてのとりまとめ」にも見られます。しかし国際的には、ピルと乳がん発症率の関係の評価は定まっていません。以前、発症率が1・2倍になるとする報告もあったものの、最近の報告では、ピルと乳がん発症には関連性がないとされています。

また子宮頸がんも、最近の臨床試験ではピルの影響はないとされています。このがんの発症率がピルの使

緊急避妊時のピルの処方例

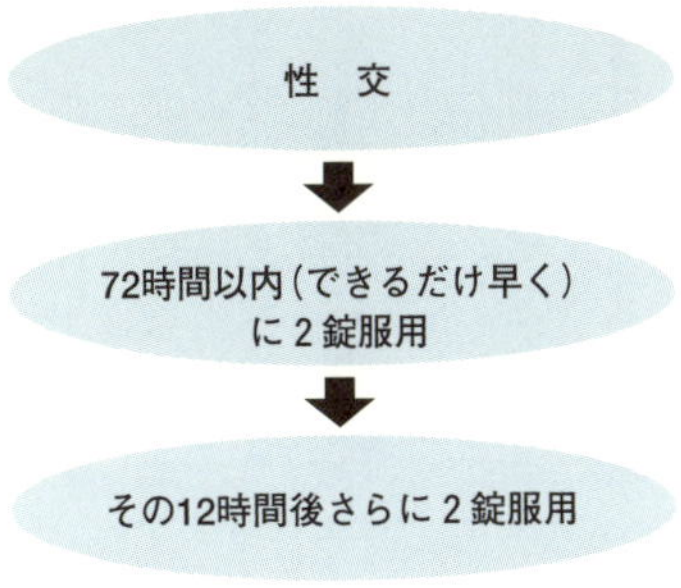
性　交
72時間以内（できるだけ早く）に２錠服用
その12時間後さらに２錠服用

無防備なセックスを行った、コンドーム装着に失敗した、レイプされたなどの場合、「エチニルエストラジオール」50マイクログラムと「ノルゲストレル」0.5ミリグラムが配合されたピルを72時間以内に服用すると、妊娠を回避できる可能性があります。国内で上記の用量を満たすのはプラノバールとドオルトン（いずれも商品名）。

資料／日本家族計画協会

用によって高まるように見えるのは、ピル服用者の多くがコンドームを使わずに性交することに原因があるといいます。性器どうしを直接接触させることにより、子宮頸がんの原因となるウイルスに感染しやすいからです。

他方、ピルは、卵巣がんや子宮体がん（子宮内膜がん）の発症率を低下させるようです。とりわけ卵巣がんは、ピルを5年以上使用した女性では発症率が半分に低下するという報告があります。

ピルには避妊以外にも、月経が軽くなるなど、多くの女性にとってプラスとなるさまざまな作用があるものの、ピルを使用してはいけない女性もいます。たとえば喫煙者、高血圧の女性、女性ホルモンによって成長が促進される乳がんや子宮がんの患者などです。

日本でいまもピルに対する抵抗感があり続ける別の理由には、厚生労働省のガイドラインの存在も否定できません。医師の処方や定期検診を義務づけているからです。国際的な基準では問題とされていない子宮筋腫などの患者もピルの使用を禁じられています。

諸外国の多くでは問診と血圧測定のみでピルが処方され、薬局で購入できる国もあることを考えると、日本の状況はかなり特殊なのです。■

第14章

モルヒネ

がん患者を耐え難い痛みから解放する最良の痛み止め

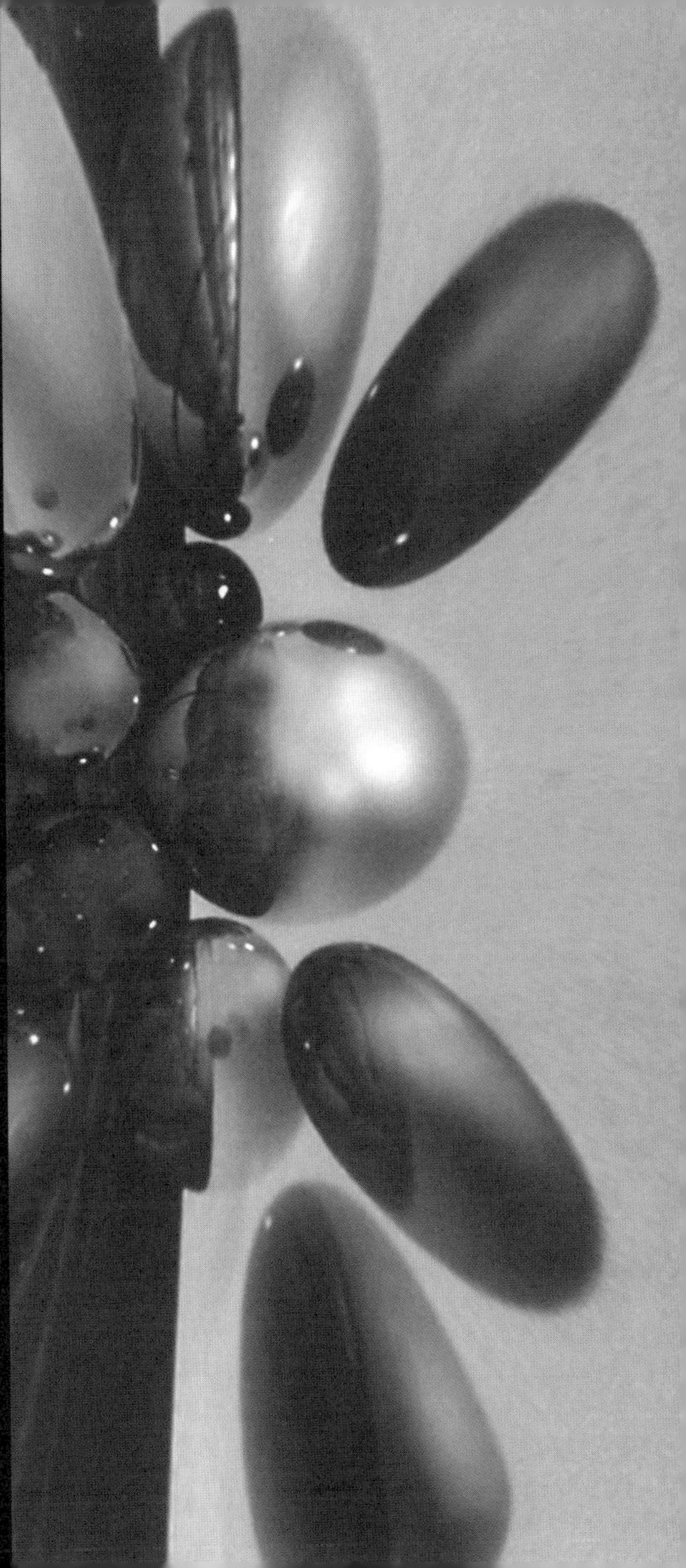

14-1
モルヒネ

麻薬から〝神の薬〟に変わったモルヒネ

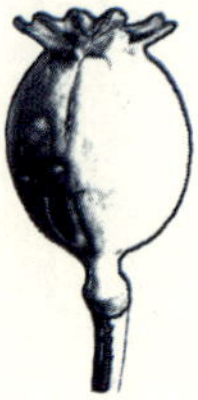

出回るドラッグ、医薬品もドラッグとして流通

日本ではいま、ドラッグ（麻薬）の所持や販売の容疑で1年に2万件もの検挙が行われています。逮捕者・検挙者の大半はいわゆる暴力団関係者ですが、近年は高校生や大学生など若者から一般市民にまでドラッグが広がっていることが明らかになっています。

こうした状況が生まれた背景には、以前に比べてドラッグが容易に手に入るようになったことがあります。インターネットのサイトにはドラッグを販売するサイトが大量に出てきます。「違法ドラッグは厳禁です」とか「脱法ドラッグの安全な使い方」などといった表現を混入させているサイトがそれです。

こうしたドラッグのうち、誰もが手を出しやすいのは現在でも覚醒剤と大麻です。しかしほかにも、コカインやヘロイン、エクスタシーやフォクシーなどの〝デザイナードラッグ（合成ドラッグ）〟、最近まで規制対象外であったマジックマッシュルーム、ダイエット食品として売られていたエフェドラなども、危険性を認識されないまま出回っていると見られています。

医薬品もしばしばドラッグとして流通しています。麻酔薬や鎮痛薬、睡眠薬、それに最近ではリタリン（成分は睡眠障害や注意欠陥多動性障害に使われるメチルフェニデート）などが不正取引されていると見られています。日本では、医薬品を容易に入手できる立場にあり、かつストレスの多い麻酔医の薬物依存症や薬物過剰摂取による事故死が問題になったことがありますが、アメリカでは一般人もしばしば鎮痛薬やリタリンの依存症に陥り、ドラマの題材にもされるほどです。

ドラッグには共通の特性があります。それは、脳の神経細胞（ニューロン）に作用して、その薬物なしでは精神的にがまんできない状態、すなわち依存状態（中毒）を形成するということです。ところが数多くのドラッグの中には、ドラッグとして用いられてはいない特異な物質があります。それがモルヒネです。

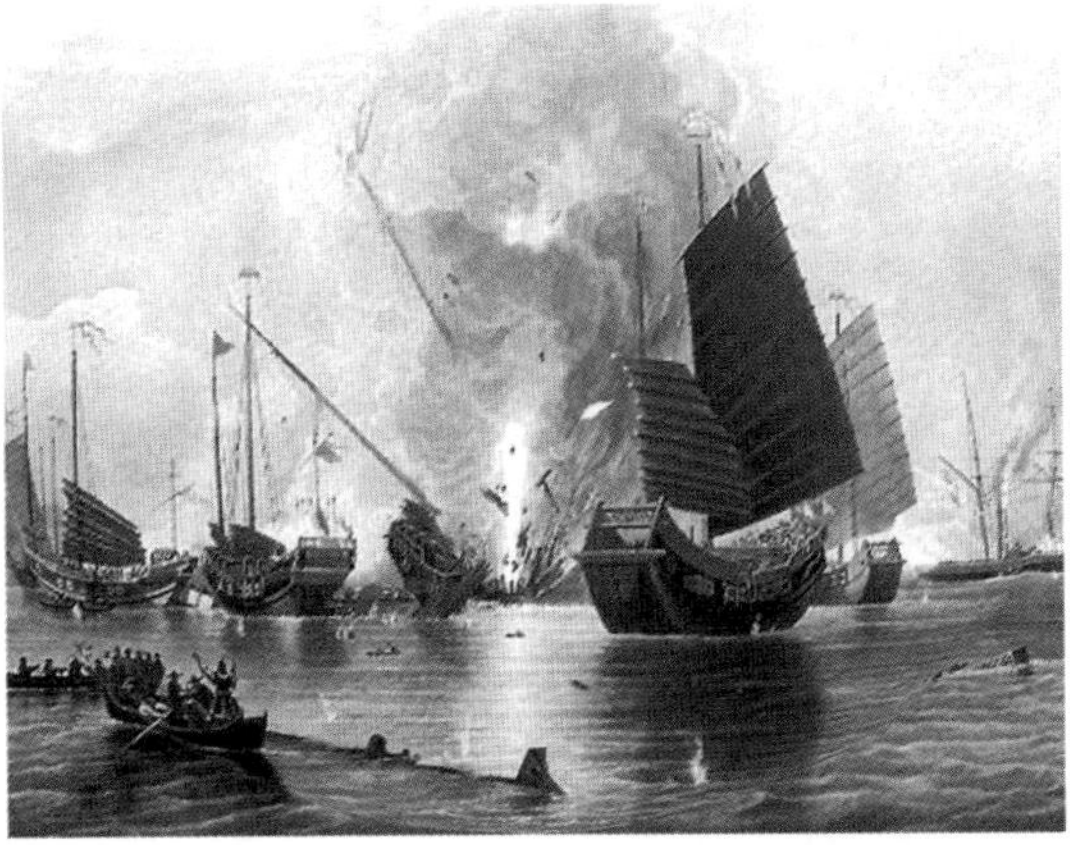

アヘンやモルヒネは古くから人間社会で利用されてきましたが、負の側面もあります。これは中国（清）とイギリスの間で勃発したアヘン戦争。

古くから使われていたモルヒネ

モルヒネは鎮痛薬として、とりわけ末期のがん患者には不可欠の薬であり、医師の指示通りに使用すれば依存症に陥る危険性はほとんどないとされています。しかしこの物質にも、かつてドラッグとして用いられた時代がありました。モルヒネの原材料アヘンの歴史は非常に古いものです。紀元前3000〜4000年、現在の中東で最古の文明を形成したシュメール人はすでにアヘンを知っていました。彼らの残した粘土板には、ケシを栽培し、早朝にケシ坊主の白い果汁（＝アヘン）を採取して〝喜びをもたらすもの〟として用いたと記録されています。古代のエジプトやギリシアでも痛みを抑えたり眠りを誘う薬として重宝されました。

このような時代から人間に利用され続けてきたアヘンは、西洋社会では19世紀末まで一般市民にも利用されていました。イギリスでは、鎮静作用のあるアヘンは、母親が仕事に出られるよう乳幼児にさえ与えられていました。イギリスの高名な詩人で作家のサミュエル・コールリッジは、アヘンを飲みながら幻想的な詩『クーブラ・カーン』を書いたといいます。詩は未完ですが、彼の詩作中に突然の来訪者があ

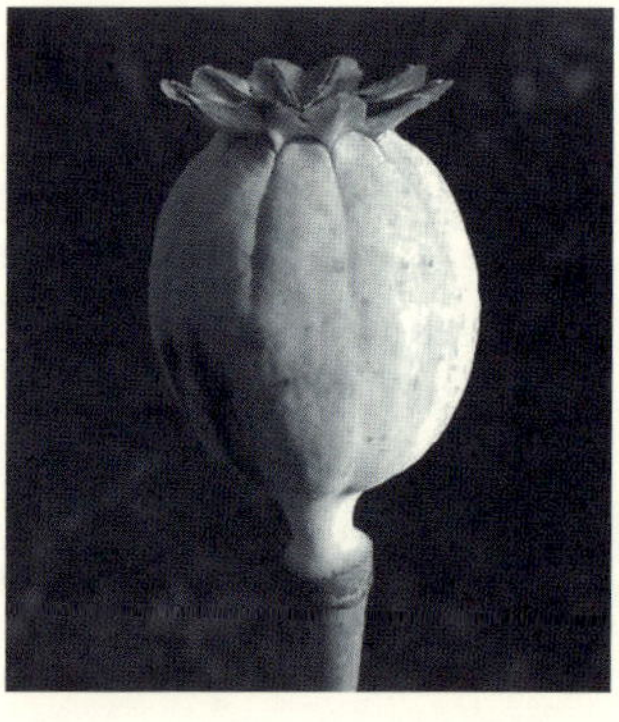

モルヒネの材料となるケシの実。

り、ほんの数分中断したためにアヘンによる詩の構想が霧消したということです。

19世紀の中国は、イギリスが中国に輸出するアヘンが社会に耽溺（たんでき）という危険をもたらすことに気づき、その輸入を阻もうとしたものの、これがイギリスとのアヘン戦争に発展して敗北し、香港の割譲という歴史的屈辱を余儀なくされたのでした。

同じ頃、ドイツのある薬剤師がアヘンからクリーム色の結晶を生成したところ、それが鎮静作用や多幸感をもたらすことを発見しました。彼はこの物質にギリシア神話の夢の神モルフェウスにちなんで「モルヒネ」と名づけました。まもなくモルヒネは医療現場でもっとも重要な薬となり、痛みをたちまち消し去るその効果から、〝神の薬〟とさえ呼ばれるようになります。

しかし、アメリカの南北戦争（1861～65年）の最中、モルヒネやアヘンの負の側面が明らかになります。重傷を負った兵士たちに、痛み止めとしてモルヒネやアヘンチンキ*が与えられました。南軍はこの間、80トンものアヘンやモルヒネの製剤、1000万個の錠剤を消費したといいます。モルヒネは負傷による激痛を和らげ、兵士たちに幸福感や安心感を与えましたが、しかし彼らの多くは戦争が終わったときには兵隊病、すなわちモルヒネ中毒となっていました。アメリカでこれらの物質の医療以外での使用が禁じられたのはようやく20世紀になってからでした。

＊アヘンチンキ
アヘンをアルコールで溶かした液剤で、下痢止めや鎮痛薬として使われます。17世紀後半にイギリスの医師トーマス・シデナムがはじめて医療に用いました。

14-2 モルヒネ

モルヒネで中毒にならないのはなぜ？

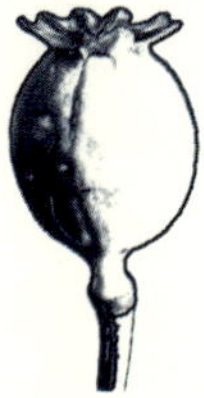

痛みを和らげる〝内在モルヒネ〟

現在、世界では毎年230トン以上のモルヒネが医療用に使われており、日本でも1トン前後が消費されています。最大の用途はがんの痛み治療です。モルヒネは、がん患者が耐え難い痛みに苦しむようになったときの最良の痛み止めなのです。

私たちが痛みを感じるのは、体のどこかに攻撃的な刺激が加えられたときに、その刺激信号が神経から脊髄へと送られて脳に達し、大脳皮質がそれを痛みと解釈するためです。痛みは危険を警告するメッセージとして重要な意味をもっており、私たちは痛みを知覚することによって危険を察知することができます。しかし痛みが長く続くとそれは危険の警告というレベルを超え、耐え難い苦痛に変わります。モルヒネは、脳が痛みを感じないようにして苦痛を和らげる性質をもっています。

脳や脊髄の細胞はもともとモルヒネに似た物質、いわゆる〝内在モルヒネ（脳内モルヒネ）〟を神経伝達物質*として利用しており、そのためこの物質を受け取る分子

* 神経伝達物質→59ページ

（受容体）をもっています。そのような内在モルヒネとしてはこれまでに、ベータエンドルフィンやエンケファリンなどいくつかの物質が見つかっています。

モルヒネはまず、脊髄の神経細胞に直接はたらいて痛みの信号を弱めます。その結果、信号は脳に届きにくくなります。同時に脳の奥にある中脳や延髄に作用して、痛みを抑える神経系のはたらきを強めます。

痛みは本人にとって苦痛であり、とりわけそれが長く続くと、しだいに耐え難くなっていきます。そこで脳は痛みの信号に気づくと、それを弱めようとして自分で内在モルヒネ

痛みの伝わるしくみ

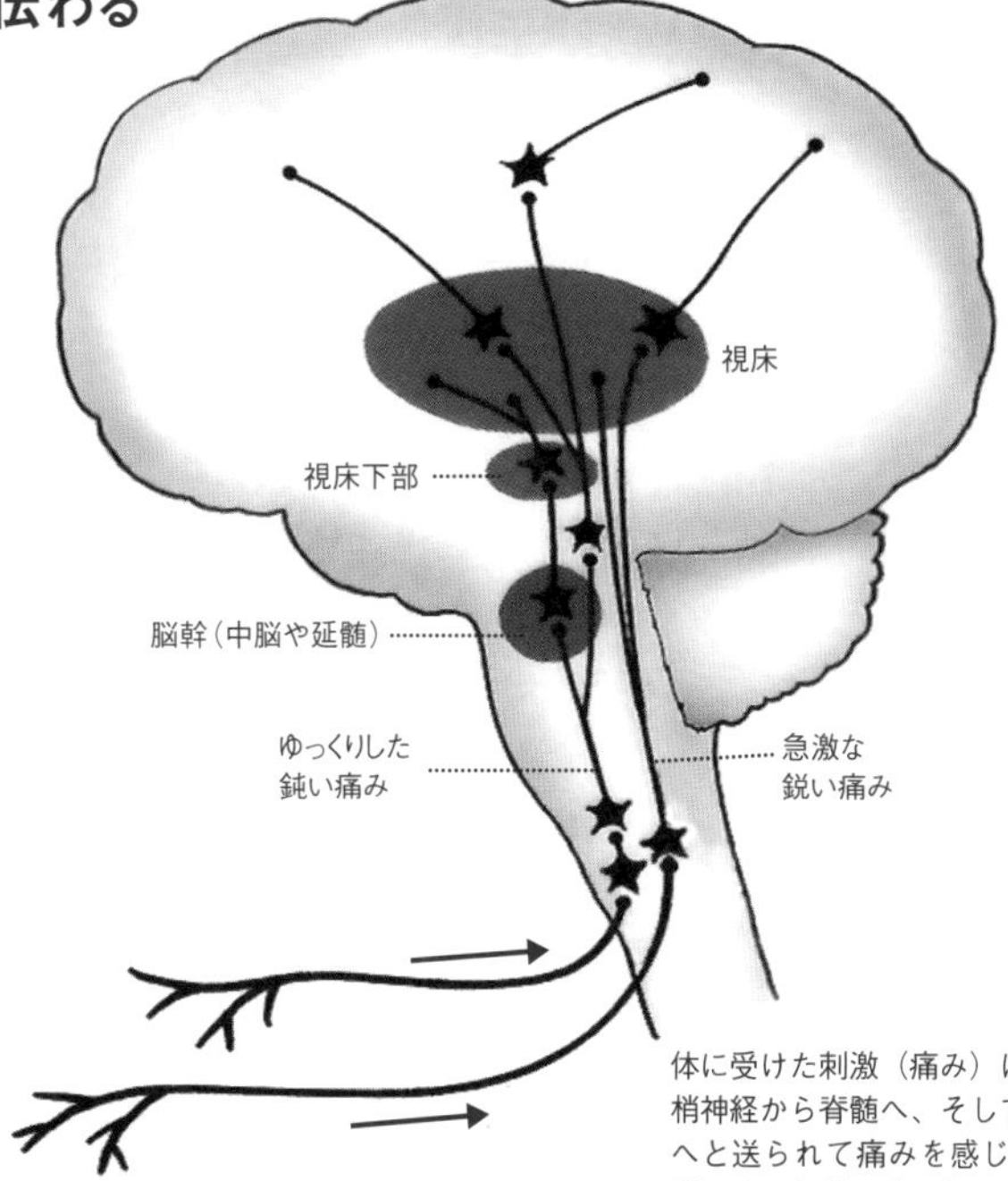
視床
視床下部
脳幹（中脳や延髄）
ゆっくりした
鈍い痛み
急激な
鋭い痛み
神経末端部への刺激

体に受けた刺激（痛み）は、末梢神経から脊髄へ、そして大脳へと送られて痛みを感じます。鋭い痛みと鈍い痛みとでは伝わる経路が異なります。

を分泌し、痛みを感じにくくするのです。

この物質は、痛みが生じたときだけでなく強いストレスを受けたときにも分泌されますが、同時に副腎皮質刺激ホルモン（ストレスホルモン）も放出されます。たとえば小動物が大きな捕食動物に攻撃され、傷の痛みで倒れてしまえば、たちまち捕食動物の餌食となります。そのようなとき、攻撃された小動物の脳内にはただちに内在モルヒネが分泌されて痛みを一時的に弱め、同時にストレスホルモンが血圧を上げて代謝を活発にし、脅威から逃れることを可能にするのです。

これと同じしくみは女性の出産時にもはたらきます。妊娠中は内在モルヒネの分泌量が増えますが、これは出産時の産道の強い痛みを和らげるためとされています。

ところで、モルヒネも内在モルヒネも乱用すると依存症を引き起こします。モルヒネのこのような性質は、動物実験で容易に明らかになります。簡単な実験装置にラットを入れ、ラットがレバーを押すとモルヒネが血管に注入されるようにします。するとラットは薬のもたらす快感にとりつかれ、何百回でもレバーを押し続けるようになるのです。

ドラッグや内在モルヒネは、脳の「報酬系」と呼ばれるしくみを活性化させると見られています。報酬系は、私たちが好きな食べ物や飲み物、セックスなど基本的欲求を満たすものを手に入れたときに、満足感や達成感を生み出すしくみです。マラソン走者やジョギング愛好家が長時間走ると気分が高揚してくる〝ランナーズ・ハイ〟も、内在モルヒネの一種ベータエンドルフィンが大量に分泌されるためと考えられています。

報酬系は、中脳から発して大脳の中心付近の側坐核という直径2ミリほどの小さな領域に達する信号の経路です。この経路のスタート地点にモルヒネが作用すると、側坐核の付近でドーパミン、別名快楽物質が放出されて、いい気分になります。そして報酬系の活性化を経験した人間や動物は、さきほどのラットのように同じ刺激を何度でも求めるようになります。モルヒネなどのドラッグはとりわけその刺激が強いため、いちど味を知った報酬系は、それを求めずにはいられなくなります。こうして薬物に対する依存症状が形成されていきます。

依存症が起こるひとつの要因は、その物質が切れたとき

モルヒネの依存症

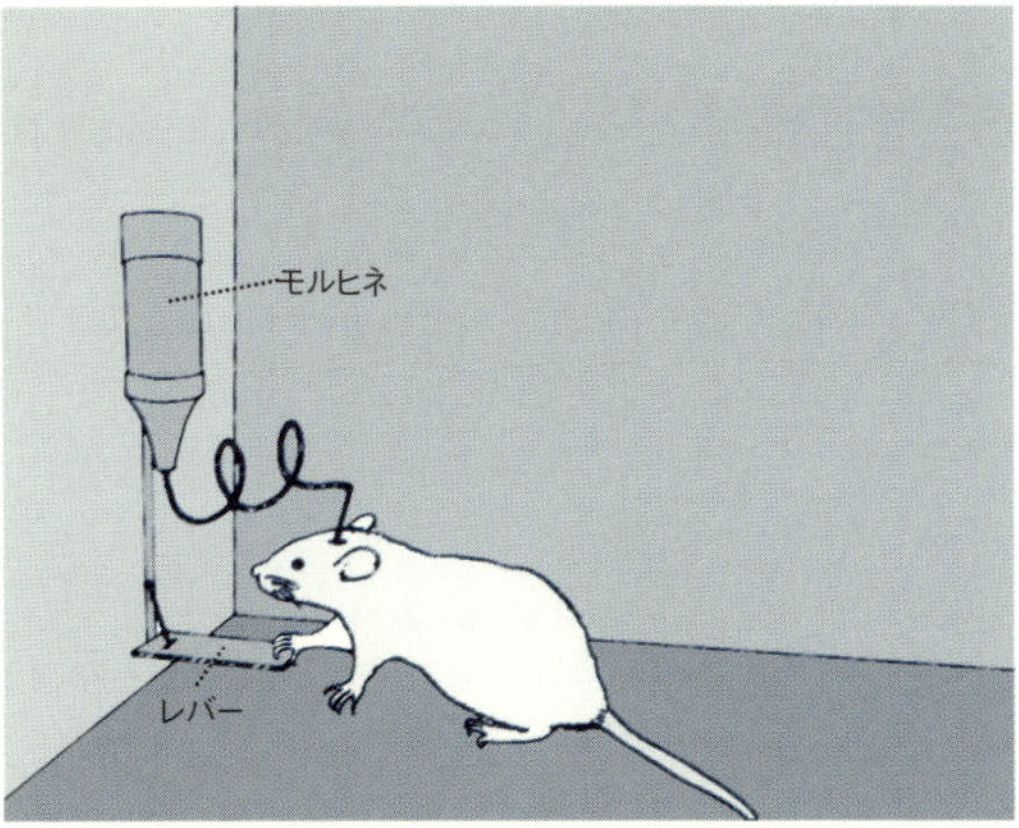
モルヒネ
レバー

レバーを押すたびにモルヒネが注入されるようにすると、ラットはいちど覚えた快感を求めてレバーを押し続けます。

の負の作用です。

モルヒネなどのドラッグは報酬系を刺激するだけでなく、神経伝達物質ノルアドレナリンの作用を妨げます。ノルアドレナリンは不安感を生み出すので、薬物依存症の患者はドラッグが効いている間は不安を感じないものの、ドラッグが切れると突如強い不安感に襲われて、いっそう激しく薬物を求めるようになります。

脳はモルヒネに依存しつつ、それを抑え込んでいる

しかしながら、慢性的な痛みを抱えるがん患者などは、医師の指示を守って使用するかぎりモルヒネが依存症を引き起こすことはありません。アメリカのある研究では、モルヒネによる疼痛治療を受けた1万2000人中、依存症に陥ったのは4人、それもももと薬物依存症の経歴をもつ患者だったとされています。

ちなみに、薬物依存症には精神的依存のほかに肉体的依存もあります。これは薬が切れると体の代謝などが円滑にはたらかなくなることで、退薬症状とか離脱症状と呼ばれます。いわゆる禁断症状です。強い痛みをもつ患者がモルヒネを使っても精神的依存は起こらないものの、発汗、涙、下痢、呼吸異常などの肉体的依存が現れることがあります。この症状は薬を徐々に減らせば消えていきます。

では、慢性的な痛みに苦しむ患者が鎮痛のためにモルヒネを使用しても精神依存にならないのはなぜでしょうか?

これには2つの理由が考えられています。ひとつは、鎮痛に必要なモルヒネの量が、多幸感や陶酔感をもたらす量よりもはるかに少ないことです。慢性疼痛は脳の内部にもともと存在するモルヒネだけでは痛みを抑えられないときに生じるので、外からモルヒネを補充すれば痛みは和らぎます。病院の医師は患者の状態を見て、鎮痛に必要な量のモルヒネしか処方しません。そして効果を見ながら、持続的あるいは反復的に投与します。

ところが、アメリカの南北戦争当時は、痛みのひどい兵士にモルヒネが大量に投与されました。そのためモルヒネの血中濃度がいっ

薬物依存症

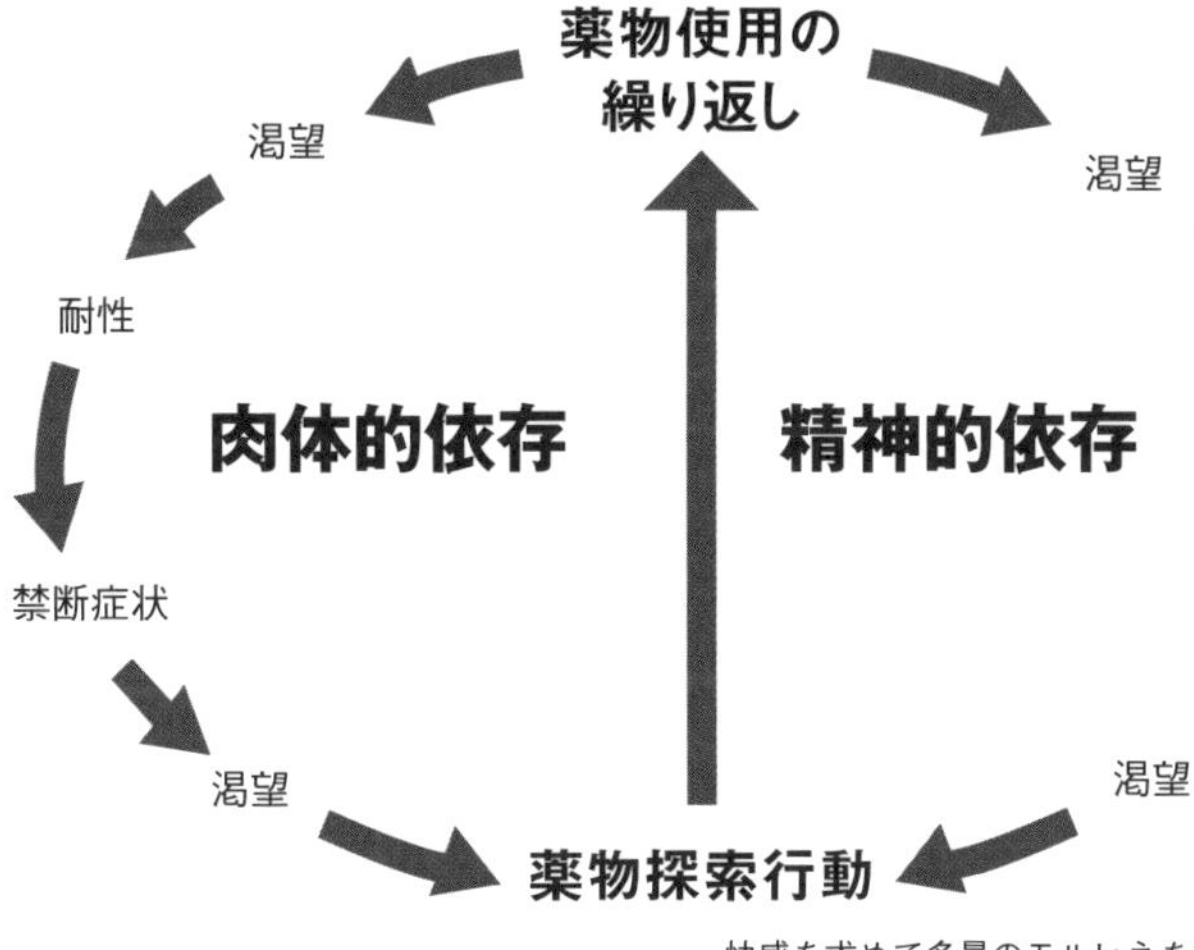
薬物使用の
繰り返し
渇望
耐性
禁断症状
渇望
肉体的依存
精神的依存
渇望
耐性
渇望
薬物探索行動

快感を求めて多量のモルヒネを使用すると薬物依存症に陥りますが、鎮痛薬として用いる場合にはその危険性はありません。資料/和田清『依存性薬物と乱用・依存・中毒』(星和書店)

きに高まって脳に達し、鎮痛効果だけでなく多幸感をもたらしたと見られます。こうしたことが繰り返され、多数の兵士がモルヒネに耽溺するようになったのです。

このときの精神依存には、死と向かい合わせの戦場という極限状況のストレスも影響したと見られています。兵士たちはモルヒネが一時的であれ不安や恐怖を打ち消すとみると、いっそうモルヒネに頼るようになりました。1960年代のベトナム戦争では、アメリカ兵の40パーセント以上がヘロイン*を使用したとされています。

疼痛患者が精神依存にならないいまひとつの理由として、がんなどの持続的な痛みに苦しむ患者では、多幸感をもたらすドーパミンの放出をじゃまするしくみが作用すると見られ、これにも脳内の内在モルヒネが関与しているようです。内在モルヒネを受け取る受容体は数種類存在し、それらのうちおもにミュー受容体が痛みを消したり幸福感をもたらすように作用します。

ところが別のカッパ受容体はミュー受容体のはたらきをじゃまし、ドーパミンの放出を妨げます。疼痛患者の脳ではこのカッパ受容体が活性化しており、モルヒネを使用しても幸福感が起こらないらしいのです。

つまり私たちの脳は巧妙にも、モルヒネに依存するしくみとそれを抑え込むしくみの両方をバランスよく備えているということになります。■

＊ヘロイン
モルヒネから合成される薬物で神経のはたらきを抑制する作用があります。モルヒネより毒性が強く依存性が非常に高いとされています。オピオイドと総称される麻薬様物質の一種です。

や行

ら行

わ行

ま行

な行

は行

た行

さ行

か行

索　引

＊印は薬の商品名、〈　〉内は
一般名・成分名を示します。

数字・アルファベット

あ行

●おもな参考ウェブページ

脳神経外科疾患情報ページ／東京都神経科学総合研究所／国立感染症研究所／日本神経学会／静岡てんかん・神経医療センター／日本てんかん協会／日本産婦人科医会／OC情報センター／日本家族計画協会／CDC（Centers for Disease Control and Prevention）／AJPE(American Journal of Pharmaceutical Education)／NIDA（National Institute on Drug Abuse）／CIRE system（WHO）／Mayo Clinic／New York Times／Antibiotic Resistance（Princeton Univ. MOL427）／Allergy Health Online／NDIC（National Diabetes Information Clearinghouse）／Pfizer／US FDA（アメリカ食品医薬品局）／厚生労働省／他

●おもな参考文献

Core Text of Neuroanatomy（カーペンター著、嶋井和世他監訳『CORE TEXT神経解剖学』廣川書店）／Taschenatlas der Anatomie（越智淳三訳『解剖学アトラス』文光堂）／矢沢サイエンスオフィス編『抗ガン剤治療のすべてがわかる本』（学習研究社）／脳の科学編集委員会編『パーキンソン病のすべて』（星和書店）／梅沢浜夫著『抗生物質を求めて』（文藝春秋）／中野今治他編『よくわかるアルツハイマー病』（永井書店）／アイラ・B・ブラック著『脳は変化する』（青土社）／C・F・レヴィンソール著『エンドルフィン』（地人書館）／『医学大辞典』（南山堂）／他

編著者紹介

◎矢沢サイエンスオフィス

1982年設立の科学情報グループ。法人名は㈱矢沢事務所。国内と海外の科学ジャーナリスト、編集者、科学者、翻訳者などがネットワークを形成する。既刊の出版物に「最新科学論シリーズ」37冊、『地球・宇宙の図詳図鑑』などの図鑑数冊、『知の巨人』、がんや脳の病気、糖尿病などの一般向け医学書、イヌ・ネコの動物医学書（いずれも学研）、『巨大プロジェクト』（講談社）、科学ビデオ映像など多数。海外のノーベル賞学者など数十人の科学者への現地インタビュー、核エネルギー技術の国際取材、科学調査コンサルタントなども行ってきた。代表は矢沢潔。

執筆者紹介

◎金子 隆一（かねこ りゅういち）

科学ライター。医学・生物学・進化論・古生物学・天文学など科学全般にくわしく毎年世界各地を取材。一般向けの科学出版物、テレビで活躍してきた。『図解クローン・テクノロジー』（同文書院）、『ゲノム解読がもたらす未来』『最新恐竜学レポート』（いずれも洋泉社）、『新世紀未来科学』『不老不死』（いずれも八幡書店）など著書は数十冊。

◎新海 裕美子（しんかい ゆみこ）

東北大学大学院理学研究科（無機化学）を修了し、1990年より矢沢サイエンスオフィススタッフ。医学・科学関連の取材・調査を行い、多数の執筆・翻訳を行っている。

◎矢沢 潔（やざわ きよし）

1982年より科学情報グループ「矢沢サイエンスオフィス（株式会社矢沢事務所）」主宰。科学を仕事とする内外の人々のネットワークを構築し、四半世紀にわたって自然科学、医学、生物学、科学哲学、国際経済、未来文明論等に関する情報・執筆・啓蒙活動を続ける。

知りたい！サイエンス

薬は体に何をするか

―「あの薬」が効くしくみ ―

平成18年9月1日　初　版　第1刷発行
平成19年9月10日　初　版　第3刷発行

編著者　矢沢サイエンスオフィス
発行者　片岡　巌
発行所　株式会社技術評論社
東京都新宿区市谷左内町21-13
電話　03-3513-6150　販売促進部
　　　03-3513-6160　書籍編集部
印刷／製本　株式会社加藤文明社

定価はカバーに表示してあります

ISBN4-7741-2859-7　C3047
Printed in Japan

●装丁
中村友和（ROVARIS）
●編集・制作
矢沢サイエンスオフィス（株式会社矢沢事務所）